"十三五"水体污染控制与治理科技重大专项成果

饮用水安全
多级屏障净水技术与应用
——以太湖流域为例

尹大强　楚文海　张　东　张　燕　主编

科 学 出 版 社

北　京

内 容 简 介

本书总结了"十一五"至"十三五"时期水体污染控制与治理科技重大专项太湖流域地区饮用水安全保障关键技术成果及其实施成效，介绍了太湖流域地区从源头到龙头饮用水安全保障多级屏障技术体系，及其针对水源水质特征的分类解决方案。重点从水源调度与水质提升、水厂多级屏障净化、供水管网水量水质保障、城乡统筹区域供水安全保障及供水系统全流程监管 5 个方面，系统阐述了突破的关键技术、技术原理与工艺，以及示范应用案例与成效。

本书内容系统性强，兼具前沿性、学术性和实用性，为我国饮用水安全保障提供参考与借鉴，可作为高等院校给排水、环境工程等专业的参考用书，也可供从事水务、环保等领域的研究人员、技术人员和管理人员参考。

审图号：GS京（2023）2427号

图书在版编目（CIP）数据

饮用水安全多级屏障净水技术与应用 ：以太湖流域为例 / 尹大强等主编. -- 北京 ：科学出版社，2024. 8. -- ISBN 978-7-03-079149-8

Ⅰ. R123.5

中国国家版本馆 CIP 数据核字第 2024VC6700 号

责任编辑：郭允允 / 责任校对：郝甜甜
责任印制：徐晓晨 / 封面设计：图阅社

科 学 出 版 社 出版
北京东黄城根北街 16 号
邮政编码：100717
http://www.sciencep.com
北京建宏印刷有限公司印刷
科学出版社发行　　各地新华书店经销
*
2024 年 8 月第 一 版　　开本：787×1092 1/16
2024 年 8 月第一次印刷　　印张：15 1/2
字数：370 000
定价：188.00 元
（如有印装质量问题，我社负责调换）

编辑委员会

主 编

尹大强 同济大学环境科学与工程学院

楚文海 同济大学环境科学与工程学院

张 东 上海城市水资源开发利用国家工程中心有限公司

张 燕 浙江大学市政工程研究所

委 员

（按姓氏汉语拼音排序）

车淑娟	邓慧萍	董秉直	段友丽	樊仁毅	高 炜
高乃云	顾金山	顾玉亮	郭 扬	郭宗楼	胡双庆
华建良	姜 蕾	蒋富春	黎 雷	李 飞	李俊禹
李树平	林国峰	刘宏远	刘书明	柳景青	陆纳新
孟明群	庞维海	沈根祥	石 洁	石明皓	史 俊
苏胜利	陶 涛	王嘉莹	王磊新	王为东	王兴双
吴 雪	吴孟琳	夏圣骥	肖 磊	肖 融	谢喜平
信昆仑	徐 挺	杨 旭	杨 运	杨曼苏	于水利
俞士静	袁 君	张 葵	张 雪	张洪昌	张清周
张荣斌	张瑞华	张晓健	张仪萍	赵平伟	郑飞飞
周春东	周圣东	周子翀	朱光灿	朱慧峰	朱建国

前　　言

太湖流域是我国城镇密集、区域城镇化水平较高的地区，也是我国经济最发达、发展最快的地区之一。随着流域经济的快速发展和人口的高度聚集，造成流域污染负荷不断增加，加快了流域水环境恶化和湖泊富营养化。水质污染与水生态环境恶化使太湖蓝藻频繁暴发，影响饮用水水源，并直接影响流域城市的安全供水。2007 年发生太湖蓝藻水华引起的水源污染事件，导致无锡市 72 小时供水危机，70%的无锡市民无法正常用水，严重影响了人们的生活质量，引起了党和政府的高度关注，保障饮用水安全是一项重大的民生工程。

太湖流域有湖泊型、河网型和江河型三种饮用水水源类型，并相互关联、相互影响，系统复杂多变。2007 年前，湖泊型水源受到高藻、高氨氮和高有机物污染；河网型水源存在高氨氮和高有机物污染特征，水质常年处在Ⅳ类及以下；江河型水源长期受到嗅味和有机物影响，导致长江水源面临咸潮入侵。面对太湖流域水源污染和水源水质复杂多变，饮用水安全保障技术相对落后，普遍采用常规工艺，饮用水输配系统存在安全隐患，管网漏损率高，二次供水水质问题突出，应急保障措施不完善。

水体污染控制与治理科技重大专项（简称水专项）是《国家中长期科学和技术发展规划纲要（2006—2020 年）》设立的十六个科技重大专项之一，旨在解决制约我国社会经济发展的水污染重大科技瓶颈问题。2007 年 12 月 26 日，国务院常务会议审议通过了《水体污染控制与治理科技重大专项实施方案》，饮用水安全保障是其中重要组成部分。自水专项启动以来，太湖流域地区饮用水安全保障技术集成与综合示范一直是饮用水安全保障主题的重中之重，设置三个阶段目标：第一阶段（"十一五"时期）解决突出的饮用水安全问题，构建太湖流域饮用水安全保障技术体系，示范水厂出水达到新的国家《生活饮用水卫生标准》（GB 5749—2006）。第二阶段（"十二五"时期）突破一批关键核心技术，推广应用成果，初步形成源头到龙头饮用水安全保障技术体系，建设龙头水质达标示范区。第三阶段（"十三五"时期）补强技术短板，形成太湖流域源头到龙头饮用水安全保障技术体系和可复制可推广的三类水源综合解决方案，环太湖流域城市饮用水龙头水质全面达标，在流域层面推广应用。2007 年以来，水专项饮用水主题在太湖流域地区共启动 4 个项目 20 个课题（附录 1），国家投入专项经费 49527.93 万元，地方企业配套投入经费 110351.35 万元。

针对太湖流域饮用水安全保障突出问题，在水专项两个牵头部门——生态环境部、住房和城乡建设部领导下，在水专项办公室、江苏省住建厅、上海市水务局、浙江省住建厅组织协调下和地方相关部门大力支持下，在水专项饮用水主题专家组指导下，组织优势互补、强强联合的产学研攻关队伍，以保障龙头水质安全，构建太湖流域饮用水安全保障技术体系和形成分类解决方案为目标，开展了全流域从源头到龙头饮用水安全保障的关键技术研究和示范应用，在备用水源建设与多水源调度、净水工艺提升、城乡统筹供水管网与二次供水水质保障、全过程监控预警与应急保障等方面取得一系列技术突破，创建了以臭氧-生物活性炭为核心的源头到龙头饮用水安全保障多级屏障技术系统，形成针对高藻湖泊型、高氨氮河网型、复杂嗅味微污染江河型等三类水源的饮用水安全保障分类解决方案，有力地支撑了太湖流域饮用水安全保障能力整体提升。通过综合应用示范，实现江苏省太湖流域城市饮用水深度处理全覆盖，有效避免了水源藻类暴发引发的饮用水危机；实现浙江省南太湖地区城乡安全供水全覆盖，彻底解决了嘉兴市域冬季高氨氮水源饮用水稳定达标的难题；实现上海市江河库多水源联合调度与深度处理，彻底解决长期存在的饮用水嗅味问题。通过流域推广应用，实现江苏、浙江和上海太湖流域地区所有环太湖城市臭氧-生物活性炭深度处理和城乡统筹区域供水全覆盖，2000万人口龙头水质稳定达标，供水管网漏损率降低到 10%以内［《水污染防治行动计划》（简称"水十条"）要求］。通过两省一市的推广，间接受益人口达 1 亿。太湖流域饮用水安全保障技术成果为我国饮用水安全保障技术体系构建提供了有力的理论与技术支撑，也为其他流域饮用水安全保障目标的实现提供了可借鉴和可复制方案。

本书依托"十三五"水专项"太湖流域饮用水安全保障工程技术与综合管理技术集成研究"（2017ZX07201005）独立课题，系统梳理"十一五""十二五""十三五"时期水专项太湖流域饮用水安全保障技术成果，组织专家研讨和技术评估，并组织部分课题负责人和相关人员共同编写。本书共 4 篇 11 章。总论介绍了太湖流域供水水质与饮用水安全保障技术集成；第一篇至第三篇分别从水源、水厂、供水管网介绍太湖流域饮用水安全保障关键技术针对的问题、相应的工艺原理，以及示范案例与成效；第四篇从管理关键技术角度介绍了城乡统筹区域供水安全保障及供水系统全流程监管。

本书是集体的智慧，是十多年来参加太湖流域水专项科研人员和管理工作者共同努力的结果。由于人数众多，在此不一一列举，向他们的奉献精神表示崇高的敬意！衷心感谢长期支持和指导太湖流域饮用水专项研究的各界领导和专家，感谢太湖流域饮用水供水企业的大力配合！同时，感谢科学出版社朱丽、郭允允编辑耐心细致的工作。正是所有人的辛勤付出，才使本书最终得以出版。

限于作者水平，书中可能存在许多不足之处，敬请读者批评指正。

作 者

2023 年 2 月于上海

目　　录

第0章 总 论

1. 太湖流域饮用水安全保障工程技术与管理技术集成

太湖流域地跨江苏、浙江、上海两省一市，地处长江三角洲（简称长三角）核心区域，是我国工农业生产最发达、人口密度最大和人均收入增长幅度最快的地区之一。改革开放以来，随着流域经济的快速发展和人口的高度聚集，对流域造成的污染负荷不断增加，各种天然的和人工的、无机的和有机的、传统的和新型的、内源的和外源的、原生的和次生的污染物进入环境天然水体，加剧了流域水环境的恶化和湖泊富营养化，导致太湖蓝藻暴发频繁，复合污染、突发污染、跨界污染等问题较为突出，影响到饮用水水源和流域城市的供水安全，饮用水安全保障工作面临巨大挑战。

太湖流域河网稠密，水量充沛，按照水源水质特征可分为湖泊型、河网型和江河型三类典型水源（图0.1），这三种类型的水源相互关联，相互影响。"十一五"期间，以江苏省无锡市、苏州市为代表的太湖湖泊型水源具有高藻的水质特征，根据水专项相关课题2008年检测数据，太湖原水高藻期为每年的7～8月，藻类密度达到2000万～8000万个/L。由于藻类密度高，其浊度和pH相对也高，藻源性次生代谢产物多，有机物以溶解性小分子量为主，藻源性嗅味物质多，含氮消毒副产物生成潜力大。以浙北杭嘉湖地区为代表的河网型水源具有高氨氮的水质特征，嘉兴地区原水的水质氨氮月平均值高达1 mg/L以上，随季节变化较大，一般夏季氨氮浓度较低，冬季氨氮浓度较高，在3 mg/L以上。以长江（上海段）、黄浦江等为代表的江河型水源具有微污染的水质特征。水专项相关课题研究显示，黄浦江水源水中莠去津、丁草胺、乙草胺、乐果和毒死蜱等农药被频繁检出，农药累加总浓度最高可达到1060 ng/L，林可霉素、甲氧苄啶、磺胺、磺胺嘧啶、磺胺二甲嘧啶等抗生素被频繁检出，抗生素加总浓度最高可达2114 ng/L。

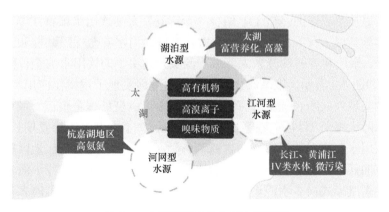

图0.1 太湖流域三类水源水质特征

太湖流域是典型的水质缺水型地区，高藻湖泊型、高氨氮河网型、微污染江河型三类水源中存在复合污染的共性水质问题，例如三类水源中有机物（DOC、DON 等）、溴离子和嗅味物质浓度较高，采用臭氧–生物活性炭处理后将共同面临溴酸盐、氯/溴代消毒副产物（disinfection by-products，DBPs）等控制问题。然而，也存在不同类型水源特征水质问题，例如湖泊型水源高藻、河网型水源高氨氮、江河型水源微污染，尽管三类水源中广泛存在着内源性嗅味物质[如 2-甲基异莰醇（2-MIB）等藻源类嗅味物质]、外源性嗅味物质（如二甲基二硫醚等硫醚类嗅味物质），但嗅味物质的产生与来源不同，对嗅味物质控制方案也将有差别。自水专项实施以来，以构建饮用水安全保障技术体系、解决龙头水质安全问题为重点目标，通过政产学研联合攻关，在太湖流域江苏、浙江、上海等地区开展了从源头到龙头饮用水安全保障的关键技术研究和示范应用。在水专项的科技支撑下，太湖流域饮用水安全保障水平显著提升，在备用水源建设与多水源调度、净水工艺提升、城乡统筹供水管网与二次供水水质保障、全过程监控预警与应急保障等方面取得系列技术突破。

"十三五"太湖流域水专项饮用水集成课题"太湖流域饮用水安全保障工程技术与综合管理技术集成研究"（2017ZX07201005）系统梳理了水专项"十一五""十二五""十三五"时期太湖流域饮用水安全保障单元技术，并基于《水专项饮用水安全保障技术/方法评估导则》、技术就绪度（technology readiness level，TRL）评价方法（表 0.1），筛选出技术就绪度达到 7 级及以上级别的单元技术，并从技术先进性（是否有关键核心技术是衡量技术体系先进性的重要标志，考察是否取得突破或有明显进展，是否具有独立自主的知识产权）、技术系统性（是否与既有技术结合产生成套/集成创新是衡量技术体系系统性的重要标志，要考察是否形成了有针对性的整体解决方案）、技术实用性（是否实现技术的工程化应用、业务化运行或产业化发展是衡量技术体系实用性的重要标志，要考察是否能满足技术应用成效）和技术可靠性（是否转化为技术指南、导则、标准、规范或政策等标准化技术成果，是衡量技术体系成熟可靠的重要标志，要考察技术体系的推广应用情况）等多维度开展了技术就绪度的层次分析评估，在多水源调度与备用水源建设、净水工艺提升、城乡统筹供水管网与二次供水水质保障、管网漏损控制与系统集成、全过程监控预警与应急保障等方面遴选出一批工程和管理关键技术。

在上述关键技术遴选的基础上，结合"十三五"太湖饮用水项目江苏、上海、浙江相关课题的实施开展工程应用验证，针对太湖流域饮用水安全保障共性和区域特征水质问题，从水源、水厂和管网构建太湖流域"源头到龙头"的饮用水安全保障技术集成体系，如图 0.2 和图 0.3 所示。该集成体系在长三角地区实现了规模化应用和业务化运行，支撑江苏地区实现"太湖水源城市后备水源全覆盖、深度处理全覆盖、城乡统筹供水全覆盖和应急保障全覆盖"目标；支撑江苏地区有效解决了太湖藻类暴发期长期困扰无锡、苏州多年的饮用水藻类及其代谢物和含氮消毒副产物问题；支撑浙江地区有效解决了全国污染最严重的低温高氨氮河网水源水的饮用水水质安全问题；支撑上海实现三大原水系统由单水源调度模式向多水源调度模式的转变，有效解决了困扰上海多年的饮用水嗅味问题；从而为整个太湖流域饮用安全保障提供强而有力的技术支撑。

表 0.1　技术就绪度（TRL）评价标准

等级	等级描述	等级评价标准	评价依据
1	发现基本原理	基本原理清晰，通过研究，证明基本理论是有效的	核心论文、专著等 1～2 篇（部）
2	形成技术方案	提出技术方案，明确应用领域	较完整的技术方案
3	方案通过验证	技术方案的关键技术、功能通过验证	召开的技术方案论证会及有关结论
4	形成单元并验证	形成了功能性单元并证明可行	功能性单元检测或运行测试结果或有关证明
5	形成分系统并验证	形成了功能性分系统并得到验证	功能性分系统检测或运行测试结果或有关证明
6	形成原型并验证	形成原型（样品、样机、方法、工艺、转基因生物新材料、诊疗方案等）并证明可行	研发原型检测或运行测试或有关证明
7	现实环境的应用验证	原型在现实环境下验证、改进、形成真实成品	研发原型的应用证明
8	用户验证认可	成品经用户充分使用，证明可行	成品用户证明
9	得到推广应用	成品形成批量、广泛应用	批量服务、销售、纳税证据

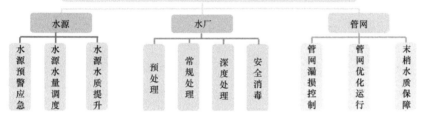

图 0.2　太湖流域从源头到龙头的饮用水安全保障技术集成体系

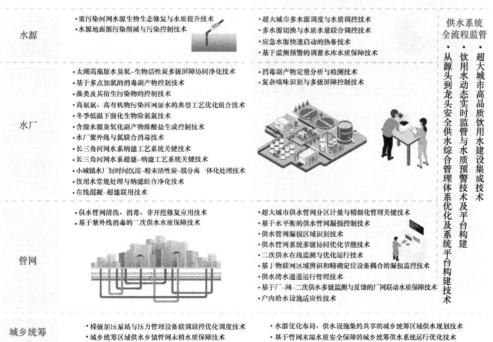

图 0.3　饮用水安全保障多级屏障工程技术与监管技术体系

2. 太湖流域三类水源的饮用水安全保障综合解决方案

在"从源头到龙头"工程技术和管理技术集成体系构建的基础上，通过连续多年对示范地区的饮用水水质进行监测，对示范工程（图 0.4）的运行效果开展再评估，总结出"预处理—常规处理—深度处理"水厂工艺流程对水质保障和提升的长期有效性，形成了针对太湖流域三类水源水质特征的饮用水安全保障综合解决方案（以下简称"方案"，如图 0.5 所示），以期为国家饮用水安全保障战略实施提供可复制推广的方案。

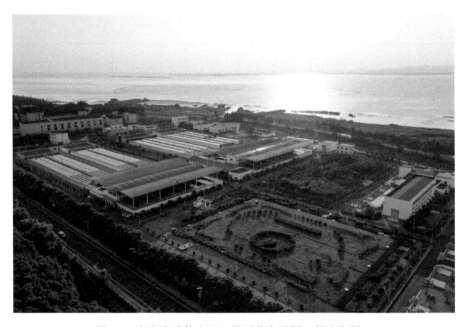

图 0.4　太湖流域某水厂工程示范鸟瞰图（楚文海摄）

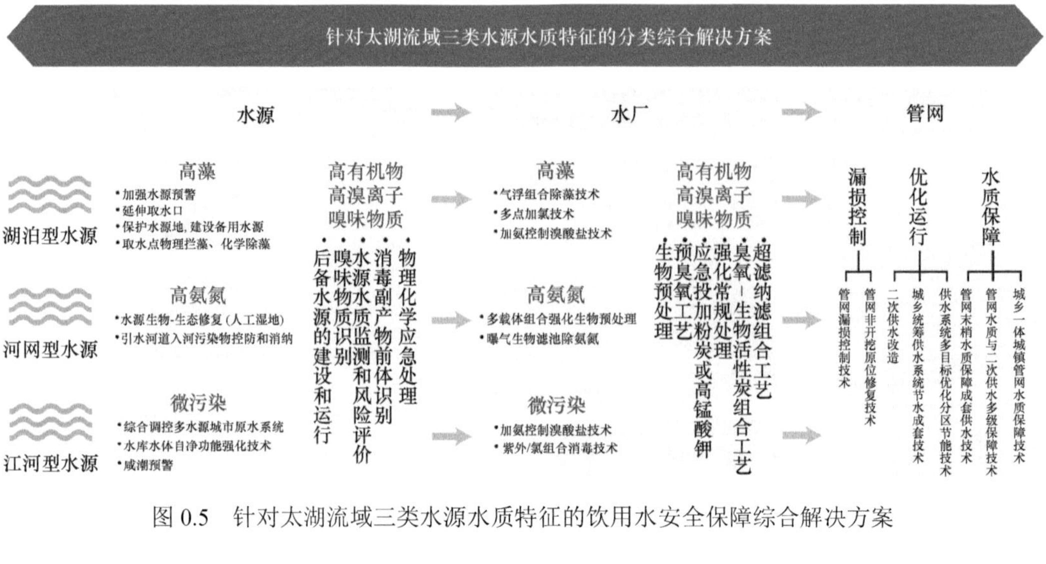

图 0.5　针对太湖流域三类水源水质特征的饮用水安全保障综合解决方案

方案的形成充分考量了水源中有机物、溴离子浓度水平高、嗅味问题突出的共性水质问题，以及水源高藻、高氨氮、微污染的特性水质问题。方案倡导在充分发挥水厂常规工艺效能的基础上可增加预处理和深度处理工艺，以提升水厂对共性复合污染问题的解决能力，并且供水部门应综合考量技术应用目标、应用条件、参数适用范围，以及水厂规模、改造或新建、集中或分散、管理水平等因素，通过系统优化强化从水源至水厂各工艺环节来保障和提升水质。当水源污染负荷过高（例如季节性污染或突发性污染）且现有水厂工艺无法应对时，可考虑暂时性切换水源以保障饮用水供水安全。

1) 针对太湖流域三类水源共性水质特征的解决方案

a. 以臭氧–生物活性炭为核心的多级屏障工艺方案

针对太湖流域三类水源有机物（包括消毒副产物前体物）、溴离子浓度水平高、嗅味问题突出的共性水质问题，系统梳理了后备水源的建设和运行、嗅味物质识别、物理化学应急投加、水源水质监测和水质风险评价、消毒副产物前体物识别、水厂预处理、强化常规、臭氧–生物活性炭组合工艺、管网漏损识别、非开挖原位修复、多级优化加氯、综合水龄控制、二次供水消毒等从源头到龙头全过程保障系列关键技术。在技术集成的基础上，结合"十三五"技术示范类课题中试、示范工程研究成果，通过水专项实施以来10年水质数据和示范工程再评估，总结分析出臭氧–生物活性炭工艺对供水水质的提升作用。因此，就现阶段而言，如图0.6所示的以臭氧–生物活性炭为核心的预处理—强化常规—深度处理多级屏障工艺体系是一套可以有效应对太湖流域三类水源复合污染问题的工艺方案，通过10余年的示范推广应用，全面提升了流域饮用水水质和安全保障能力，有力地支撑太湖流域地方饮用水目标的实现。

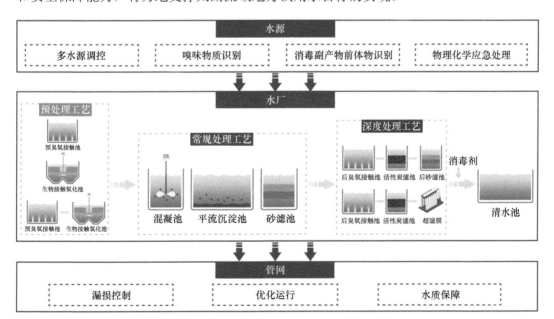

图0.6 以臭氧–生物活性炭为核心的多级屏障综合解决方案流程图

b. 以双膜法为核心的多级屏障解决方案

针对太湖流域三类水源有机物（包括消毒副产物前体物）、溴离子浓度水平高、嗅味问题突出的共性水质问题，也可考虑采用超滤+纳滤工艺替代传统砂滤工艺，从而实现水厂深度处理工艺升级及水质的提升。膜处理可以减少混凝剂和消毒剂的使用，从而降低化学药剂对水质的污染和消毒副产物的生成量。"十三五"水专项在太仓市自来水有限公司开展了双膜工艺的工程示范，即采用"浸没式超滤+超低压选择性纳滤"，工艺流程如图0.7所示。浸没式超滤膜系统主要去除水中的浊度、两虫（隐孢子虫和贾第鞭毛虫）、细菌、病毒及藻类，保证后续纳滤系统对水质的要求；超低压选择性纳滤膜系统主要去除原水中的总有机碳、氨氮及其他有机物和消毒副产物，出水水质满足《生活饮用水卫生标准》（GB 5749—2006）和江苏省饮用水水质标准提标要求，并满足锑浓度低于 2 μg/L，抗生素磺胺甲噁唑浓度低于 8 ng/L（去除率>85%），稻瘟灵浓度低于 5 ng/L（去除率>85%）。

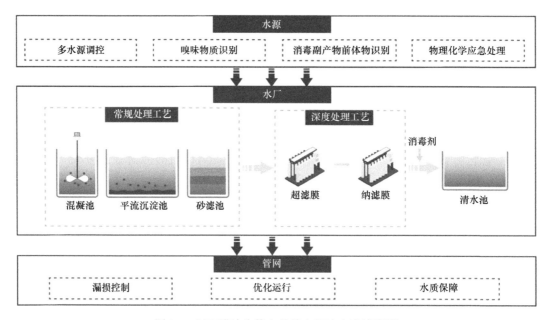

图 0.7　以双膜法为核心的综合解决方案流程图

2）针对太湖流域三类水源分类水质特征的解决方案

a. 针对高藻湖泊型水源水质特征的解决方案

针对太湖湖泊型水源藻类及藻类代谢产物多、含氮消毒副产物前体物浓度高的特性水质问题，系统梳理了水源切换、重污染水源饮用水预处理、含氮及含碳消毒副产物生成与控制、臭氧–生物活性炭工艺中溴酸盐强化控制、管网末梢水质保障关键技术、城乡统筹供水系统节水关键技术等从源头到龙头的关键技术。在共性解决方案的基础上，通过加强水源藻类预警、延伸取水口、取水口物理拦藻和化学除藻等技术工艺手段，可在源头对藻类及其代谢物进行削减；水厂可通过应急投加粉末活性炭、多点加氯、加铵控制溴酸盐等技术工艺手段，实现藻类、嗅味和消毒副产物的协同控制，最终形成了针对高藻湖泊型水源水质特征的综合解决方案,如图 0.8 所示。在水专项科技支撑下,在江苏无锡、苏州和宜兴等太湖地区重点城市建设了太湖水源饮用水安全保障综合示范区(13 座水厂,供水规模 470 m³/d),有效避免了太湖藻类暴发引发的饮用水危机,直接受益人口超过 800 万。

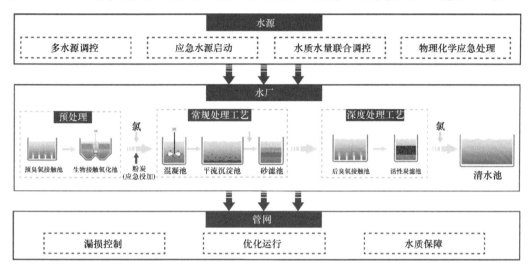

图 0.8　高藻湖泊型水源水质特征的综合解决方案工艺流程图

b. 针对高氨氮河网型水源水质特征的综合解决方案

针对嘉兴等河网型原水氨氮、有机物浓度水平高等问题,系统梳理了水源生物-生态修复(人工湿地)、多载体生物除氨氮技术、城乡一体化管网漏损监控技术及节能运行技术等从源头到龙头的系列关键技术。在共性解决方案的基础上,通过构建植物床-沟壕-根孔结构的净化强化湿地系统,可在源头对氨氮进行削减;水厂可采用强化生物除氨氮技术和优化生物砂滤除氨氮等技术工艺来实现冬季低温期对氨氮的高效去除,最终形成了针对高氨氮河网型水源水质特征的综合解决方案,如图 0.9 所示。在水专项科技支撑下,浙江嘉兴等太湖地区重点城市建设了高氨氮河网水源饮用水安全保障综合示范区,建设了嘉兴水源湿地生态工程(面积 2200 亩①),以及嘉兴和湖州多个水厂的示范工程,实现高氨氮高有机物低温期水质稳定达标,嘉兴和湖州直接受益人口达 200 万。

c. 针对微污染江河型水源水质特征的综合解决方案

针对上海江河型原水有机微污染物、藻源性嗅味突出等问题,系统梳理了多水源城市原水系统综合调控技术、咸潮预警、水库水体自净功能强化技术、嗅味识别技术、供水管网水质安全多级保障与漏损控制关键技术等从源头到龙头的系列关键技术。在共性解决方案的基础上,通过大型水库水源综合调控、水库水体强化等手段,可在源头有效消减藻源性嗅味和各类微污染物;采用基于投加硫酸铵的溴酸盐控制技术和紫外线-氯组合消毒技术,有效解决了困扰上海多年的嗅味问题及制水过程中溴酸盐风险问题,实现了微量污染物的协同去除,保障了出厂水水质的稳定达标,最终形成针对高氨氮江河型水源水质特征的综合解决方案,如图 0.10 所示。在水专项科技支撑下,在上海建设了江

① 1 亩≈666.67 m²,全书同。

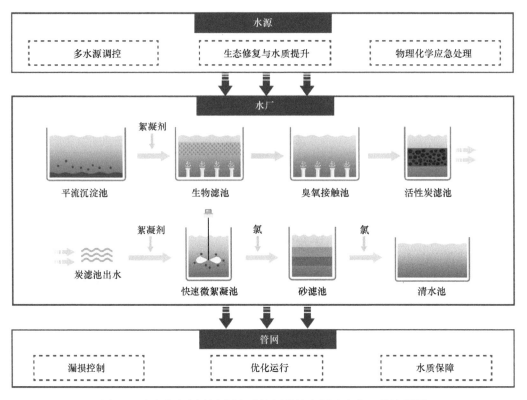

图 0.9 高氨氮河网型水源水质特征的综合解决方案工艺流程图

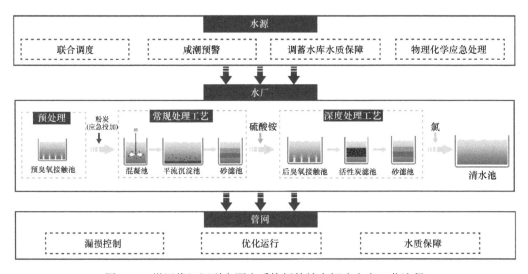

图 0.10 微污染江河型水源水质特征的综合解决方案工艺流程

河水源饮用水安全保障综合示范区，实现了上海三大水源水质水量调度运行（700 万 m³/d），完成了微污染江河型原水以“混凝沉淀—（硫酸铵）—臭氧活性炭”为核心的饮用水安全保障解决方案，上海市饮用水安全保障能力和饮用水品质显著提升，直接受益人口达1000 万，有力助推了上海成为卓越的全球城市的高质量发展。

第一篇

水源调度与水质提升关键技术

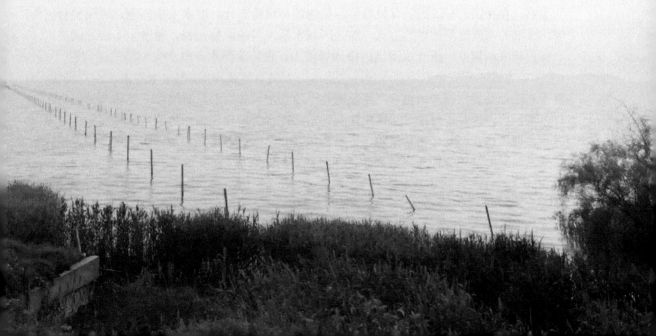

第1章　水源调度关键技术

1.1　超大城市多水源调度与水质调控技术

1.1.1　问题背景

上海市水源属于微污染江河型水源，为改善原水水质，满足城市发展对水量的需求，提升突发污染应对能力，上海市持续推进水源地建设，目前建成长江水源陈行水库、青草沙水库、东风西沙水库和黄浦江上游太浦河金泽水库，形成"两江并举、集中取水、水库供水、一网调度"的原水格局。水源水库建成后，上海水源的抗风险能力显著提高，原水水质明显改善，满足了上海超大城市 2400 万人口的原水水量需求。但是，在原水系统安全能级、水源水质保障方面仍然存在如下科学问题和生产需求：

（1）针对四个水源水库运行以单水源调度为主，水源突发性水污染事故、冬季咸潮入侵、夏季藻类增殖等水质风险较多，以及原水主干输水管渠爆管、枢纽泵站运行故障等水量风险，城市原水系统的整体抗风险能力不足的问题，研究建立城市多水源的水量水质联合调配关键技术，分析多水源之间水量调配能力，形成不同工况下各水源之间的科学调配方案，通过技术支撑实现多水源之间原水资源的优化调配和联合调度，提升原水系统的整体风险应对能力。

（2）青草沙水库位于长江口，在每年 12 月至次年 4 月的枯水季节，长江口淡水水体易受外海咸潮入侵，直接影响长江口水源水库的取水安全和长江淡水的持续利用，科学蓄淡避咸是开发利用长江口水源的需要解决的技术关键和战略核心。金泽水库位于太浦河，属于典型的平原河网地区，水库来水水质极易受区域工业、农业、面源污染排放的影响，存在锑、石油类、有机物等污染物超标风险。针对取水安全问题，采取整合区域、流域的水质监测数据的方式，加强区域水质水量的监测预警，通过上下游之间的联合保护和联动调度，提升水源地污染预警能力，保障金泽水库取水安全的关键问题。

（3）水源水库安全保障和水质净化提升方面具有重要作用，但是水库水流相对滞缓，夏季高温期易发生藻类增殖，产生藻源性致嗅物质，并给水厂滤池等工艺环节的正常运行带来困扰，针对该问题，需优化建立调蓄水库水力调控与生态协同水质保障技术，通过水力调控优化，联合物理措施、生物操纵、化学措施等集成应用，实现对藻类、嗅味等关键问题的协同防控和高效去除，保障调蓄水源原水水质。

1.1.2　技术原理与工艺

超大城市多水源调度与水质调控技术涵盖了城市原水系统安全能级提升、水源地取水安全监测预警与联动调度、水源水库水质调控与净化等方面。针对原水系统安全保障能级提升，提出城市原水系统综合调控关键技术，实现多水源之间原水资源的优化调配，提升原水系统的整体风险应对能力。针对长江口水源水库咸潮入侵风险，形成河口蓄淡水库咸潮风险评估与预警关键技术，科学指导水库安全取水；针对平原河网地区金泽水库取水安全，从区域、流域联动的角度，形成跨区域跨部门水质水量监测预警与上下游联动调度技术，保障水源地取水安全；针对调蓄水源水库藻类及藻源性嗅味问题，形成调蓄水库水力调控与生态协同水质保障技术，通过多级屏障控制体系保障水源水库水质安全。

1. 多水源城市原水系统综合调控关键技术

多水源城市原水系统综合调控关键技术以原水系统相关数据为基础，结合城市原水系统特点，建立合理的多水源城市原水系统水力模型；综合考虑城市水源水量、水质特征，分析原水供水安全风险，应用原水水力模型，通过科学计算与分析，形成多水源城市原水系统综合调控方案，实现原水资源的优化调配，提升城市原水系统的整体风险应对能力。

主要技术内容如下：

（1）应用城市原水系统多年的水量、水质基础数据，分析其时空变化和存在的风险问题，提出多水源城市原水系统综合调控的基本方案框架，为多水源水量水质调控提供基本依据。

（2）根据城市原水系统特点、水质与水量特征等，选择适用的模型，确定模组系统参数，解决水量、水力平衡难点，以原水系统流量、流速、压力等为模拟参数，建立城市原水系统水力模型，并对水力模型进行合理性校验。

（3）应用水力模型评价原水系统现状实际输水能力和输水效能，为原水系统综合调控方案模拟计算奠定基础。

（4）按照不同工况备用水源启用等要求，应用原水系统水力模型提出多水源综合调控方案。方案以满足实际原水调配运行为目标，分阶段、分步骤模拟计算原水自水源经输水管渠至受水水厂，途经所有原水构筑物的运行过程，包括初始准备、主干管渠关键闸门开启、原水切换、水厂恢复供水等阶段，涵盖各阶段流量、流速、压力等，最终形成多水源联合运行调配方案，为城市多水源原水系统之间的调配实践应用提供依据。

如图 1.1 所示，多水源城市原水系统综合调控关键技术内容如下：

（1）该技术重点围绕黄浦江上游金泽水库、长江陈行水库和青草沙水库等三大水源，重点分析三大原水系统的水量、水质多年基础数据，存在水源突发性水污染事故、长江口水源每年冬季咸潮入侵、夏季水源水库藻类大量生长等水质风险，以及主干输水管渠爆管、枢纽泵站运行故障等带来的水量不足风险。根据上述风险和三大水源格局，提出了黄浦江上游原水系统向青草沙水库原水系统调配原水、青草沙水库原水系统向黄浦江上游原水系统调配原水、青草沙水库原水系统向陈行水库原水系统调配原水三个原水系统综合调控方案框架。

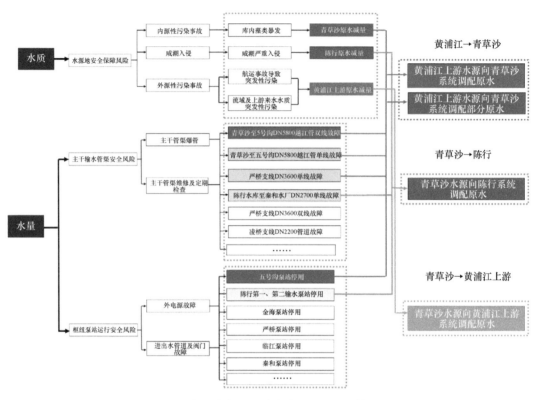

图 1.1 多水源城市原水系统综合调控关键技术框架

（2）上海原水系统表现为供水量大、输水管线距离长、重力流与压力流输送方式结合、沿途水厂多级串联、节点多等特点，输水水头损失为沿程水头损失和局部水头损失，针对上述特点，建立原水水力模型，采用达西公式计算水头损失、柯尔勃洛克-怀特公式计算综合阻力系数，模型计算长距离管道输水核心是确定包含沿程损失和局部损失的综合当量粗糙度。模型构建中，基于上海大型原水输水管线中沿程损失系数变化程度剧烈频繁，与原水水质、药剂添加，以及温度、流速等因素相关的特点，选择 3 d 运行工况作为典型，建立并校验细化至单台水泵的高峰日、低峰日和平均日三种典型工况的精细化模型，时间步长为 10 min。

（3）应用水力模型对上海原水系统输水能力和效能进行评估，上海大部分输水干渠输水管粗糙系数与设计值接近，基本处于合理运行范围，五号沟泵站、临江泵站实际出水能力与设计能力相比有一定富余。以原水系统水力模型作为演算载体，可制定细化至水泵开启状态及转速的原水系统调配方案。

（4）针对上海原水系统可能的水质、水量风险，应用原水水力模型计算进行调配分析研究，形成上海多水源原水系统综合调控方案，包括黄浦江上游原水系统向青草沙水库原水系统调配原水 496 万 m³/d，青草沙水库原水系统向黄浦江上游原水系统调配原水 123 万 m³/d，青草沙水库原水系统向陈行水库原水系统调配原水 41.3 万 m³/d。方案包括初始准备、主干管渠关键闸门开启、原水切换、水厂恢复供水等阶段，细化至水泵开启状态及流量、流速、压力等。方案在上海原水系统进行演练和实践性应用，证明可行。

城市多水源水量水质联合调配关键技术为实现多水源城市原水系统的一网调水，提升城市原水突发事故下的供水安全能级，实现多水源原水系统由单水源调度向多水源调度转变、由经验调度向科学调度转变提供了技术支撑，也为原水系统一体化调度平台建设提供了技术依据。

2. 青草沙水库多级水质监测预警技术与业务化平台

"避污蓄清"是水源水库的主要功能，为了科学指导水库优化取水，实现氨氮（NH₃-N）、总磷（TP）、总氮（TN）等指标好中取优，满足水库富营养化防控与蓝藻预警等水质保障需求，综合水质在线监测、移动监测、实验室检测、信息化平台等技术，形成了青草沙水库多级水质综合监测体系，建设了青草沙水库多级水质监测系统与业务化平台，如图 1.2 所示。

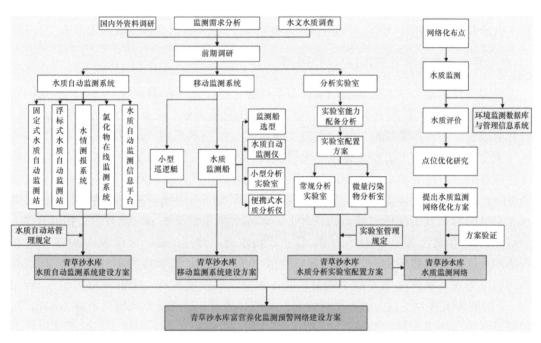

图 1.2　青草沙水库多级水质监测系统与业务化平台

青草沙水库多级水质监测系统与业务化平台结合青草沙水库水文水质条件及水质特点，由固定式水质自动监测站、浮标式水质自动监测站、移动式水质监测船、水质专业分析实验室、水情测报系统等组成，并设置水质预警监测信息平台。固定式和浮标式水质自动监测站具备 pH、水温、电导率、浊度、溶解氧（DO）、含氯度、高锰酸盐指数、氨氮、总磷、叶绿素 a、蓝绿藻等参数的实时监测能力，实现每天 24 h 的实时监测，固定式水质自动监测站设置在水库取水口长江侧和水库侧、下游水闸长江侧和水库侧，以及输水闸，浮标式水质自动监测点设置在库区进水区、中心区和出水区等关键区域。移动式水质监测船具备水温、pH、溶解氧、电导率、浊度、水位、叶绿素 a、氨氮、硝酸盐氮和蓝绿藻等指标监测能力，可实现水质实时分析和现场指挥功能，具有机动灵活的特点。水质专业分析实验室具备《地表水环境质量标准》（GB 3838—2002）109 项基本项目检测能力，并具备嗅味、藻类等特征指标的检测能力。

通过技术应用，建设了青草沙水库水质综合监测业务化平台，指导了水库取水的优化调度，原水水质基本满足符合国家《地表水环境质量标准》（GB 3838—2002）Ⅱ类标准，其中 24 项基本指标中有 19 项达到 Ⅰ 类、3 项达到 Ⅱ 类，富营养化趋势得到控制，藻类增殖现象得到削减。

3. 调蓄水库水力调控与生态协同水质保障技术

藻类及其产生的致嗅物质是青草沙水库及其他水源水库面对的重要水质问题，控制和解决藻类及藻源性嗅味是保障供水安全的核心技术需求。针对调蓄水源水库藻类及藻源性嗅味问题，应用水力调控、原位物理控藻、生物操纵治藻、预处理藻嗅削减，形成调蓄水库水力调控与生态协同水质保障技术，通过"库区水力调控—原位物理控藻—生物操纵治藻—预处理藻嗅削减"的藻类、嗅味控制多级屏障体系保障水源水库水质安全。

1）青草沙水库非咸潮期运行调度关键技术

水力条件是藻类生长的重要因素，为了解决青草沙水库藻类问题，以富营养化控制为主要目标，以最短停留时间为原则，以加大水体交换效率、减少水力停留时间为手段，研究形成青草沙水库非咸潮期运行调度关键技术。该技术采用"能引则引、能排则排"运行调度方式，利用下游闸多排水尽量排藻，利用潮汐规律上游闸多引水，尽量引入含泥沙量高的水，建立"上引下排"闸门联合调度运行模式，加大水体交换效率，从流态角度防止藻类增殖，排藻抑藻；采用控制水库运行水位的措施，在保证高峰期间正常供水并满足应对突发情况供水能力的条件下，水库水位不低于 2 m，运行水位控制在 2～3 m，水力停留时间控制在 18～21 d，维护库内水质，抑藻控藻。该技术从 2013 年起在青草沙水库进行实践应用，并形成《青草沙水库非咸潮期运行调度方案》，如图 1.3 所示。依据调度方案，水库采取"能引则引、能排则排"的调度方式，上游闸每天引水 1～2 次，下游闸每天排水 2 次，水库藻类情况发生明显改善，藻密度和叶绿素下降 50% 以上，验证了水力调控措施是一种藻类防控的重要手段，也验证了青草沙水库非咸潮期运行调度关键技术的可行性和有效性。

2）青草沙水库原位物理控藻技术

如图 1.4 所示，在水库藻类易积聚区域及输水区关键点位布设滤藻网和拦藻浮坝，通过拦截、吸附等作用对藻类进行物理截留，可截留 30%～50% 的藻类，减少水库出水藻类生物量。

3）生物操纵治藻技术

建设水库生态护坡与边滩湿地，种植芦苇等水生植物，通过水生植物吸收水体中的

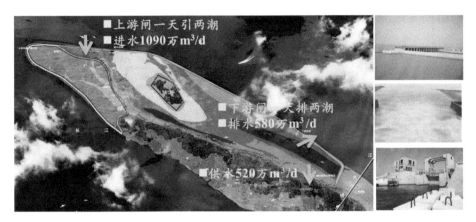

图 1.3　青草沙水库水力调控技术

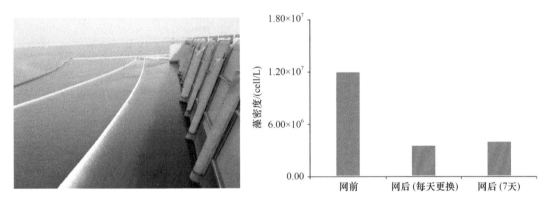

图 1.4　青草沙水库绿藻网及效果（蓝藻）

营养盐物质，定期收割削减水体营养负荷，起到控藻抑藻作用。采用鱼苗投放的生物治藻措施，每年 12 月至次年 3 月份投放鲢、鳙等滤食性鱼苗，根据水库生物量调查结果确定投放总量和密度，通过鱼类对藻类的滤食作用，削减库区藻类生物量。

4）原水预处理藻嗅削减技术

建设原水预处理系统，投加次氯酸钠氧化灭活藻细胞，投加粉末活性炭吸附 2-MIB 嗅味物质，同时利用长距离输送管道的反应器作用与水动力混合条件，强化预处理的污染物削减作用。投加次氯酸钠灭活藻细胞并以叶绿素 a 浓度为 20 μg/L 作为预氯化启动条件，投加粉末活性炭并以 2-MIB 浓度为 30 ng/L 作为投加启动条件，技术效果如图 1.5 和图 1.6 所示。

1.1.3　示范应用案例与成效

应用河口蓄淡水库咸潮风险评估与预警关键技术，"十一五"期间建成陈行水库咸潮风险评估与预警示范工程，"十二五"期间进一步扩展建设青草沙水库、东风西沙水库咸潮监测系统，目前已形成上海长江口水源水库咸潮监测预警系统平台，监测点总数

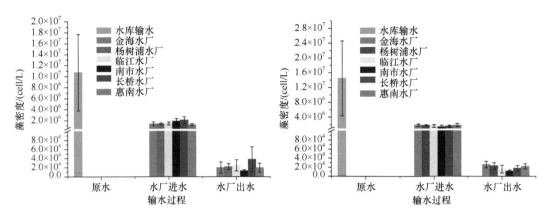

图 1.5   投加次氯酸钠除藻原水预处理技术效果（次氯酸钠投加量为 1.2 mg/L）

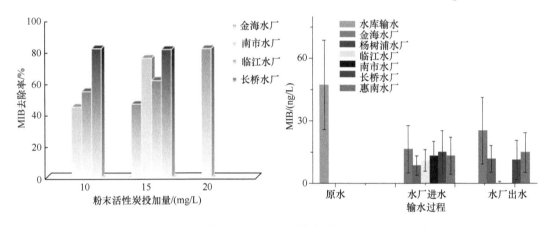

图 1.6   投加粉末活性炭削减嗅味原水预处理技术效果（PAC 投加量为 10 mg/L）

达到 30 余个，全面覆盖长江口，可动态演示咸潮入侵的过程和强度。长江口水源水库咸潮监测预警平台在长江口水源水库咸潮入侵预警预测和日常调度中发挥了关键性作用，预警预报结果准确可靠，有效提升了水源地"避咸蓄淡"安全保障能力，为水库设计和原水调度提供了关键的科学依据，在保障冬季上海原水安全供应中产生了很好的社会效益，也为沿海河口淡水资源的开发利用提供了借鉴和经验。

应用超大城市多水源调度与水质调控技术，针对上海水源突发性水污染事故、长江口水源冬季咸潮入侵、夏季水源水库藻类生长等水质风险，以及主干输水管渠爆管、枢纽泵站运行故障等水量风险，"十二五"期间提出长江青草沙水源地、陈行水源地、黄浦江上游水源地的原水系统综合调控方案，建成多水源调度系统与可视化平台，实现可调配原水水量 700 万 t/d 以上，多水源调度系统的应用实现了上海陆域原水系统由单水源调度向多水源调度、由经验调度向科学调度的转变，科学指导了青草沙原水和陈行原水系统在冬季咸潮期间和夏季供水高峰期间的原水切换调度，提升了上海水源地的风险应对和供水保障能力，也为上海陆域原水系统进一步规划拓展奠定了坚实基础。"十三五"水专项深化研究，进一步建设金泽水库原水智能调度系统，与长江青草沙、陈行原水调度平台对接，形成上海原水联合调度系统并进行业务化运行，实现可调配原水水量 1000 万 t/d。

调蓄水库水力调控与生态协同水质保障技术在青草沙水源水库实施应用。经技术应用验证，闸门引排联合调度每天可排出藻类几十至上百公斤（以叶绿素 a 质量计算），滤藻网可拦截水层表面藻类数量约 30%～50%，对库区藻类起到很好的控制效果；建设了青草沙水库原水预处理系统，形成《青草沙原水系统预加氯技术规程》和《青草沙原水系统粉末活性炭除嗅技术规程》，依据原水藻类和嗅味情况启动次氯酸钠和粉末活性炭投加，次氯酸钠投加量为 0.6～1.5 mg/L，粉末活性炭投加量为 10～25 mg/L，输水区至各水厂的输送时间约为 2～11 h，藻细胞密度可降低 90% 以上，2-MIB 浓度基本为 30 ng/L 以下，有效减少后续水厂污染物处理负荷，保证青草沙水厂出厂水水质达标。结合青草沙水库的应用经验，相关技术目前已在陈行水库、金泽水库得到推广应用，取得预期的藻类、嗅味控制效果。

1.2　多水源切换与水质水量联合调控技术

1.2.1　问题背景

宜兴市多水源之前采用经验调度方法，即根据需水量、水库水位，以及清水池实时水位进行人工决策各泵站开启情况。这种方式存在的问题主要有以下几点：

（1）对各泵站管理操作人员的经验没有较高要求，不能对第二天用水量变化有准确的把握。

（2）各泵站联动不强，各泵站仅负责自己所在泵站的调度，未充分考虑到其他泵站的运行情况。

（3）调度未经过科学计算，往往出现不需要加压的情况下泵站依然开启，造成能源浪费。

多水源切换与水质水量联合调控技术主要以宜兴市氿滨水厂、蒲墅泵站、油车泵站、永红涧泵站和西氿泵站进行宜兴市原水系统日常调度及应急调度等各项生存任务的实际需求为出发点，建成一套以管网水力模型为基础、以现代科学预测方法为指导的现代化智能原水水质水量调控系统，该系统具备数据管理维护、供需两侧预测、日常运行调度等功能，以提高宜兴市原水调度管理的科学技术水平并加强宜兴市供水安全保障为目的，进行设计系统各项功能的设计开发工作。

1.2.2　技术原理与工艺

多水源切换与水质水量联合调控技术建模一般包括确定决策变量、确定目标函数和约束函数、确定约束条件、确定模型求解方法等四个步骤。其中决策变量是指系统输入所需的量，在多水源切换与水质水量联合调控技术中，决策变量包括泵站个数及每个泵站中泵的台数及型号、各水源水质信息、各水源水位信息、需水量等，决策变量是模型的基础；

目标函数用来评判联合调控效果,约束条件用来控制变量范围;模型求解方法是寻求在约束条件下达到目标函数的实现方法。确定以上各因素后即可对多水源切换与水质水量联合调控技术进行建模。

将多水源原水系统和用户看作一个整体,主要包括水源、输水管(泵站)、水厂(清水池)、用户四个部分。水厂可以从多个不同水源引水,同时动态变化输送给用户,整个模型的控制单元为输水管(泵站),而指导控制的信息来自水源的水质水位信息和水厂(清水池)的水位信息及水质需求。模型结构及原理图如图1.7所示。

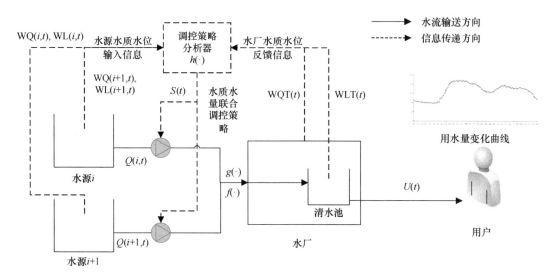

图 1.7　多水源切换与水质水量联合调控技术模型原理图

图中实线箭头代表原水系统水流输送方向,虚线箭头代表调度信息传递方向

多水源切换与水质水量联合调控技术模型以各水源水质水位信息、水厂需水量、需水水质,以及清水池水位信息为决策变量,确定原水系统总费用最低目标下各水源供水量、泵站启闭组合形式的过程。由于约束条件复杂,多水源切换与水质水量联合调控技术通常采用两级优化调控模式:一级优化调控是针对原水系统水质水量分配而言,目的是确定各个水源的水量分配;二级优化调控是针对泵站而言,根据一级优化调控的流量分配结果和扬程需求,确定泵站内水泵的最优开泵方案,从而使运行费用最低。

1. 调控原则

(1)充分利用原水自流能力。宜兴市原水系统中横山水库和油车水库地势较高,横山水库常水位约为 34 m,油车水库常水位约为 37 m,而氿滨水厂标高约为 5 m,因此两水库自流能力较大。横山水库常水位下两管道总自流能力约为 8000 m³/h,油车水库常水位下自流能力约为 2200 m³/h,常水位下总自流能力约为 10000 m³/h。宜兴市时用水变化趋势表明夜间用水较小,低于 8000 m³/h,原水自流即可满足用水需求;白天较大,在 8:00~10:00 为用水高峰,达 15000 m³/h,20:00 左右为另一个用水小高峰,约为 13000 m³/h。根据原水自流能力和用水量变化,在满足水质要求的前提下,应充分利用各水源的自流能力，减少泵站增压的时间，从而降低原水输送费用。

（2）优先利用油车水库水源。油车水库水质常年优于横山水库水质，当横山水库和油车水库水量均充足且都需要加压才能满足需水量时，同水量加压时，横山水库蒲墅泵站耗电量超出油车泵站约 30%，因此宜兴市原水系统应优先取用油车水库水。

（3）水泵切换次数不应过于频繁。水泵开启关闭频繁会造成机械磨损较大，降低水泵使用寿命，因此在实际调控过程中不应频繁对水泵进行启闭操作。在实际操作中，一般按照白天夜间两种水泵开启模式，夜间利用原水自流，不开泵，白天根据需要开启相应水泵增压供水。

2. 调控模型

1）一级优化调控模型

以宜兴水厂为例，该厂在非应急状态下取用横山水库、油车水库和永红涧水库三个水源。由于水源水质优良，水厂主要采用常规净水工艺，水处理费用约为 0.15 元/m³。宜兴市暂未采用峰谷电价政策，工业用电价格恒定为 0.83 元/（kW·h）；横山水库和油车水库水资源费为 0.085 元/m³，永红涧水库只包含输水电费而不包含水资源费。输水流量为确定值，当油车水库水位高于经济水位时，永红涧水库流量为 0，当低于经济水位时，根据永红涧水库水位确定。当永红涧水库水位低于 2.5 m 时，开一台泵，高于 2.5 m 时开两台泵，具体流量根据水力模拟确定。两台泵均为工频泵，因此对某一天来水，油车水库和永红涧水库水位已知，永红涧水库流量便可通过水力模型确定，永红涧水库水资源费用为常数；横山新管道完全采用自流，最大自流流量通过水力模拟确定；横山旧管道采用用水低谷自流、用水高峰加压；永红涧水库水和油车水库水同时进入油车泵站再加压输往汭滨水厂。原水系统总费用包括：永红涧水库输水费、横山新管道水资源费、横山旧管道水资源费和输水费、油车水源水资源费、油车泵站输水费和水处理总费，因此目标函数见式（1.1）：

$$F = \sum_{i=1}^{m} \frac{0.83\,\gamma\,Q_{0i}\,H_{0i}\,\Delta t}{3600\,\eta_{0i}} + \sum_{i=1}^{m} 0.085 Q_{1i}\,\Delta t + \sum_{i=1}^{m} \left(0.085 Q_{2i}\,\Delta t + \frac{0.83\,\gamma\,Q_{2i}\,H_{2i}\,\Delta t}{3600\,\eta_{2i}} \right)$$
$$+ \sum_{i=1}^{m} 0.085 Q_{3i}\,\Delta t + \sum_{i=1}^{m} \frac{0.83\,\gamma\,(Q_{3i}+Q_{0i})\,H_{3i}\,\Delta t}{3600\,\eta_{3i}} + \sum_{i=1}^{m} 0.015(Q_{0i}+Q_{1i}+Q_{2i}+Q_{3i})\Delta t \tag{1.1}$$

式中，F 为一天总费用，元；第一项表示永红涧水库输水费；第二项表示横山新管道水资源费；第三项表示横山旧管道水资源费和输水费；第四项表示油车水源水资源费；第五项为油车泵站输水费；第六项为水处理总费。

2）二级优化调控模型

原水系统二级优化调控模型是以泵站总功率为目标，以泵站内各台泵开启状态和变频泵转速为决策变量，受到水量、压力等多种约束条件的单目标多约束模型，分别对蒲墅泵站和油车泵站进行二级优化调控，目标函数分别为式（1.2）和式（1.3）：

$$\min P_{\text{pushu}} = \sum_{i=1}^{2} w_i \left(d_{0i} + d_{1i} \cdot Q_i + d_{2i} \cdot Q_i^2 \right) + \sum_{j=1}^{2} w_j \left(d_{0j} \cdot s_j^3 + d_{1j} \cdot s_j^2 \cdot Q_j + d_{2j} \cdot s_j \cdot Q_j^2 \right) \quad (1.2)$$

$$\min P_{\text{youche}} = w_{dg} \left(d_{0dg} + d_{0dg} \cdot Q_{dg} + d_{2dg} \cdot Q_{dg}^2 \right)$$
$$+ \sum_{k=1}^{3} w_k \left(d_{y0k} \cdot s_{yk}^3 + d_{y1k} \cdot s_{yk}^2 \cdot Q_{yk} + d_{y2k} \cdot s_{yk} \cdot Q_{yk}^2 \right) \quad (1.3)$$

式中，P 为总功率，kW。

3）调控模型求解

以 2016 年 7 月 1~31 日原水系统为例，包括横山水库、油车水库水位，横山水库两条管线、油车水库管线。由于永红涧水库水量较小，故不取用，水质评价结果显示两水库水质均满足Ⅲ类水要求。当横山旧管道和油车管道采用加压供水时，对应特定的流量，最优泵站运行模式易知，故可将二级优化模型与一级优化模型结合，此时多水源切换与水质水量联合调控技术模型可视为两个水源、三根管道流量分配的问题，目标为泵站加压提升且耗电量最小。

3. 程序架构设计

1）信息采集平台

为了充分利用已有的系统网络资源，该技术以宜兴水务集团生产数据、天气预报、原水水质在线监测数据等为数据来源，将这些关键数据读入该技术的数据库中，运用 SQL Server 对所有相关数据进行组织、存储和管理，并进行相应的分析预测及调度方案生成。

2）系统架构

系统采用应用层、逻辑层和数据层的三层架构模式，各层之间在功能上相对独立同时又通过数据通信保持联系，共同构成系统的有机整体。每一层都由若干个相对独立的功能模块或数据模块构成，模块化设计思想有利于系统的维护及并行开发，同时也有利于系统的扩展升级。其中数据层主要有数据采集平台所采集的水库、水厂、泵站、天气等动态数据，位于系统的最底层，其为逻辑层和应用层提供数据支撑；逻辑层包含了水质预测模块、水量预测模块、天气预测模块等，其为应用层提供前提条件。应用层作为系统与用户交互的主要平台，主要包含调度模拟、数据查询、结果呈现、报表制作等交互功能。

3）数据库设计

数据库是系统的重要组成部分，是系统的基础，好的数据库设计能提高数据组织效率，减少系统读取数据的时间。系统数据库设计的主要内容是结合系统数据环境需求的特点，以最安全高效科学的数据结构方式将用户基础数据存储在数据库中，以便系统随时读取、更新数据库中的数据。本书开发的多水源切换与水质水量联合调控软件采用 Microsoft SQL Server 2008 数据库管理系统，对原水系统基础数据、运行调度历史数据、实时监测数据、软件分析计算得到的其他数据统一保存，以便软件系统安全、高效、可靠地访问。系统数据库模式为关系数据库模式。数据库涵盖了水库水质水位表、日总用水量表、时用水量变化表、泵站信息表、水库信息表、用户管理表等。

1.2.3　示范应用案例与成效

以多水源切换与水质水量联合调控技术为核心，在宜兴水务集团建立了智能型多水源切换水质水量调控系统，可在线对宜兴市氿滨水厂、蒲墅泵站、油车泵站、永红涧泵站和西氿泵站进行宜兴市原水系统日常调度及应急调度，同时具备数据管理维护、供需两侧预测等功能。

主要功能包括：

（1）信息管理。共分为 4 个部分，分别是"水库信息管理""泵站信息管理""水厂信息管理""原水信息系统"。水库信息管理主要显示了水源地各个水库的图片、文字介绍，以及部分水位参数，同时也列出了水库的库容曲线信息。通过切换界面左上角的选项卡，可以在水源地多个不同的水库间切换。泵站信息管理主要显示了水源地各个泵站的水泵信息，包括数量、型号、功率等，同时也显示了水泵的特性曲线。水厂信息管理主要显示了水源地水厂文字、图片介绍，以及水源地的用水量信息。原水信息系统主要显示了水源地各个水源、管线、泵站，以及水厂的地理位置。该界面内地图可以进行缩放、平移等操作。将鼠标移动到彩色多段线标识出的水源、管线、泵站以及水厂，会在地图上显示其相关信息。

（2）用水量预测。点击"预测"按钮，程序将自动根据后台数据库内的数据，通过 BP 神经网络时间序列算法，对包括当天在内的 7 d 的用水量进行预测。进度条会显示预测进度。界面左侧的表格内，显示的是预测的当日用水量模式，同时对应该数据，程序生成了界面右侧上部的图表，更直观地展示了预测当日用水量变化。界面中部的表格，显示了最近 20 d 及程序预测的 7 d 的总用水量数据、天气和最高温度。并以总用水量和最高气温，绘制了界面右侧下部的图表。预测得到的用水量数据将自动保存，用于程序之后的水位预测中。

（3）水库水位预测。该界面内，对应水源地的每一个水源，各设置有"训练"和"预测"两个按钮。本程序通过神经网络算法预测水库水位，点击"训练"按钮后，程序会利用数据库中的过往数据对神经网络进行训练，用以预测及修正预测。进度条会显示训练进度。点击"全部预测"按钮，会对全部 4 个水源的神经网络进行训练。界面左侧的表格内，显示了最近 20 d 及程序预测的各水源水位数据，同时对应该数据，程序生成了界面右侧的图表，更直观地展示了各水源水位的变化。预测得到的水位数据将自动保存，用于程序之后的调度中。

（4）调度系统。分为"每日调度"和"自定义调度"。"每日调度"将导入程序先前预测的水位、用水量数据，以及保存在数据库中的水质数据，并以此为依据进行调度计算。"自定义调度"则根据使用者手动输入包括各水源水位、水质，以及用水量在内的所有参数，来进行调度计算。调度系统界面内，分为如下部分：各个水源的水质与水位设置；宜兴市的 2 d 用水量设置；调度时刻及当前水厂清水池水位设置；永红涧水库的启闭与流量设置。根据水厂方面的建议，将永红涧水库的调度单独列出，需要取用时自行输入流量。能否使用永红涧水库则依然取决于永红涧水库的水质情况。水厂部分参数设置，包括用水量曲线、自用水量系数和清水池面积。根据水厂一年的出厂水量数据，进行数据分析、研究，得出两条用水量曲线。

根据输入的所有参数，点击"调度"按钮便可以计算调度方案，调度结果会显示在文本框、表格，以及图中，如图 1.8 所示。

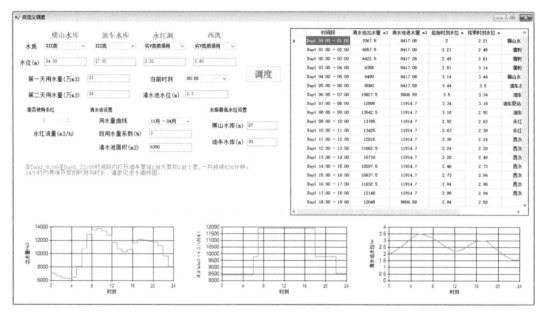

图 1.8　调度系统结果展示

第2章 水源水质提升关键技术

2.1 重污染河网水源生物生态修复与水质提升技术

2.1.1 问题背景

浙江省嘉兴市水源属于高氨氮河网型水源，其水源污染较为突出，呈现典型的氨氮、有机物污染严重等特征，且无应急水源，水厂的供水安全难以保障。

嘉兴市地处杭嘉湖平原，位于长三角的核心区，区域社会经济发展和生态环境治理等在长三角地区具有显著代表性。由于上游客水污染的输入和本地区污染的汇入，嘉兴市河网地区水质型缺水现象非常典型。嘉兴市河网水源地存在的主要问题有：①水源地的污染物来源多，污染负荷重；②河网地区水动力条件多变，交叉污染严重；③河网地区接受上游客水，污染物积累多，水体自身净化能力弱。"十一五"期间嘉兴地区水源水质常年处在Ⅳ类至劣Ⅴ类，原水耗氧量和氨氮浓度大多为5～8 mg/L和0.5～4.0 mg/L，是典型的高氨氮和高有机物污染的河网水质。因此，通过将水源修复与水厂深度处理工艺应用有效结合起来的方式，解决嘉兴地区饮用水保障问题，其关键是去除部分有机物和氨氮，稳定水源水质，为后续水厂工艺的优化运行奠定基础。

2.1.2 技术原理与工艺

1. 技术原理

重污染河网水源生物生态修复与水质提升技术主要利用水陆交错带厌氧–好氧环境交替频繁、生物活性高的特点，通过构建大面积水陆交错带湿地、在湿地中构筑丰富的人工根孔，以及在运行中周期性调节水位等方式，强化水陆交错带水质净化功能。在湿地构建初期就构造一个由根系、土壤微生物、水、空气等组成的"多层次界面系统"，其良好的多层次交叉管孔分布特征对污染物质的空间传输迁移过程具有明显的导流、富集作用，并影响土壤亚界面各种物质和能量的流动过程。污染物在土壤–根孔微界面发生优先流动和迁移，并在土壤系统的物理、化学和微生物作用过程中，达到转化降解并最终去除的目的（图2.1）。

该技术的核心在于创新性地提出了通过构建人工湿地生态根孔（constructed root channel technology，CRCT）来强化湿地的水分流动和物质传输功能。CRCT模拟湿地自然的芦苇根孔系统，以人工埋植的植物秸秆作为湿地的填料/介质，有效地改变了湿地土壤亚表层的大孔隙结构，为人工湿地建设和应用开辟了一条新途径。利用人工根孔强化物质传输，构建沟壑–植物床系统增加水陆交错带界面，通过水力调控加速氧化还原交替过程，最终实现污染物质在湿地系统中的有效截留和降解（图 2.2）。

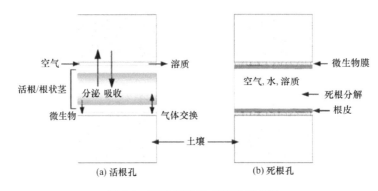

图 2.1　湿地根孔技术原理示意图

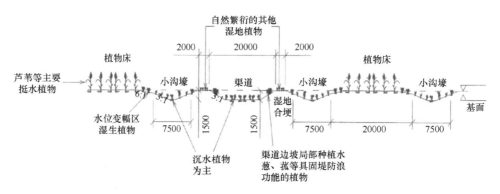

图 2.2　植物–沟壑–湿地–渠道连续体剖面示意图（单位：mm）

2. 工艺流程

该技术通过"串并联"思路，将预处理区–湿地根孔生态净化区–深度净化区组成有机串联体，大沟、小沟、植物床组成有机并联体，工艺流程如图 2.3 所示。水力调控通过合理设计和优化运行来达到水力调控的目的，包括水力梯度和竖向设计，利用卡口、堵头调控水量，多种水力运行模式灵活应用等方面。

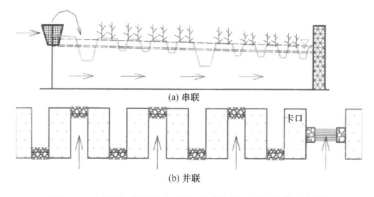

图 2.3　多级阶式湿地串联和并联相结合的形式示意图

3. 技术参数

水源生态湿地中预处理区：湿地根孔生态净化区：深度净化区的基本比例为 3：4：3。整体水力负荷速率为 0.3~0.4 m³/（m²·d），整体水力停留时间为 3~5 d，应急缓冲时间为 3~5 d。湿地采取表流与潜流相结合的复合流模式，以增强湿地对各类污染物的复合去除效应。预处理区和深度净化区的总容量不小于湿地处理规模的 4~5 倍。

2.1.3　示范应用案例与成效

针对太湖流域河网地区水源水质污染较为突出的问题，构建包含预处理区-湿地根孔生态净化区-深度净化区的生态型人工湿地。生态湿地内部设置关键的净化处理单元进行合理搭配，并通过优化运行方式，实现各种类型的污染物的分级净化，显著提升水源水质。该技术工艺可以推广应用于我国南方地区的水源生态修复。

1. 石臼漾案例

嘉兴市石臼漾水源生态湿地工程位于嘉兴市区西北角的楔形绿地，是石臼漾水厂（供水能力为 25 万 m³/d）的水源地，总面积为 3878 亩，湿地核心净化区为 1630 亩，包含预处理区、湿地根孔生态净化区、深度净化区等（图 2.4）。

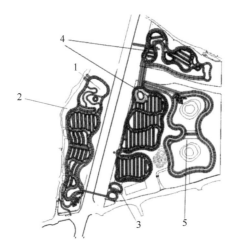

图 2.4　嘉兴市石臼漾水源生态湿地工程平面图

1. 预处理区→2. 湿地根孔生态净化西区→3. 泵提升和曝气充氧区→4. 湿地根孔生态净化东区→5. 深度净化区

石臼漾水源生态湿地工程的东侧区块（1220 亩）于 2008 年 7 月建成投入试运行，西侧区块（410 亩）于 2009 年 5 月建成并与东侧区块联合试运行，之后对湿地系统进行了进一步优化改进。石臼漾水源生态湿地工程按湿地总面积计算，工程建设直接成本约为 62 元/m²，工程运行费（包括设施维护费、植物管理费、电费等）约为 3.34 分/m³（图 2.5）。

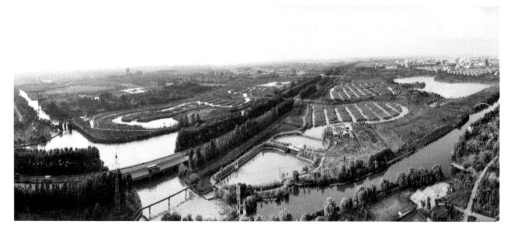

图 2.5　嘉兴市石臼漾水源生态湿地工程鸟瞰实景图（王为东摄）

水源水主要水质指标改善情况为：浊度、氨氮、总铁去除率均大于 30%，总磷去除率大于 25%，总锰、总氮去除率大于 15%，COD$_{Mn}$ 去除率为 5%。该工程为石臼漾水厂 25 万 m^3/d 的安全供水奠定了重要基础。同时，湿地系统储水能力为 120 万 m^3，在河网遭到突发性污染时，具备接近 5 d 的应急供水保障能力。

此外，湿地工程还带来区域环境改善、生物多样性保护、区域宜居舒适度提升等多重生态服务功能。浙江省嘉兴市石臼漾水源生态湿地工程获住房和城乡建设部 2011 年中国人居环境范例奖（建城〔2011〕203 号）和 2012 年迪拜国际改善居住环境最佳范例奖（建办城函〔2013〕24 号）。

2. 贯泾港案例

嘉兴市南郊贯泾港水厂水源生态湿地治理工程借鉴嘉兴北郊石臼漾水厂水源生态湿地的成功经验，并进行改进提升而建成（图 2.6）。工程位于嘉兴市区南部规划南片楔

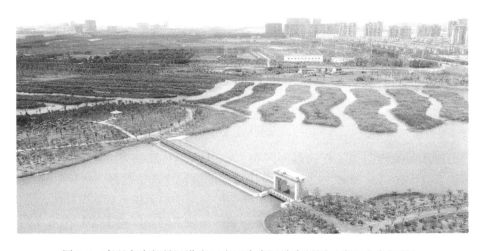

图 2.6　嘉兴市南郊贯泾港水厂水源生态湿地实景图（嘉兴水务提供）

形绿地内，贯泾港水厂的东北角，区块西以海盐塘为界、东以纺工路为界、北至中南路、南至南郊河东段。工程占地规模 2207.3 亩，日处理规模近期为 20 万～30 万 m³/d，远期为 45 万 m³/d。

整个贯泾港水厂水源生态湿地工程大致可以分为 5 个区块（图 2.7），它们分别是缓冲自净区、湿地根孔生态净化区、植物园净化区、引水区。南郊河原水→泵提升→缓冲自净区→湿地根孔生态净化区（外环南路以南）→湿地根孔生态净化区（外环南路以北）→植物园净化区→连通河道→深度净化区→顶管工程（穿海盐塘）→引水区连通河道→水厂取水口。工程于 2011 年 4 月开工建设，2013 年 7 月开始蓄水涵养水生植物，2013 年 10 月投入试运行。

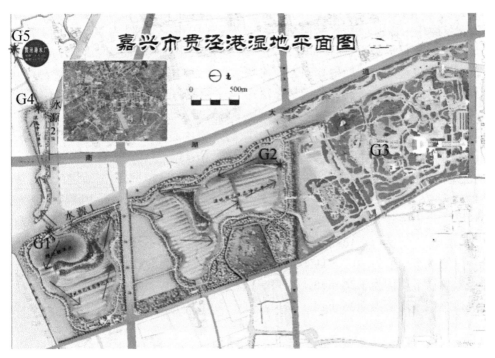

图 2.7　嘉兴市贯泾港水厂水源生态湿地工程平面图

G1. 缓冲自净区→G2. 湿地根孔生态净化区→G3. 植物园净化区→G4. 深度净化区→G5. 引水区

围绕水源水高氨氮和冬季湿地对氨氮强化去除技术、湿地对有机物的强化去除技术开展了一系列研究和工程示范。示范工程以塘–湿地组合净化技术为核心，并基于国家水专项"十一五"课题的研究成果，提出了贯泾港湿地的提升改进技术方案。

（1）提水泵站由系统的中段移至前端，强化系统的跌水充氧和水力调控效率。

（2）增加湿地根孔生态净化区出水后的沟通河段，对根孔出水水质起沟通、稳定和缓冲作用。

（3）着重对植物床–沟壕系统进行简易的生态化改造。湿地根孔生态净化区中的植物床由直形变弯形，弯形植物床–沟壕水陆交错带的边界长度相对于直形增加为原先的 1.57 倍左右。为增加湿地植物床的有效过水面积和效率，改进植物床由宽床变窄床，在已建植物床中央新开沟渠，其面宽 3.5 m、底宽 0.5 m、深 1 m，对已建堵头进行位置调整，改变水力流向，窄型的植物床–沟壕水陆交错带的边界长度增加为原宽型的 1.8 倍左右，岸边带氮素反应活性热区面积增加为原先的 2.5 倍左右。

（4）湿地根孔生态净化区中的大沟中的束水装置由叠梁门卡口变为卡口闸，以更有效地调控植物床–沟壕系统中的水流分配比例和促使更多水流经过根孔植物床。

（5）在水位提升和跌水曝气区的溢流堰处增设 6 排共 303 笼的石笼坝，内部分别填装砾石、沸石、方解石、火山石，呈梅花桩式排布，发挥强化跌水激流增氧、强化水流接触生物氧化和强化吸附氮磷等功能。在湿地根孔生态净化区出水后沟通河段增设 3 个为一组的长 15 m、宽 4 m 的潜水丁坝共 3 组，呈犬牙交错式排布，内装方解石及砾石，对沟通河段的水流进行微调控，同样起到强化水流接触生物氧化和强化吸附氮磷等功能。在深度净化区周围岸边带滩地区域增设顶宽为 19 m、总厚度为 80 cm 的砾石床和方解石床平台，强化水流通过时与岸边带介质的接触氧化和吸附功能。

（6）在预处理区、湿地根孔生态净化区的大沟、深度净化区增设网式浮岛，共 622 笼，面积共约 13302 m²，引种冬季常绿植物——粉绿狐尾藻，强化低温期水生植物对水体氮磷的吸收功能，但要注意控制粉绿狐尾藻的过度蔓延和加强植物管理。

根据浙江省城市供水水质监测网嘉兴监测站和贯泾港水厂对湿地进出口水质的长期跟踪监测，自湿地于 2013 年 10 月开始运行至 2016 年 12 月，湿地进口氨氮平均值为 1.14 mg/L，出口氨氮平均值为 0.69 mg/L，平均去除率为 39.5%；湿地进口高锰酸盐指数平均值为 5.64 mg/L，出口高锰酸盐指数平均值为 5.13 mg/L，平均去除率为 9.0%；湿地进口总氮平均值为 4.15 mg/L，出口总氮平均值为 3.42 mg/L，平均去除率为 17.6%；湿地进口总磷平均值为 0.16 mg/L，出口总磷平均值为 0.11 mg/L，平均去除率为 31.3%；湿地进口浊度平均值为 30.7 NTU，出口浊度平均值为 25.4 NTU，平均去除率为 17.3%；湿地进口总铁平均值为 1.26 mg/L，出口总铁平均值为 1.09 mg/L，平均去除率为 13.5%；湿地进口总锰平均值为 0.26 mg/L，出口总锰平均值为 0.21 mg/L，平均去除率为 19.2%。

2.2 水源地面源污染削减与污染控制技术

2.2.1 问题背景

上海市水源属于微污染江河型水源，其中面源污染是水体污染的主因之一，以金泽水源地为例，区域不同污染物的面源污染贡献量约占 63%～85%，其中，雨水地表径流污染贡献率为 27%～49%，地表径流已成为区域的主要污染来源。同时，金泽水源地具有地下水位高、水面率高、水质要求高和土壤渗透率低的"三高一低"（地下水位比较高、不透水面积高、土地利用率比较高、土壤渗透率比较低）特征，现有的雨水径流管理技术在功能、特征、形态属性上已不能满足"三高一低"湖荡区的径流污染控制需求。

养殖业使用大量抗生素、激素类物质，大部分抗生素和激素类随养殖废弃物直接排放或农业利用流失进入地表水环境，对水源地水质造成威胁。金泽水源地上下游及周边区域养殖场相对较多，干、支流水体检测到抗生素、激素类等新型污染物，给金泽水源水质安全带来风险。

水源地面源污染削减与污染控制技术拟采用集成源头、过程、末端系统污染防控方式和养殖废水末端处置技术，解决金泽水源地地表径流污染严重问题。

2.2.2　技术原理与工艺

针对金泽水源地"三高一低"特征和雨水径流污染防控的需求，集成源头、过程、末端的系统污染防控思路，提出水源地径流污染控制技术体系；针对养殖废水排放对水环境和水源地的影响，在常规污染物去除的基础上，强化对新兴污染物的去除效果，形成协同净化常规污染物和抗生素等新型污染物的养殖废水末端处置技术。

1. 金泽水源地雨水径流污染防控集成技术

针对金泽水源地"三高一低"特征和雨水径流污染防控的需求，在研究金泽水源地水源保护区内建设区雨水径流污染特征基础上，采用源头、过程、末端系统防控思路，提出水源地径流污染控制技术体系：应用强化调蓄净化生物滞留、强化除磷及蒸发的渗透铺装、强化除磷脱氮的干式植草沟等源头强化调蓄净化技术，对水源保护区雨水径流污染实行源头控制；通过应用自主研发的排水管道防沉积装置，既能解决合流管道雨天沉积污染物排放问题，又能解决淹没式出流自排排水系统末端河水倒灌问题，同时应用雨水径流污染控制一体化处理装置，强化削减排水过程径流污染；针对河网密集的水源保护区特征，提出水源地生态护岸污染梯级阻控及重建方案，通过透水铺装–生态护岸–近水湿地组成径流污染梯级阻控屏障，在河道末端强化削减雨水径流污染入河量。主要技术要点包括：

（1）强化调蓄净化生物滞留技术。考虑区域内"三高一低"的特点，筛选填料和植物、优化设施构型，提出强化调蓄净化的生物滞留技术，包括种植层、填料层、砾石排水层和防渗层。根据径流控制需要，最佳深度为 0.8～1.2 m，长宽比为 1∶1.5～1∶1，填料层为粒径 6～8 mm 的沸石，植物可结合景观种植菖蒲、鸢尾、黑麦草等，种植土中有机质含量须控制在 10%以内。年径流总量控制率 89.5%，污染物削减率为 COD＞75%、悬浮物 SS＞75%、总磷 TP＞66%、NH_3-N＞75%。

（2）强化除磷及蒸发的渗透铺装技术。上海市建成区内应用的传统渗透铺装一般通过底层排水层将渗透的雨水排至市政管网，但是该做法难以在非建成区占比较大的水资源保护区推广使用，基于此提出了以蒸发为主要作用的不透型渗透铺装技术。如图 2.8 和图 2.9 所示，该技术以找平层中添加钢渣强化除磷、结构层中添加陶土毛细柱强化蒸发、表层采用缝隙透水砖为主要创新点，满足硬质化路面径流污染控制要求，可实现 90.6%的年径流总量控制率，能去除雨水径流中 75.0%～90.3%的 TP，60.9%～86.4%的

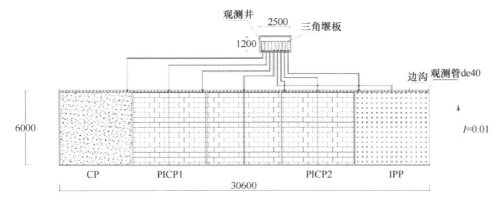

透水铺面设施平面图(1:1)

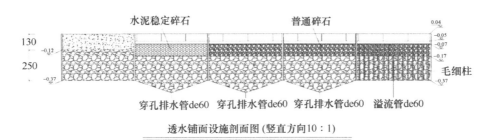

透水铺面设施剖面图(竖直方向10:1)

图 2.8　强化除磷及蒸发的渗透铺装技术（单位：mm）

de 为管道外径；I 为斜率

COD，77.5%～88.7%的 SS，同时，新型透水铺装设施的表面温度较传统设施的表面温度最高可低 15.8℃，具有明显的热岛缓解效应，为湖荡区水源地雨水径流污染削减与防控提供了解决方案。

（3）强化除磷及脱氮的干式植草沟技术。考虑区域耕地和种植范围较广，且多临近河岸，随之产生的氮磷污染物会影响河道水质，提出具备强化除磷和脱氮作用的干式植草沟技术，包括种植层、填料层、砾石排水层和防渗层，填料层采用人工土层由沙、土、给水厂污泥、木屑按重量百分比（65：25：7：3）混合而成。污染物削减率为 COD>65%，TP>42%，SS>79%，TN>39.4%，NH_3-N>72.8%。

（4）排水过程污染物强化控制技术。为解决合流制管道沉积物在雨天集中排放的污染问题及防止管网末端河水倒灌挤占管道排水空间问题，结合水乡城镇管道以分散自流为主的特点，研发兼顾防沉积作用和防倒灌作用的排水管道污染物削减装置，削减排河污染量。技术利用太阳能风机充气在经水封的箱体内形成正压气封，断开装置前后管道的水力联系，根据需要选择适当的操作模式释放箱体内的气体，重新连通前后管道从而实现管道防沉积控制。经过装置处理后，雨天溢流排放污染物中悬浮物排放量可减少 52.1%。

（5）雨水径流污染控制一体化处理装置。利用给水厂脱水铝盐污泥制备的强化除磷填料颗粒，65℃条件下烘干给水厂污泥并进行造粒，经过氯化氢改性后制成该装置主体填料，同时掺配 5%氢氧化铝颗粒，制成的填料能有效提升磷污染吸附容量，以此替代

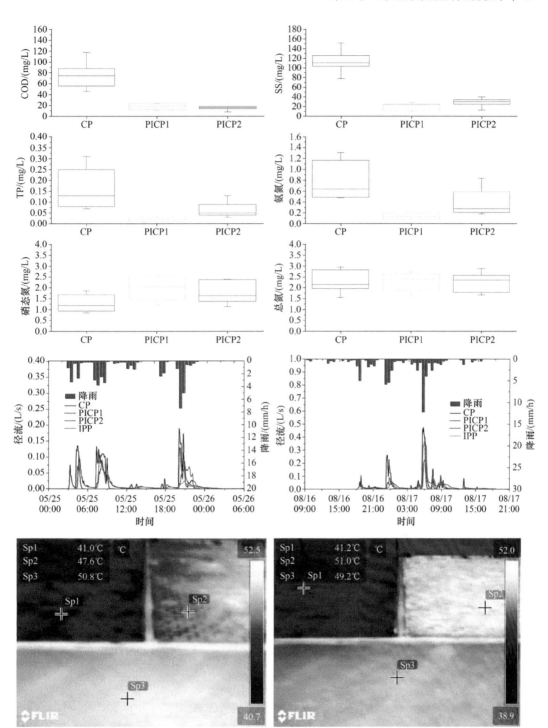

图 2.9　强化除磷及蒸发的渗透铺装技术对水质和水文控制、热岛效应缓解效果

传统生物滞留设施中的沸石等传统填料，能够灵活实现区域排水过程中磷污染的强化去除。出水磷浓度低于 2 mg/L，出水铝浓度低于 25 μg/L。

（6）水源地河道生态护岸污染梯级阻控及重建技术。结合金泽地区雨水径流特性、河道水文水动力条件、河道现状污染状况，开展河道岸坡区域类型划分、河道滨岸带关键土著物种筛选、生态护岸建设基质比选、生态护岸纵横向尺寸分布等研究，在综合兼顾河道水利功能、景观美化、人水相亲、管理维护等要求的基础上，提出水源地河道生态护岸污染梯级阻控及重建技术，对水源地河道护岸进行生态重建。技术以透水生态步道子单元、生态护岸子单元、人工湿地/水生植物缓冲带子单元组成，护坡植物选用狗牙根，人工湿地部分种植植物选择美人蕉和香蒲，种植比例为 1∶1，种植密度为每间隔 25 cm 交替种植，提高河道末端径流污染屏障能力。污染物削减率为 COD＞53%，SS＞75%，TP＞55%，NH$_3$-N＞65%。

2. 水源地养殖业新型污染物末端处置技术

金泽水源地上下游及周边区域养殖场相对较多，干、支流水体检测到抗生素、激素类等新型污染物，给金泽水源水质安全带来风险。为了降低养殖废水排放对水环境和水源地的影响，分别针对畜禽养殖废水和水产养殖废水，形成养殖业新型污染物末端处置技术。

1）水产养殖业常规和新型污染物协同净化人工湿地技术

根据水产养殖尾水排放特点，采用可拆卸模块化新型湿地构造，选用净化能力强的湿地植物，配置金属负载型多孔材质特性吸附模块等新型技术，构建基于金属负载型多孔材质吸附模块的复合型人工湿地系统，协同净化水产养殖尾水中的氮、磷等常规污染物和抗生素等新型污染物。

复合型人工湿地由生态沟渠、沉淀池、低氧池、表流湿地、水平潜流湿地等多个模块组成，根据水产养殖的进水污染负荷，确定合适的进水水量，保证一定的水力停留时间，从而达到对水产养殖尾水中常规污染物的有效去除；同时，在复合型人工湿地中加入可拆卸式金属负载型湿地模块，金属负载型材料以活性炭纤维为基材，在水浴条件下负载光催化材料钒酸铋，降解水产养殖尾水中的磺胺类、喹诺酮类、四环素类等新型污染物。

复合型人工湿地总氮表面负荷 2.5～5 g/（m^2·d），总磷表面负荷 0.1～0.4 g/（m^2·d），新型污染物表面负荷 0.2～0.4 mg/（m^2·d），通过水产养殖场示范应用，总氮、总磷、COD$_{Mn}$ 和以磺胺嘧啶为代表的抗生素的去除率分别达到 45%、60%、35% 和 70% 左右。

2）畜禽养殖废水新型污染物末端处置关键技术

针对现行以厌氧处理为主的畜禽养殖废水还田处置模式（污水—沼气池—储存池—还田）新型污染物去除效果差的问题，通过增加废水好氧生物处理模块，大幅度提高抗生素等新型污染物的生物降解效果。同时，在畜禽养殖废水好氧生物处理模块中投加不影响抗生素等新型污染物好氧生物降解的硝化抑制剂 2-氯-6-三氯甲基吡啶[2-chloro-6-（trichloromethyl）pyridine，TCMP]，抑制硝化细菌活性，防止氨氮发生好氧硝化作用，减少或避免畜禽养殖废水生化处理过程中氮的损失，保留处理水作为肥料还田的价值。

好氧生物处理模块可采用序批式活性污泥曝气池（SBR）或推流式活性污泥曝气池（PFR）。SBR 应设置两个或两个以上并联交替运行，SBR 的污泥负荷（F/M）为 0.05～0.10 g BOD₅/（g MLVSS·d），运行周期 20～24 h，其中进水时间 1～2 h、曝气时间 16～20 h、沉淀时间 1～2 h、排水时间 1～2 h、闲置时间 1～2 h；各工序具体取值按实际工程废水水质条件确定。采用推流式活性污泥曝气池处理畜禽养殖废水时，污泥负荷（F/M）宜取 0.05～0.10 g BOD₅/（g MLVSS·d），混合液 MLVSS 浓度为 2000～4000 mg/L。好氧模块硝化抑制剂 2-氯-6-三氯甲基吡啶的适宜投加量为 1.5～5.0 mg/（g MLVSS·d），总的抗生素去除率大于 90%（图 2.10），运行成本约为 6.5 元/m³（不含人工费和折旧费）。

该技术可以在基本不损失氮磷等营养元素的条件下，抗生素总去除率达到 85%以上，激素去除率达到 75%以上（图 2.11），COD$_{Mn}$平均去除率约为 93%，氨氮的平均去除（或硝化）率仅为 12.5%。

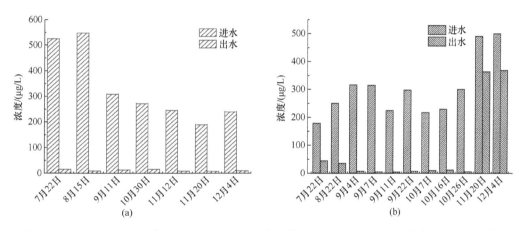

图 2.10　奶牛场（a）和养猪场（b）废水处理中试装置运行过程中进出水抗生素浓度的变化

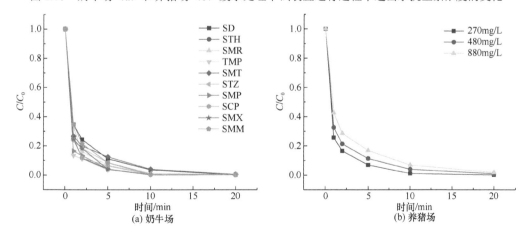

图 2.11　二级生化出水 COD 对 O₃氧化降解抗生素效果的影响

2.2.3 示范应用案例与成效

金泽水源地雨水径流污染防控集成技术在上海市青浦区金泽镇青西郊野公园进行了系统应用，示范工程服务面积约 5.15 km²，预计经过绿色基础设施处理的水量占年径流总量的比例大于 80%。示范工程对青西郊野公园各特征区域内原有设施进行升级改造，针对生态保育区，以人工湿地技术为基础，完善区域水生生态系统，增设推流曝气机和超微米曝气机，提升了区域原位净化能力，有效改善区域水质；针对渔村休闲体验区，提出以生态护岸改造、潜流人工湿地净化、表流人工湿地保障的污染控制方案，其中，生态护岸改造长度约 1.45 km，潜流人工湿地面积约 0.67 hm²，出水经原排污渠流至北面末端的表流人工湿地，经净化后排放，解决养殖塘换水期污染物排放和雨水径流污染等问题；针对农村居住区，对谢庄港（流入大莲湖）进行升级改造，以河湖湿地技术和生态护岸技术为基础，改造人工湿地面积约 0.9 hm²，改造生态护岸升级全长 420 m，设置生态步道、生态护岸、近岸水域生态构建三个生态单元。通过因地制宜的区域雨水径流污染防控技术方案，强化了区域径流污染原位净化能力，削减了区域外排径流污染总量。经示范评估处理后，TP 平均去除率达到 40%，COD_{Cr} 平均去除率达到 30%，SS 平均去除率达到 50%。

水产养殖业常规和新型污染物协同净化人工湿地技术在上海市青浦区商榻乡沙田湖养殖场示范应用，构建四大家鱼养殖尾水湿地净化区，湿地面积 4785 m²（7.18 亩），服务鱼塘面积 70 亩。示范工程于 2020 年 6 月运行，采用"复合型人工湿地"的方式，湿地系统包括生态沟渠、沉淀池、低氧池、表流湿地、可拆金属负载型湿地模块、氧化塘系统等（图 2.12），进水水量 2400 m³/d，水力停留时间 3 d，对氮磷等常规污染物去除率稳定维持在 40% 以上，对磺胺嘧啶等抗生素的去除率维持在 70% 以上。在示范工程基础上，相关工艺确定将在上海市青浦区彰显、淀源、先锋 3 个养殖场尾水治理改造工程中试点应用，鱼塘面积累计达到 1000 亩。

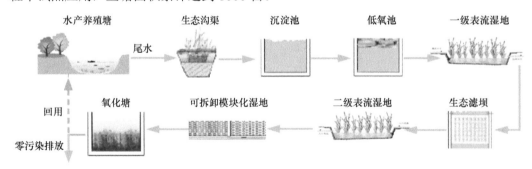

图 2.12 水产养殖业常规和新型污染物协同净化人工湿地技术

畜禽养殖废水新型污染物末端处置关键技术在上海振华奶牛有限公司新型污染物减排示范工程（存栏奶牛 800 头，日处理粪污量为 40 t/d）、上海沁侬牧业科技有限公司庄臣养殖场新型污染物减排示范工程（年出栏生猪 10000 头，日处理粪污量达 80 t/d）中进行应用，四环素类、头孢菌素类、磺胺类等抗生素总的去除率高达 92.5% 以上，COD

平均去除率约为 93.7%，氨氮的平均去除（或硝化）率仅为 12.5%。研发的针对养猪场尿污水新型污染物处理厌氧–缺氧–好氧（A²O）工艺已被上海卫晟养殖业有限公司（生猪，年出栏生猪 12000 头）采纳试点应用，针对奶牛场尿污水新型污染物处理 SBR 工艺已被上海超华奶牛养殖专业合作社（奶牛，存栏 800 头）采纳并试点推广，污水处理系统升级改造于 2020 年内完成，工艺流程如图 2.13 所示。

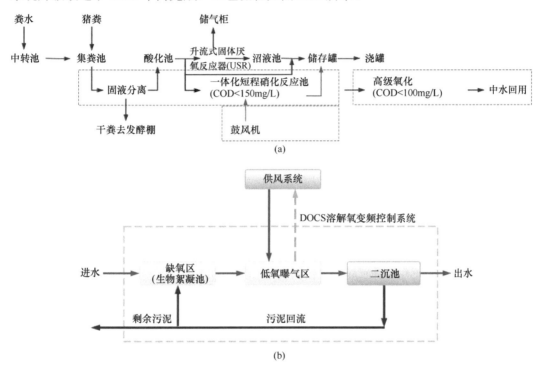

图 2.13　养猪场废水处理改造工艺流程（a）和 A²O 生化处理系统工艺流程（b）

2.3　基于监测预警的调蓄水库水质保障技术

2.3.1　问题背景

上海市水源属于微污染江河型水源，其水源地取水安全是原水保障的第一道关卡，河口水源易受咸潮入侵影响，平原河网水源易受区域工业、农业、面源污染排放影响，如何加强水源地取水口水质监测预警，并通过区域、流域的水源地联合保护和上下游之间的联动调度，保障水源地的取水安全，是水源水质保障的第一个关键问题。应用跨区域、跨部门水源地水质水量监测预警，通过联合调度，科学优化取水，形成监测预警的调蓄水库水质保障技术，保障水源取水安全。

为保证上海市水源地取水安全，该技术通过集成在线监测、实验室检测、移动监测等多手段水质监测体系，整合区域内环保、水务等多部门水质监测数据，集合区域污染源和风险源数据，形成跨区域、跨部门的水质水量监测预警业务化平台，对水源地沿程及主要支流水质开展实时和定期监测及预警，提升水源地污染预警能力。通过模型模拟常规水质超标、突发水污染事件中污染物在不同工况下的迁移、降解、浓度变化过程，并与水动力模型进行无缝耦合，分析污染物对水源地的影响，根据模拟结果，结合当前水雨情，以水源地取水安全为目标，制定上下游联动调度策略与技术方案。

2.3.2 技术原理与工艺

1. 技术原理

水源地的取水安全保障是太湖流域多级屏障工艺实施的重点和难点，尤其是平原河网水源地的水质监测、上下游联动调度等方面，如何降低水源地的外部风险，为保障水源地取水安全和突发污染风险防控提供技术支撑是当下亟须解决的重要科学问题和重大科技需求。

基于监测预警的调蓄水库水质保障技术可通过水源水质水量监测预警技术研究，开发有机物、毒性指标的快速检测方法，结合水源地特点和监测需求，研究不同监测方式的监测点设置方案，支撑构建水质水量监测预警业务化平台。

基于监测预警的调蓄水库水质保障技术可通过污染物模拟模型研究，基于ChemMap模型构建了太浦河危化品模拟模型，基于OilMap模型构建了太浦河溢油模拟模型，基于太湖流域河网水动力学模型构建了太浦河常规水质、重金属模拟模型，对河湖水体中污染物随空间和时间迁移转化规律进行数学描述。

基于监测预警的调蓄水库水质保障技术可通过上下游水质水量联合调度方案研究，研究模拟了不同水情、不同太浦闸（泵）调度工况下污染物的迁移、浓度变化等情况，分析污染事件对水源地的影响程度，提出保障水源地取水安全的不同水情、工情的取水口联合调度方案。

2. 工艺流程

基于监测预警的调蓄水库水质保障技术主要涵盖水质水量监测预警业务化平台的建设、水动力与污染物模型的构建和上下游水质水量联合调度方案的形成三个方面。其主要的工艺流程如图2.14所示。

1）建设水质水量监测预警业务化平台

合理设置库内、库外水质监测站点，集成在线监测、实验室检测、移动监测等水质监测手段，研发水质快速检测技术，建设实时视频监测系统，构建水源水库三级水质监测体系；整合区域内环保、水务等多部门水质监测数据，集合区域污染源和风险源数据，构建跨区域、跨部门的水质水量监测预警业务化平台，对水源地沿程、主要支流、取水口等水质开展实时和定期监测及预警。

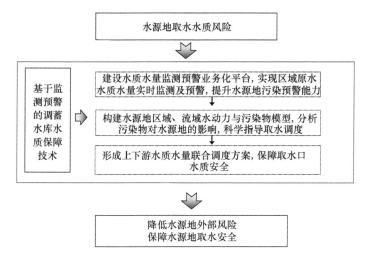

图 2.14　基于监测预警的调蓄水库水质保障技术工艺流程图

2）构建水源地区域、流域水动力与污染物模型

结合区域水源地污染特征指标，构建常规水质、危化品、溢油、重金属等污染物模型，通过模型模拟常规水质（氨氮、耗氧量）超标、突发水污染事件（重金属、油类、化学品）中污染物在不同工况下的迁移、降解、浓度变化过程，并与水动力模型进行无缝耦合，分析污染物对水源地的影响，主要包括取水口处水质超标时间、超标时长，实现了突发事件模拟业务化、快捷化，将预报作业时间缩短至 3 h。

3）形成上下游水质水量联合调度方案

应用污染物迁移模型，结合水源地区域水雨情，以水源地取水安全为目标，制定上下游联动调度策略与技术方案，从区域、流域联动的角度，可在污染发生后第一时间开展实况水雨情条件下污染物迁移模拟，通过改变上游下泄流量，分析不同工况下污染物对水源地取水口的影响程度、影响时长等，从而确定能够保障水源地取水口水质在 48 h 内恢复正常的调度策略，或依据调度实施效果决定是否启用备用水源，为保障水源地取水安全和突发污染风险防控提供技术支撑。

2.3.3　示范应用案例与成效

1. 金泽水源地跨区域、跨部门水质水量监测预警业务化平台与上下游联动调度方案建设与调度应用

1）技术工程化应用与业务化运行成效

应用该技术，针对金泽水源地取水安全，有效提升金泽水源地取水安全保障能力。合理设置库内、库外水质监测站点，研发水质快速检测技术，建设实时视频监测系统，构建水质三级监测体系（在线监测、实验室检测、移动监测），建设金泽水源地水

质监测系统（图 2.15）。水质检测移动实验室（应急监测车）目前配备吹扫捕集-GC-MS 检测仪 1 台、CTC-GC-MS 检测仪 1 台、连续流动检测仪 1 台，以及若干便携式检测仪器设备，已开发完成三氯甲烷等 83 种有机物、毒性指标的检测方法，有机物快速检测时间最快达到 25 min/个样。

点位	流域					库区			
	太浦闸下	平望大桥	黎里东大桥	芦墟大桥	金泽水文站	水库取水口	引水河入库桥	库中央栈桥	水库出水口
编号	S1	S2	S3	S4	S5	S6	S7	S8	S9

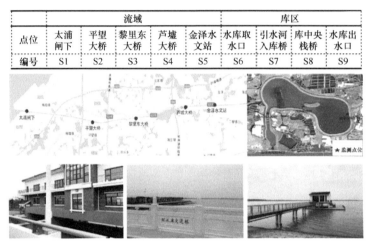

图 2.15　金泽水源地多级水质监测体系

集成整合区域大部分监测数据，接入上海市水务局、上海城投原水有限公司、水利部太湖流域管理局、江苏省苏州市吴江区生态环境局等数据资源，建设了金泽水源地跨区域、跨部门的水质水量监测预警业务化平台，如图 2.16 所示。

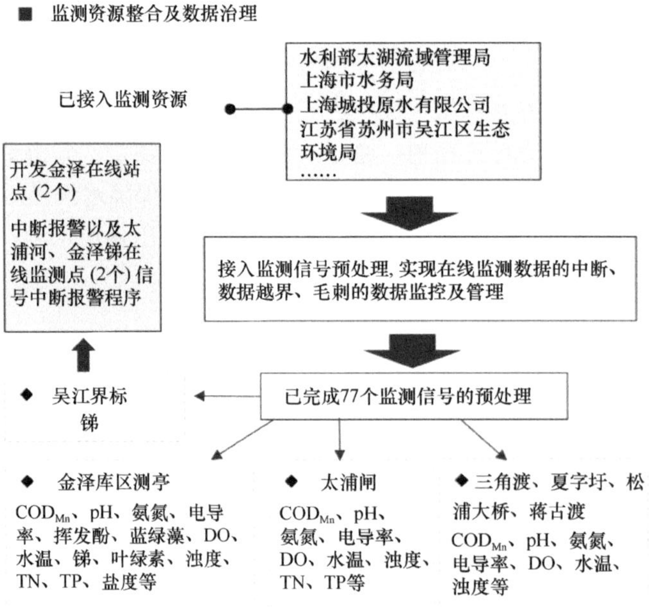

■ 监测资源整合及数据治理

已接入监测资源 → 水利部太湖流域管理局
上海市水务局
上海城投原水有限公司
江苏省苏州市吴江区生态环境局
……

开发金泽在线站点 (2个)
中断报警以及太浦河、金泽锑在线监测点 (2个) 信号中断报警程序

接入监测信号预处理，实现在线监测数据的中断、数据越界、毛刺的数据监控及管理

已完成77个监测信号的预处理

◆ 吴江界标锑

◆ 金泽库区测亭
COD_{Mn}、pH、氨氮、电导率、挥发酚、蓝绿藻、DO、水温、锑、叶绿素、浊度、TN、TP、盐度等

◆ 太浦闸
COD_{Mn}、pH、氨氮、电导率、DO、水温、浊度、TN、TP等

◆ 三角渡、夏字圩、松浦大桥、蒋古渡
COD_{Mn}、pH、氨氮、电导率、DO、水温、浊度等

图 2.16　金泽水源地跨区域、跨部门的水质水量监测预警业务化平台

对流域骨干工程新孟河延伸拓浚工程、吴淞江工程等模型内概化，更新太湖流域点源污染、太浦河沿线面源污染；建立区域污染物迁移模型，溢油模型、化学品泄漏模型可对 72 h 动态扩散模拟，已实时业务化运行，锑污染模型可反映太浦河及两翼锑浓度变化，应用于锑污染模拟；构建了水库水动力模型，可模拟流场、水位场、悬沙场和温度场变化，构建了生态动力模型，模拟水库富营养化生态动力学模式主要物理、化学和生态过程。

应用模型并结合水雨情，以水源地取水安全为目标，制定了太浦闸—金泽水库—松浦大桥的上下游联动调度策略与技术方案，可在污染发生后第一时间开展实况水雨情条件下太浦河内污染物迁移模拟，通过改变太浦闸（泵）下泄流量，分析不同工况下污染物对金泽水源地的影响程度、影响时长等，从而确定能够保障金泽水源地取水口水质在 48 h 内恢复正常的调度策略，或依据调度实施效果决定是否启用松浦大桥取水，为保障水源地取水安全和突发污染风险防控提供技术支撑。

2019 年 8 月 9～10 日，受第 9 号台风"利奇马"影响，太湖流域杭嘉湖地区遭遇强降雨，太浦河周边河网水位快速上涨，太浦闸于 8 月 9 日 16 时 45 分关闸，8 月 11 日水质监测结果显示，太浦河干流平望大桥断面、黎里东大桥断面锑浓度异常，13 时左右两断面锑浓度均达到 5.2 μg/L，超出 5.0 μg/L 的标准值。利用金泽水源地区域联动调度技术（基于重金属、油类、化学品等的污染物迁移降解模拟技术），开展太浦河锑的迁移模拟，预测在太浦河 50 m^3/s 下泄流量下，金泽水库取水口锑浓度峰值出现时间约为 8 月 12 日 16 时，超标准值的概率较小。因此，为保障下游水源地供水安全，建议在太浦闸不具备开启情况下启用太浦河泵站。8 月 12 日 11 时太浦河泵站 1 台机组（50 m^3/s）开启供水，金泽水库取水口处锑浓度于 8 月 12 日 12 时左右达到峰值，为 4.5 μg/L，未超标。联动调度技术的应用为金泽水库取水口的供水安全提供了技术支撑，取得了良好效果。

2）主要技术与经济指标

监测手段：在线监测、实验室检测、移动监测、实时视频监测等多级手段。

监测数据：整合水源地区域内环保、水务等多地方、多部门的水质监测数据，集合区域污染源和风险源数据。上下游沿线布置了 21 个监测点位的 160 多项实时监测指标，其中，藻类、浊度、pH 等每 10 min 更新一次数据，氨氮、高锰酸盐指数每 4 h 更新一次，总氮、总磷、锑等指标每 6h 更新一次。

预测时间：突发污染物迁移模型预报作业时间最短可缩短至 3 h。

调度保障：通过上下游联动调度方案，保障在突发污染时水源地取水口水质在 48 h 内恢复正常。

技术效果：针对平原河网水源易受区域工业、农业、面源污染排放影响问题，通过科学构建水源地水质水量监测预警平台，提升水源地污染预警能力，结合水源地上下游水量调度，达到避污蓄清、避咸蓄淡、阻断突发污染，保障水源地的取水安全。

2. 青草沙水库咸潮特征与风险评估业务化平台和水库多级水质监测系统与业务化平台

1）技术工程化应用与业务化运行成效

如图 2.17 所示，通过技术应用，建成了长江口水源水库咸潮监测预警系统平台，监测点总数达到 30 余个，全面覆盖长江口，在长江口咸潮入侵观测中发挥了关键性作用。应用咸潮监测预警系统，监测数据实时、大量，数据传输量达到每分钟 1 个数据，全年总计 52.6 万个，保证在第一时间得到氯化物浓度的实时准确数据，为预测预警提供重要的数据依据；摸清了长江口水沙盐规律特征，确定了青草沙水源地最长不宜连续取水的时间为 68 d，为水库设计和原水调度提供了关键的科学依据，在保障冬季上海原水安全供应中创造了很好的社会效益。

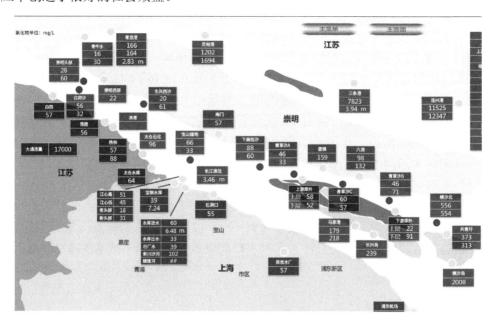

图 2.17　长江口水源水库咸潮监测预警系统平台

建设了青草沙水库多级水质监测系统与业务化平台（图 1.2），详见 1.1 节。通过水质监测，指导了水库取水的优化调度，原水水质基本满足符合国家《地表水环境质量标准》II 类标准，其中 24 项基本指标中有 19 项达到 I 类、3 项达到 II 类，富营养化趋势得到控制，藻类增殖现象得到削减。

2）主要技术与经济指标

监测手段：在线监测、实验室检测、移动监测等多级手段。

监测点：上海长江口水源水库咸潮监测预警系统平台监测点总数达到 30 余个，全面覆盖长江口，数据传输量达到每分钟 1 个数据。青草沙水库多级水质监测平台包括固定式水质自动监测站 2 个、浮标式水质自动监测站 3 个、移动式水质监测船 2 个、水质专业分析实验室 1 个。

　　监测指标：监测指标覆盖地表水 109 项基本指标及藻类、嗅味等关键水质指标。

　　技术效果：通过水质监测，指导了水库取水的优化调度，原水氯离子浓度保持 100 mg/L 以下，结合水库水力调控等措置手段保证原水水质基本满足符合国家《地表水环境质量标准》Ⅱ类标准，富营养化趋势得到控制，藻类增殖现象得到削减，藻类总量较运行初期降低 50%左右，嗅味物质 2-MIB 基本降低到 20 ng/L 左右。

第3章 水源污染应急关键技术

3.1 问 题 背 景

常州市为应对长江水源的突发性污染，建成德胜河应急水源。

应急水源是在紧急情况发生时必须能快速启动，以满足应急供水的要求。应急水源平时不使用，管道中的存水由于生物作用会使水中溶解氧浓度持续下降，如果滞留时间过长，严重时将出现厌氧、黑臭等水质恶化问题，在应急水源启动时必须先行排出管道内的存水并冲洗管道，将消耗宝贵的时间，影响应急水源的快速启动。

应急水源的输水管水质保持的措施是控制输水管中存水的滞留时间，根据重力输水型和压力输水型采用不同的热备方式。

重力输水型应急水源多处于高位水库，利用水库水位与水厂之间的水位差，经取水头和应急输水管，原水通过重力流到净水厂。对于重力输水型应急水源，通过平时保持很小的基础流量可实现输水管的热备，避免在输水管中水流停留时间过长所产生的水质恶化问题，水源热备方案简便易行。

压力输水型应急水源处于河流、湖泊或平原水库，用取水泵取水，经应急输水管，压力输送到净水厂或并入在用原水输水管。压力输水型应急水源大多采用定期短时间开泵对输水管中的存水进行置换的应急水源热备方案，以避免出现因长期滞留而水质恶化的问题。此种热备方案的关键是确定适宜的换水周期，换水间隔过长则管道存水水质已恶化，换水间隔时间过短则费事耗能。换水周期需要根据原水水质和温度条件等确定。

3.2 技术原理与工艺

该技术基于应急输水管中存水水质衰减特性，获得了管道存水好氧状态保持时间的预测模型。利用该模型可以根据不同的水质和气温条件来确定管道存水的置换时间，在此基础上通过适宜的定期换水可以有效避免应急输水管存水水质的过度恶化，缩短水源切换前的输水管线清洗时间，从而实现应急水源系统的快速启动。对于压力输水型应急水源，根据原水管道存水的水质衰减特性确定了保证快速启动的应急水源管道定期换水的热备方案，使管道存水处在好氧状态下，水质基本保持稳定，从而缩短了应急水源启用时的管道清洗时间，解决了应急水源快速启动的关键技术问题。

该技术采用针对压力输水型应急水源的热备技术，在应用实施前，需进行应急输水管管道存水水质衰减模拟试验和水质衰减特性试验来获得应急输水管中存水的水质衰减特性，并据此确定应急输水管适宜的管道换水周期，以避免管道存水水质的过度衰减，保障应急时可以快速启用应急水源。该技术的技术核心在于严格控制定期换水的周期小于好氧状态保持时间，从而有效保障应急输水管的水质。

3.3　示范应用案例与成效

常州魏村水厂是常州市的主力水厂，规模 70 万 m³/d，原来是以长江为水源的单一水源水厂。为应对长江突发污染，2015 年建成了德胜河应急水源[现工程名称是"德胜河备用水源"，但是根据新颁布的《室外给水设计标准》（GB 50013—2018）中对"备用水源"和"应急水源"的定义，该水源的性质应为"应急水源"。因此在下文中对该水源均称为"德胜河应急水源"]。在长江发生突发污染时，关闭德胜河与长江之间的节制闸，将长江与德胜河隔离，启用应急取水泵房在德胜河中取水，通过应急输水管把水源水输送到魏村水厂的原水输水管中。

应急取水泵房的规模为 30 万 m³/d，设有 4 台潜水泵；应急输水管为钢管单管，压力输水，直径 1800 mm，长度 3 km，其中约 700 m 设在地面以上，夏季管道被暴晒温度较高。应急输水管在接入魏村水厂原水输水管处设有连通阀，在连通阀之前的河边设有直径 500 mm 的排水阀和排水口。设计运行方案是：在启用时先开 1 台泵进行应急输水管的排水和清洗，通过排水口排出管内存水（约 8000 m³）并对管道进行清洗，此过程耗时约 3 h（因排水口排水能力所限，换水清洗时只能开启 1 台水泵）；换水清洗完毕后再打开应急输水管与魏村水厂原水输水管之间的连通阀，开启全部 4 台取水泵满负荷取水。平时为了避免管内存水因滞留时间过长而导致水质恶化，定期开启应急取水泵置换管内存水。德胜河应急水源系统如图 3.1 所示。

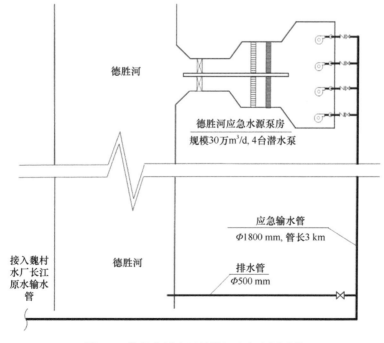

图 3.1　常州魏村水厂德胜河应急水源系统

德胜河地处长江南岸，从河口向南约 21 km 处与苏南运河相连通，中间与多条小河（灵青河、友谊河、剩银河、济农河、十里横河等）和河汊连通。德胜河水系如图 3.2 所示。

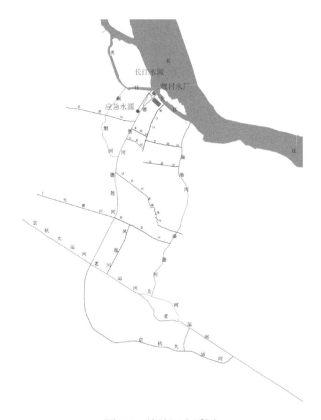

图 3.2 德胜河水系图

德胜河应急水源主要存在水质污染风险，且取水量不足的问题。这是由于德胜河处于河网地区，汇水中包含一些面源污染（与多条水质较差的河流沟汊连通）、点源污染（工业排放、生活排放等）和移动源污染（船舶排放），此时段应急取水泵站处的水质基本处于三类水体，可能出现 NH_3-N 和有机物浓度偏高的问题。德胜河应急水源的水质特征如下：

（1）德胜河应急水源取水处存在 NH_3-N 和 COD_{Mn} 偏高的风险，作为应急水源的主要风险污染物是 NH_3-N。

常州供水运营中心 2017 年 11 月至 2019 年 4 月的德胜河取水处 COD_{Mn} 和 NH_3-N 的监测数据见图 3.3 和图 3.4，其中 COD_{Mn} 的浓度范围为 2～4 mg/L，个别达到 5 mg/L；NH_3-N 的浓度范围为 0.1～1.2 mg/L，有多次超出 0.5 mg/L 的情况。

研究发现，德胜河取水处 NH_3-N 浓度超过 1.0 mg/L 出现在 1 月、7 月，其中 1 月的浓度最高。NH_3-N 浓度的高低与采样季节和月份无明显相关性。

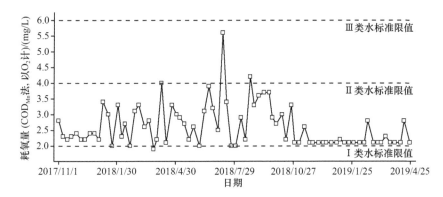

图 3.3　德胜河应急水源采样点 COD_{Mn} 浓度随时间变化数据

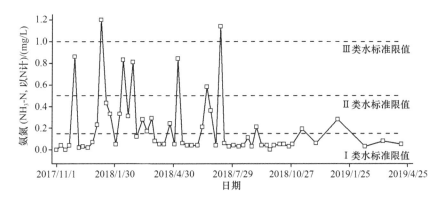

图 3.4　德胜河应急水源采样点 NH_3-N 浓度随时间变化数据

魏村水厂新建有臭氧活性炭深度处理工艺，完全可以应对 COD_{Mn} 浓度达到 4.0 mg/L 的原水，但是对于 NH_3-N 的去除作用有限，原水 NH_3-N 浓度大于 0.5 mg/L 时水厂运行难度增加，如果原水 NH_3-N 浓度大于 1.0 mg/L，将造成出厂水 NH_3-N 浓度超标。因此，德胜河应急水源主要的风险污染物为 NH_3-N。

（2）应急水源启用后，周边水质较差的关联水体的汇入将使应急水源的水质逐渐恶化。

2018 年 7 月对德胜河及其关联水体（灵青河、友谊河、剩银河、济农河、十里横河等）选取了 22 个点位进行采样检测。结果显示，污染物削减 COD_{Mn} 的浓度范围为 3.8～7.7 mg/L，NH_3-N 的浓度范围为 0.2～2.2 mg/L，德胜河及其周边支流的水质分布不均，部分支流水质较差。

因此，当德胜河的水流方向从南向北，且有周边支流汇入德胜河时，应急水源的水质将变差。

（3）德胜河应急水源处的水质主要受魏村枢纽水利调度所产生的河网流态的影响，与季节或月份没有明显相关关系。

为有效应对德胜河应急水源的上述问题，避免应急输水管存水水质过度恶化，缩短应急水源使用前的输水管道清洗时间，实现应急水源系统的快速启动，在水专项课题的支撑下，研发了应急水源快速启动的热备技术，并形成了保证快速启动的应急水源热备方案，方案中的运行程序如下：

（1）开泵换水前的水质检测。检测项目为水温、初始 DO、NH_3-N 和 COD_{Mn}。

（2）根据表 3.1 预测应急输水管存水的换水周期。

表 3.1　应急输水管存水换水周期表

水质分类	原水水质	气温	预测的应急输水管存水换水周期
较好水质条件	DO 饱和度>90%，COD_{Mn}<4 mg/L 且 NH_3-N<0.5 mg/L	<10℃	4 周
		10～20℃	2 周
		20～30℃	1 周
		>30℃	1 周
极差水质条件	DO 饱和度<40%，COD_{Mn}>4 mg/L 且 NH_3-N>0.5 mg/L	不能使极差水质原水进入应急输水管，须等待水质好转后再更新应急输水管存水	
较差水质条件	介于较好水质条件和极差水质条件之间	<10℃	20℃条件下的 2 倍
		10～20℃	好氧状态保持时间 $d=\dfrac{DO_0-2}{0.51\times 原水NH_3\text{-}N浓度+0.46}$
		20～30℃	20℃条件下的 1/2
		>30℃	20℃条件下的 1/2，并需加强监测

注：为安全起见，应急输水管存水换水周期的气温以换水当日的最高气温计。

（3）开泵换水。

（4）监测管道存水溶解氧的变化。

（5）到期换水，进入下一个换水周期。

尽管德胜河应急水源存在水量不足、水质可能偏差的不足，但是通过德胜河应急水源与长江在用水源的联合调度，可以降低魏村水厂的进厂水污染物的浓度，提高供水系统对长江突发污染的应对能力，并最大限度地提供供水水量，从而显著提升了魏村水厂的应急供水能力。

应急供水水源联合调度的基本思路是：

（1）魏村水厂足量供水。通过长江水源与德胜河水源的等量勾兑，稀释进厂水，使魏村水厂应对长江污染的最大应对能力提高一倍。

（2）魏村水厂小幅度减量供水。保持应急水源的水量，降低长江水源的水量，以改变勾兑比例，使魏村水厂应对长江污染的能力进一步提高。

（3）魏村水厂 1/2 减量供水。只使用德胜河应急水源，彻底规避长江污染原水。

魏村水厂应急供水调度方案详见表 3.2。

基于本技术形成的热备方案可满足应急水源快速启动的要求，水源切换后至稳定供水不超过 6 h（启动应急水源和输水管线清洗的时间小于 2 h，水厂净水工艺调整的时间小于 4 h），保障水源切换全过程供水不间断，出厂水满足国家《生活饮用水卫生标准》（GB 5749—2006）。

表 3.2　魏村水厂应急供水调度方案表

工况编号	长江水源突发污染情况		应急供水调度方案			
	污染物种类	污染倍数（n）	水源调度	供水量	进厂水水质	水厂净水工艺
1	各类污染物	<2	等比例双水源勾兑	足量供水	勾兑后低于水源水标准	常态处理
2	可应急处理污染物	$2\sim2n_{max}$	等比例双水源勾兑	足量供水	勾兑后低于可应对最大污染倍数 n_{max}	应急处理
3		$2\sim4n_{max}$	长江小水量双水源勾兑，其中长江水源规模为 10 万~20 万 m³/d	40~50 m³/d 减量供水	控制勾兑后低于可应对最大污染倍数 n_{max}	应急处理+强化处理
4		$>4n_{max}$	只用德胜河应急水源	1/2 减量供水	德胜河微污染水	强化处理
5	不可应急处理污染物	2~4	长江小水量双水源勾兑，其中长江水源规模为 10 万~20 万 m³/d	40~50 m³/d 减量供水	控制勾兑后低于水源水标准	强化处理
6		>4	只用德胜河应急水源	1/2 减量供水	德胜河微污染水	强化处理

注：n 表示污染倍数；n_{max} 表示净水工艺可应对最大污染倍数。

应急水源快速启动的热备技术提供了如何根据水源水质和温度条件确定管道存水水质衰减特性的试验研究方法和方案编制技术，形成了压力输水型应急水源快速启动热备技术的技术指南和水厂作业指导书，提高了常州应急供水的应对水平，对其他地方的应急水源也有很好的参考价值，本书研究成果对于提高我国应急水源的快速响应能力具有重要的指导意义。

第 二 篇

水厂多级屏障净化关键技术

第 4 章　高藻湖泊型水源水厂水质净化关键技术

4.1　太湖高藻原水臭氧–生物活性炭多级屏障协同净化技术

4.1.1　问题背景

太湖高藻原水属于湖泊型水源。近几十年来工农业的迅速发展及人们对环境问题认识的不足和管理的缺乏,水体的富营养化问题也日益严重。过量的氮磷排入水体后,再加之一定的光照和适宜的温度,藻类等浮游生物大量增殖,在淡水中,水体呈现蓝色或绿色,被称作水华,其中蓝藻是绝大多数富营养化淡水水体中的优势藻类。高藻水是指藻类及其他浮游生物过量繁殖、藻数量大于 3000 万个/L,或足以妨碍混凝、沉淀和过滤正常运行的原水。藻细胞的去除及其胞内有机物的释放规律不明晰,难以制定有针对性的工艺方法进行污染物去除,而常规工艺对藻类及藻源物质的去除效果非常差。藻细胞释放出的藻源有机物多为小分子化合物,普通的混凝沉淀和砂滤工艺难以对上述小分子物质进行有效的截留去除,去除率只有 20%左右。此外,饮用水处理过程常常伴随着藻细胞的破裂和胞内有机物的释放,这进一步增加了高藻水处理的难度。单一技术对藻类及藻源有机物有一定的去除效果,但经济成本高,出厂水仍可能存在水质未达标的风险。太湖高藻原水臭氧–生物活性炭多级屏障协同净化技术能够协同处理高藻源有机物,为高藻湖泊型水源水的处理提供技术支撑。

4.1.2　技术原理与工艺

1. 技术原理

化学预氧化(氯、臭氧、高锰酸钾、过氧化氢)和臭氧–生物活性炭工艺是灭活藻类及吸附、氧化降解嗅味、藻毒素的关键技术。在常规的混凝沉淀、过滤工艺的基础上添加氧化剂如臭氧、高锰酸钾、次氯酸钠,并辅以生物滤池等生物处理进一步降解微量有机物以确保去除效果。在常规工艺末端增设臭氧–生物活性炭工艺能够有效地灭活藻细胞,在活性炭床内,藻源有机物吸附在炭粒的表面和孔隙中,微生物生长在炭粒表面和大孔中,通过细胞酶的作用将藻源有机物降解,因此有机物的去除起到活性炭吸附和生物降解的双重作用。

2. 工艺流程

太湖高藻原水臭氧–生物活性炭多级屏障协同净化技术适用于湖泊型水源,水源流动性较差,氮磷含量高,存在有机物污染,藻类呈季节性变化,春夏季面临藻类暴发和严重的高嗅风险。工艺流程如图 4.1 所示。

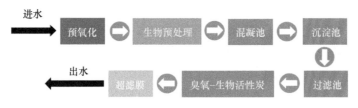

图 4.1　工艺流程图

该技术可以对藻细胞进行有效灭活并实现协同降解藻源嗅味和藻毒素等藻类有机物，解决了常规工艺难以处理的高藻水源水净化问题，实现出厂水质达标。

4.1.3　示范应用案例与成效

1. 技术成果应用情况

该技术在太湖流域多地进行了推广应用，成果已经在上海市和江苏省无锡市、苏州市等以湖泊型水体为水源的城市乃至全国类似城市推广应用，完善了太湖流域受水地区"从源头到龙头"饮用水安全保障技术体系，保障了污染湖库水源地区饮用水的供给的稳定与安全，有力支撑了水专项重大标志性成果的产出。

（1）提出化学预氧化与生物预处理耦合技术。其技术优势是预臭氧化将大分子有机物氧化成小分子，有利于后续生物处理对藻类及其嗅味化合物的降解，此外，生物处理工艺中的微生物代谢物能产生微絮凝效应，具有助凝作用，能进一步强化对藻类的去除。

（2）针对太湖原水高藻和高藻源有机物的问题，解决了臭氧–生物活性炭技术应用的核心问题，即臭氧投加量和生物活性炭的生物挂膜以及生物挂膜的生物控制。夏季挂膜：温度适宜，但炭池进水氨氮浓度偏低，采用人工加氨的方式，提高进水氨氮浓度，促进硝化菌和亚硝化菌的生长。确定了臭氧的最佳投加量，在不影响活性炭上生物挂膜生长的前提下，降低生物泄漏风险，保证出水水质。臭氧有效投加量为 1～2 mg/L、臭氧接触池和生物活性炭池停留时间均为 10 min 条件下，臭氧–生物活性炭对砂滤出水中的少量藻类的去除率也达到 95% 以上，对藻毒素的去除率达到 96% 以上，嗅味物质出水浓度低于 10 ng/L，对 COD_{Mn} 和 UV_{254}（有机物在 245 nm 波长紫外线下的吸光度）的平均去除率分别为 30.17% 和 43.33%。

2. 实施成效

该技术在预处理阶段可高效去除氨氮，平均去除率为 71.4%±26.9%，最高去除率达99.1%，并能有效地控制藻类、嗅味物质和藻毒素。经过深度处理后，藻类和藻毒素去除率为 97%～99%，嗅味物质 2-MIB 和土臭素（GSM）浓度降低至 10 ng/L 以下，达到《生活饮用水卫生标准》（GB 5749—2006）附录要求。该技术在无锡中桥水厂应用，制水成本增幅小于 0.3 元/m^3，投资成本小于 1200 元/m^3，超滤膜出水经氯化消毒后出厂，加氯量明显降低，出水中未检测到颗粒物，浊度一般在 0.05 NTU 左右。

为规范高藻水及藻类副产物协同处理技术在市政给水领域的合理应用，依托水专项研究成果，形成了《江苏太湖地区饮用水深度处理工艺选用指南》。同时，为了凝练和提升高藻水及藻类副产物协同处理技术，扩大成果应用范围，作者团队在总结吸收国内外高藻水处理技术等研究成果和经验的基础上，根据国内相关的法律法规和标准，在典型高藻原水地区处理方案的基础上，结合了实际效果和经验，编制了《江苏太湖地区饮用水源突发污染应急处理技术导则》《江苏太湖地区富营养化水源饮用水臭氧-生物活性炭深度处理工艺运行规程》《太湖水源饮用水深度处理工艺选用指南》，为高藻原水协同净化技术在市政给水领域更广泛的工程应用提供有力依据和指导。

藻类及藻源有机物的协同处理技术结合了太湖流域地区水源水质特征、现有工艺条件和城乡统筹供水特点，并在江苏无锡、苏州、宜兴形成太湖水源示范区，示范供水区近 200 万人口龙头水质达到《生活饮用水卫生标准》（GB 5749—2006）。目前，江苏省实现了城市饮用水深度处理全覆盖，很好地解决了太湖地区饮用水高藻问题，保障了太湖流域水源地人民的用水安全，提升了该地区的用水品质。该技术能够推广使用于具有相似水质特征的水源地，具有良好的社会效益和经济效益。

3. 典型案例

无锡南泉-中桥水厂处理规模为 15 万 m^3/d，服务人口达 80 万，工艺流程为：南泉预处理水厂（预臭氧—生物预处理）—中桥水厂常规处理（絮凝反应池—平流式沉淀池—普通快滤池）—后臭氧—生物活性炭—超滤。

原水取自太湖贡湖湾，呈高藻高有机物污染特点，经泵提升后进入臭氧接触池，臭氧投加量为 0.5～1 mg/L，臭氧接触池内停留时间为 5 min；出水进入生物预处理池，池内填充悬浮球填料，填充率为 25%，池内水力停留时间为 50 min，气水比为 1.3∶1；生物预处理出水进入调节混合池。预臭氧能够有效地去除藻类和藻毒素，此外，当夏季水源水中藻类突增时，可以向调节混合池中加氯除藻；当水源水中总有机碳（total organic carbon，TOC）等有机物指标浓度较高或嗅味较大时，可以向调节混合池中投加粉末活性炭。当预氯化投加量为 1.8 mg/L 有效氯时，对藻类的去除率可达 60.0%。

生物预处理工艺主要针对太湖微污染原水中高氨氮、高藻类和高有机物含量等水质污染特征，特别是高氨氮的情况。与国内外同类技术相比，该工艺不堵塞，填料挂膜效果好，流化状态佳，污染物传质效果好。对于原水中最主要的污染物氨氮，平均去除率为 71%左右，最高去除率达到 90%以上；对于浊度和藻类亦有一定的去除效果，其去除率分别为 10%和 20%左右。

后臭氧可以有效氧化水中的嗅味化合物，除嗅除色功能突出。后臭氧将大分子有机物进一步氧化成小分子，有利于后续生物活性炭中生物降解或吸附，生物可同化有机碳（assimilable organic carbon，AOC）明显增加表明小分子量有机物含量增加。颗粒活性炭在运行初期主要发挥吸附作用，能够显著吸附藻源嗅味物质；生物活性炭夏季挂膜温度优于冬季，夏季温度适宜，但炭池进水氨氮浓度偏低，为了提高炭池中硝化菌和亚硝化菌的营养基质浓度，有必要采用人工加氨的方式，提高进水氨氮浓度，促进硝化菌和亚硝化菌的生长。生物膜形成以后，生物活性炭层中的微生物一方面去除来自水中的易于降解的物质；另一方面降解活性炭孔隙中吸附下来的有机物，使活性炭得到部分再生，同时可以再进一步发挥吸附作用。在后臭氧最佳投加量为 1～2 mg/L、后臭氧接触池和生物活性炭池停留时间均为 10 min 的条件下，后臭氧生物活性炭组合工艺对砂滤出水的 COD_{Mn} 和 UV_{254} 的平均去除率分别为 30.17%和 43.33%。

超滤膜针对生物活性炭池在盛夏季节可能存在生物泄漏，多加氯又可能导致消毒副产物超标，影响水质安全性的问题。此外，超滤膜对于藻类细胞截留效果优异，截留率可达近乎 100%，效果突出。

总而言之，针对太湖水源高藻、高藻源有机物等饮用水水质安全问题，预臭氧化与生物预处理耦合技术、藻–藻毒素–嗅味等典型有毒有害物质控制技术、后臭氧、生物活性炭与超滤膜联用技术汇集于一个饮用水处理工艺流程，形成了典型的可推广应用的高藻湖泊型原水饮用水处理关键技术。通过技术研发、技术集成和综合示范，构建了高藻湖泊型原水安全处理的集成技术体系。

4.2 消毒副产物定量分析与检测技术

4.2.1 问题背景

迄今为止，在饮用水中发现的消毒副产物（DBPs）有 700 余种。其中，毒理学家已对大约 100 个 DBPs 进行了系统的毒理学分析，发现大多 DBPs 具有细胞毒性、神经毒性、遗传毒性、致癌、致畸和致突变的特性。虽然世界各国已对三卤甲烷（trihalomethanes，THMs）和卤乙酸（haloacetic acids，HAAs）进行管控并制定了相应的监管标准，但对新兴的具有更高毒性风险的含氮消毒副产物（nitrogenous disinfection by-products，N-DBPs）却缺少相关规定。一些毒性效应强且浓度水平高的 N-DBPs 更应该得到优先管控。以往对 N-DBPs 的识别研究主要集中在单个 DBP 的毒性效应（细胞毒性和遗传毒性），然而在实际饮用水系统中 DBPs 的浓度受许多因素（如水源水中有机物的浓度和类型、水温、操作条件、消毒剂类型、浓度，以及接触时间）的影响，很难仅通过其毒性或浓度来评估每个 DBP 所存在的毒性风险。因此，通过评估其对饮用水安全带来的毒性风险，为后续确定公共卫生监管优先名单和水质监管标准的制定奠定基础。

4.2.2 技术原理与工艺

1. 技术原理

（1）水样保存方法：卤代 N-DBPs 在水中不稳定，特别是饮用水（自来水）中含有一定的余氯，会加速其在水样运输过程中的分解，从而导致无法精确定量卤代 N-DBPs

在水中的实际浓度。特别是对于碘代含氮消毒副产物（iodinated nitrogen disinfection by-products，I-N-DBPs），如二碘乙酰胺（diiodoacetamide，DIAM），其慢性细胞毒性是目前已评估 DBPs 中最高的，是三氯甲烷和氯乙酸等副产物的数百倍甚至上千倍。因此，为保障人们的饮水安全，对 DIAM 进行分析监测是非常必要的。运用合理的水样保存方法是分析监测的关键环节，需要向含有 DIAM 的水样中投加一定化学剂量的脱氯剂用于还原消耗水样中的余氯以稳定 N-DBPs 的浓度，并且要保证这些脱氯剂本身不会影响 DIAM 的稳定性。

不同于 THMs 等高稳定性消毒副产物，DIAM 在水中不稳定，易受脱氯试剂和溶液酸碱性的影响而发生水解[式（4.1）]。现阶段采集水样时，多以硫代硫酸钠、亚硫酸钠等还原剂为脱氯试剂，并以过量的方式投加，从而会彻底消除余氯，但会残留一部分脱氯试剂在水中。这部分残留的脱氯试剂对三卤甲烷等高稳定性消毒副产物的影响较小，但会导致 DIAM 的分解，从而导致仪器测定分析结果与其实际浓度不符。此外，水样呈碱性或强酸性时也可导致 DIAM 的水解。因此，需要一种简便、有效的取样技术来保证水样收集过程中 DIAM 的浓度稳定，不发生水解，以提高后续分析结果的准确性。

$$I-\underset{H}{\overset{I}{\underset{|}{C}}}-\overset{O}{\overset{\|}{C}}-NH_2 + H_2O \longrightarrow I-\underset{H}{\overset{I}{\underset{|}{C}}}-\overset{O}{\overset{\|}{C}}-OH + NH_3$$

二碘乙酰胺　　　　　　　　　　　二氯乙酸

（4.1）

消毒副产物定量分析与检测技术选用更加合适的脱氯试剂来替代常规的亚硫酸钠、硫代硫酸钠等常用脱氯试剂，并采用弱酸或弱酸盐调节 pH，来保障 DIAM 的稳定性，形成了 DIAM 等碘代含氮消毒副产物的水样保存方法。具体方法如下：用乙酸或甲酸等有机弱酸将水样的 pH 调节至 4.5～6.5，采用抗坏血酸作为脱氯剂去除游离性氯。该方法所使用的试剂廉价、易于获取，处理方法简单且不会对后续的分析结果产生影响，是一项经济、高效、准确的保存水样中含氮消毒副产物方法。

（2）定量分析检测：对于卤代 N-DBPs，最常用的检测手段是通过气相色谱（gas chromatography，GC）分离有机物后通过电子捕获检测器（electron capture detector，ECD）和质谱（mass spectrometry，MS）进行定量定性分析。GC 相关的分析方法适用于分析沸点较小、热稳定性好的 N-DBPs。然而因碘代和溴代 N-DBPs 具有热不稳定性、挥发性差、中等极性等问题，在开发本定量分析检测方法之前，现有的检测方法检测限高，且国际上尚无法对饮用水中 8 种高毒性 N-DBPs 进行识别和精确测定，如图 4.2 所示。

针对碘代和溴代 N-DBPs 具有热不稳定性、挥发性差、中等极性等定量难题，开发出了：①吹扫捕集高效浓缩与气相色谱质谱联用技术（Purge & Trap-gas chromatography mass spectrometry technology，P&T-GC-MS）检测水中微量溴代 N-DBPs，二氯乙腈、三氯硝基甲烷、二氯乙酰胺等 N-DBPs 的方法检测限皆在 0.1 μg/L 以下，重复性实验的相对标准偏差（relative standard deviation，RSD）为 0.5%～3.0%；②顶空固相微萃取与气相色谱质谱联用技术（headspace solid phase microextraction combined with gas chromatography-mass spectrometry technology，HS-SPME-GC-MS）检测水中痕量碘代消

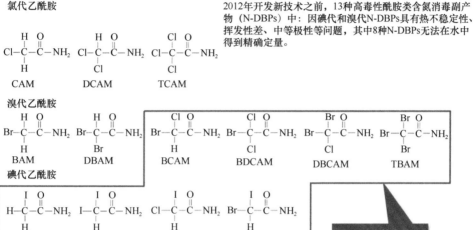

2012年开发新技术之前，13种高毒性酰胺类含氮消毒副产物（N-DBPs）中：因碘代和溴代N-DBPs具有热不稳定性、挥发性差、中等极性等问题，其中8种N-DBPs无法在水中得到精确定量。

图 4.2　13 种新型酰胺类 N-DBPs

毒副产物（iodine disinfection by-products，I-DBPs），一碘二氯甲烷、二氯一碘甲烷等 I-DBPs 方法检测限在 10 ng/L 以下，重复性实验的 RSD 为 0.4%～1.5%；③固相萃取与液相色谱质谱联用技术（solid-phase extraction and liquid chromatography-mass spectrometry combined technology，SPE-LC-MS/MS）检测水中痕量 I-N-DBPs 和 N-二甲基亚硝胺（N-dimethylnitrosamine，NDMA），二碘乙酰胺等 I-N-DBPs 和 NDMA 的方法检测限在 10 ng/L 以下，重复性实验的相对标准偏差（RSD）为 0.5%～2.5%。

（3）生成潜能测定：为了加强饮用水中 DBPs 的有效源头控制，需要充分了解水中 DBPs 的前体物含量水平，以便采取有针对性的措施加以控制。目前，最常用的考察 DBPs 前体物含量水平的方法是测定 DBPs 的生成潜能。以往依靠投加过量消毒剂和延长消毒时间的传统生成潜能评价方法可导致卤代 N-DBPs 的分解，无法精确定量其生成潜能(前体物含量水平)。该测定方法探明了卤代 N-DBPs 水解动力学规律，构建了生成潜能预测模型[式（4.2）]，建立了氯代、溴代、碘代 N-DBPs 的生成潜能评价新方法。卤代 N-DBPs 水解动力学常数及影响因素如图 4.3 所示。

$$\frac{\mathrm{d}[\text{N-DBPs}]}{\mathrm{d}t} = -\left(K_{\text{H}_2\text{O}} + K_{\text{OH}^-} \times \left[\text{OH}^-\right] + K_{\text{OCl}^-} \times C_t \times \partial_1\right) \times \left[\text{N-DBPs}\right] \qquad (4.2)$$

该方法的基本原理是向含有卤代 N-DBPs 前体物的天然水体中投加适量的氯，在适当的时间内使 N-DBPs 前体物完全反应生成 N-DBPs，然后检测 N-DBPs 的生成量，从而用于表征水中 N-DBPs 的前体物含量水平。具体操作方式如下：将待测水样移入 40 mL 安培瓶中，使用磷酸缓冲溶液（0.3 mol/L 的 NaH$_2$PO$_4$ 和 0.2 mol/L 的 Na$_2$HPO$_4$ 的混合溶液）将水样调至 pH=7.0～7.5，投加一定量的有效氯，即 NaClO 溶液（使用时将其稀释到有效氯含量为 10 g/L 左右，并置于棕色试剂瓶中在 4℃下避光保存）。有效氯的投加量依据待测水样的 DOC 和 NH$_3$-N 计算所得，如式（4.3）所示。有效氯投加之后，立即用带有聚四氟乙烯垫片的螺旋盖密封，充分混合后，存放于恒温箱中避光反应 24～72 h，

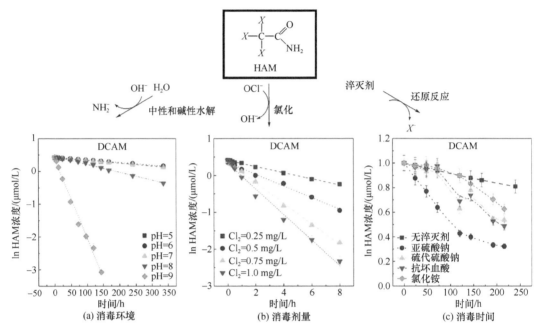

图 4.3　卤代 N-DBPs 水解动力学常数及影响因素

同时保持温度为 24℃，24～72 h 反应结束后，投加抗坏血酸终止氯化反应，同时投加一定量的冰醋酸将水样 pH 调至 5 左右，等待测定生成的 N-DBPs 浓度。

$$Cl_2 投加量（mg/L）=3 DOC（mg/L）+7.6 NH_3\text{-}N（mg\ N/L）+1.0\sim3.0（mg/L）\quad(4.3)$$

2. 技术流程

1）水样保存

（1）样品稳定化，控制样品 pH 在 4.5～6.5 可有效防止 N-DBPs 和 I-DBPs 的自分解。

（2）脱氯试剂选取，对于不能及时进行检测的水样，脱氯试剂宜选抗坏血酸（与余氯等摩尔剂量），不宜采用常规的硫代硫酸钠或亚硫酸钠等。具备检测能力的大型水厂的水样，可直接萃取，不添加任何脱氯试剂。

2）定量检测

针对碘代和溴代 N-DBPs 具有热不稳定性、挥发性差、中等极性等定量难题，开发出了：

（1）吹扫捕集高效浓缩与气相色谱质谱联用技术（P&T-GC-MS）检测水中微量溴代含氮消毒副产物；

（2）顶空固相微萃取与气相色谱质谱联用技术（HS-SPME-GC-MS）检测水中痕量碘代消毒副产物（I-DBPs）；

（3）固相萃取与液相色谱质谱联用技术（SPE-LC-MS/MS）检测水中痕量碘代含氮消毒副产物（I-N-DBPs）和 *N*-二甲基亚硝胺（NDMA）。

3）潜能测定

向含有卤代 N-DBPs 前体物的天然水体中投加适量的氯，在适当的时间内让前体物完全反应生成 N-DBPs，然后检测 N-DBPs 的生成量，从而用于表征水中 N-DBPs 的前体物含量水平。

3. 技术参数

（1）水样保存：控制样品 pH 在 4.5～6.5；脱氯试剂宜选抗坏血酸，投加计量与余氯等摩尔剂量。

（2）定量检测：微量氯溴代含氮消毒副产物的方法检测限皆在 0.1 μg/L 以下，重复性实验的相对标准偏差为 0.5%～3.0%；痕量碘代消毒副产物的方法检测限在 10 ng/L 以下，重复性实验的相对标准偏差为 0.4%～1.5%；痕量含氮消毒副产物 N-二甲基亚硝胺（NDMA）的方法检测限在 10 ng/L 以下，重复性实验的相对标准偏差 0.5%～2.5%。

（3）Cl_2 投加量（mg/L）=3 DOC（mg/L）+7.6NH_3-N（mg N/L）+1.0～3.0（mg/L）。

4.2.3　示范应用案例与成效

由于大多数城镇给水厂已配备了相应的检测仪器，只需要调整样品的前处理和分析程序即可实现精确定量，慢性细胞毒性值、急性遗传毒性值和复合毒性值等毒理数据可通过已公开发表的论文查到。故含碳和含氮消毒副产物的定量检测和潜能测定技术具有操作简单、精确科学的特点。

对上海、苏州和无锡等太湖流域饮用水处理厂出厂水进行了长期采样，经过对水样的检测、分析和识别，检测出各类消毒副产物的浓度水平范围，包括 4 种三卤甲烷（THMs），分别为氯仿（CF）、一溴二氯甲烷（BDCM）、二溴一氯甲烷（DBCM）和溴仿（BF）；4 种卤乙酸（HAAs），分别为二氯乙酸（DCAA）、三氯乙酸（TCAA）、溴氯乙酸（BCAA）和二溴乙酸（DBAA）；标准外的包括：4 种卤乙醛（HALs），分别为二氯乙醛（DCAL）、溴氯乙腈（BCAL）、二溴乙醛（DBAL）和三氯乙醛（TCAL，新国标参考指标）；4 种卤乙腈（HANs），分别为二氯乙腈（DCAN）、溴氯乙腈（BCAN）、二溴乙腈（DBAN）和三氯乙腈（TCAN）；4 种卤代硝基甲烷（HNMs），分别为二氯硝基甲烷（DCNM）、三氯硝基甲烷（TCNM）、二溴硝基甲烷（DBNM）和溴氯硝基甲烷（BCNM）；4 种卤代乙酰胺（HAMs），分别为二氯乙酰胺（DCAM）、溴氯乙酰胺（BCAM）、二溴乙酰胺（DBAM）和三溴乙酰胺（TBAM），如图 4.4 所示。消毒副产物检测技术也推广应用到上海、无锡等地水务集团检测中心，检测结果与之相符，得到了较好的验证。

此外，基于本技术的应用，对太湖流域使用氯胺消毒的饮用水出厂水和龙头水进行取样分析，检测出 NDMA 的浓度范围如图 4.5 所示。美国环境保护局（Environmental Protection Agency，EPA）综合风险信息数据库数据显示二甲基亚硝胺的10-6 终生罹患癌症风险的浓度为 0.69 ng/L，具有较高的毒性风险。在最近的公共卫生监管优先名单中，亚硝胺类是排名最高的消毒副产物。因此，加拿大、美国加利福尼亚州陆续把 NDMA

纳入水质监管标准。基于水专项研究成果,上海也发布了 NDMA 分析技术的团体标准《饮用水中 *N*-二甲基亚硝胺测定 液相色谱–串联质谱法》(DB31/T 1215—2020)。

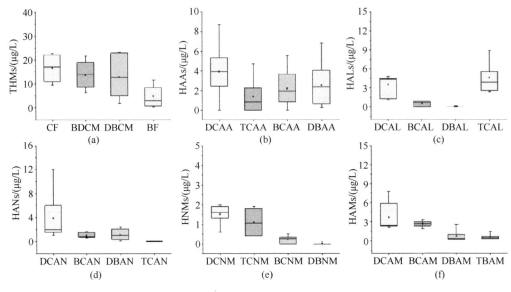

图 4.4　DBPs 在出厂水中的浓度水平

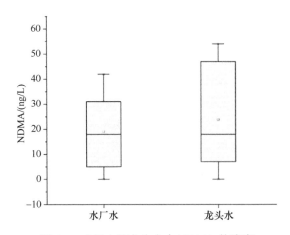

图 4.5　出厂水和龙头水中 NDMA 的浓度

4.3　基于多点加氯的消毒副产物控制技术

4.3.1　问题背景

臭氧–生物活性炭深度处理工艺在太湖流域的推广和应用有效削减和控制了含碳、含氮消毒副产物的生成,但在水厂的实际生产运行中,由于臭氧氧化并不能完全矿化大分子的消毒副产物前体物,水中部分大分子有机物(>100 kDa)被氧化分解成小分子有机物(<10 kDa),从而增加了部分小分子有机物消毒副产物产率。同时在生物活性炭滤

池运行过程中产生的溶解性微生物代谢产物（soluble microbial products，SMPs）是一类重要的消毒副产物前体物，在工艺运行不稳定的情况下会有明显的释放。

通常情况下，水厂采取的是一次加氯消毒的方式，即在清水池一次性投加较大剂量的氯，使出厂水维持 0.5～1.5 mg/L 的余氯来保证水厂出水的生物安全性。但当水中消毒副产物前体物（如臭氧氧化产生的小分子有机物、生物活性炭不稳定运行产生的 SMPs 等）浓度依然较高的情况下，这种一次性投加较大剂量的氯会导致消毒副产物浓度的迅速升高，进而造成出厂水中消毒副产物浓度水平的波动。

4.3.2　技术原理与工艺

1. 技术原理

多点加氯是指在保证水厂总加氯量足够的情况下，减少预氯化和后氯化的投加量，将氯进行分散多点投加，从而实现含碳和含氮消毒副产物协同削减的技术。基于多点加氯的消毒副产物控制技术对消毒副产物的控制原理如下：

（1）强化常规/深度工艺去除有机物（包括消毒副产物前体物及耗氯物质），通过削减前体物和降低消毒剂量控制消毒副产物的生成；

（2）充分发挥后续的常规/深度工艺效能，对消毒前已生成的卤代消毒副产物也有一定的去除效果，从而实现了消毒副产物的削减。

2. 工艺流程

结合水厂实际生产运行工艺，归纳了多点加氯技术工艺流程，如图 4.6 所示。

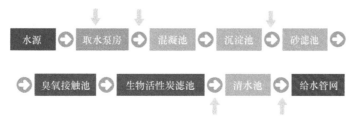

图 4.6　多点加氯的工艺流程

（1）取水头部加氯（预氯化）。水厂头部进行预加氯除藻，减轻混凝及后续处理工艺的负荷。预氯化过程中生成的卤代副产物也可在混凝、沉淀等工艺中得到一定的去除。

（2）混凝池前加氯。待原水至净水厂后，在混凝—沉淀前加氯用于助凝和杀藻（低藻时可不加）。

（3）砂滤池前加氯。于砂滤前少量加氯用于保护滤池免受污染（低藻时可不加）。

（4）炭滤池后加氯。炭滤池后加氯即水厂末端加氯消毒。因在各水处理工艺段实施了氯的分散投加，水中的耗氯量已大幅降低，此时后加氯消毒的投氯量大大减少，减少了消毒副产物的生成。

（5）清水池后加氯（补加氯）。出厂前补加氯保证出厂水具有一定持续消毒的作用。

3. 技术参数

多点加氯技术的加氯点可设置在取水泵房（即预氯化）、混凝池前（低藻时可不加）、砂滤池前（低藻时可不加）、炭滤池后和出厂补加。多点加氯工艺通过各工艺段出水的余氯量来确定加氯量，预氯化后余氯控制在 0.05 mg/L 左右，沉淀池、砂滤池出水余氯控制在 0.05 mg/L 以下，出厂水余氯控制在 0.7～1.0 mg/L，保证出厂水具有一定持续消毒的作用。

多点加氯技术中各工艺段的加氯量须严格控制，避免过量加氯引起消毒副产物浓度升高。上述加氯参数为经验参考值，具体水厂可根据各自工艺特点、原水和出水水质监测来更精准地调控加氯量。

4.3.3 示范应用案例与成效

无锡锡东水厂位于无锡市新吴区新安街道李东村，水厂原水取自太湖流域，是典型的高藻湖泊型水源。2013 年 9 月完成基于臭氧–生物活性炭深度处理工艺的二期改造，处理规模 30 万 m³/d，工艺流程为：预处理（臭氧接触—生物接触氧化）—（混凝—沉淀—过滤）常规处理—深度处理（臭氧—活性炭）—多点加氯技术。工艺流程如图 4.7 所示。

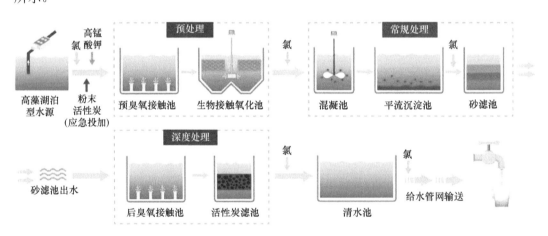

图 4.7　无锡锡东水厂二期改造后工艺流程

1. 多点加氯技术参数

如表 4.1 所示为无锡锡东水厂示范工程运行前后，水厂各工艺段取样点位的加氯量和余氯量的情况。

在臭氧–生物活性炭深度处理改造完成后，锡东水厂不断优化多点加氯量，使水厂氯耗大幅下降，2015 年水厂的总耗氯量较 2011 年下降约 20%。

2. 含碳消毒副产物的控制效果

从 2009～2018 年，近十年来，除常规三卤甲烷的检测外，还对示范工程其他含碳消毒副产物的浓度水平进行了持续监测，如图 4.8 所示。

可以看出，在臭氧-生物活性炭深度处理工艺升级改造基础上，2014 年末该水厂采取多点加氯技术，将氯分散在水处理各工艺段投加，规避了常规消毒工艺在一次加氯时，过量的氯与水体中的前体物充分反应导致一次性产生大量的消毒副产物。四种三卤甲烷的总浓度水平下降 38%，基本控制在 20 μg/L 左右，远低于《生活饮用水卫生标准》（GB 5749—2006）中三卤甲烷类限值；两种卤乙酸的总浓度水平浓度下降了 26%，基本控制在 8 μg/L 以下；此外，三氯乙醛的浓度水平稳定在 2 μg/L 以下。以上数据基于多点加氯的消毒副产物控制技术对含碳消毒副产物的控制效果稳定。

表 4.1　多点加氯应用前后各工艺段氯耗对比表　　　　　（单位：mg/L）

加氯点	2011 年（预氯化+后加氯）		2015 年（多点加氯）	
	加氯量	余氯量	加氯量	余氯量
取水泵房	2.85	—	1.52	0.06
混凝池前	—	—	0.45	0.03
砂滤池前	—	—	0.21	0.03
炭滤池后	1.90	—	1.22	0.36
出水补加	—	0.87	0.49	0.84
全流程	4.75	0.87	3.89	0.84

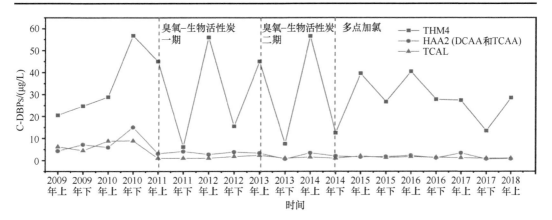

图 4.8　2009～2018 年锡东水厂含碳消毒副产物浓度变化图

3. 含氮消毒副产物的控制效果

无锡锡东水厂的水源属于典型的高藻、高有机物湖泊型水源，含有大量的含氮消毒副产物前体物。故在实际的生产运营中，除了对一些常规的含碳消毒副产物进行检测外，近十年来，还对示范工程出水中的含氮消毒副产物的浓度水平进行了监测，其含量变化如图 4.9 所示。

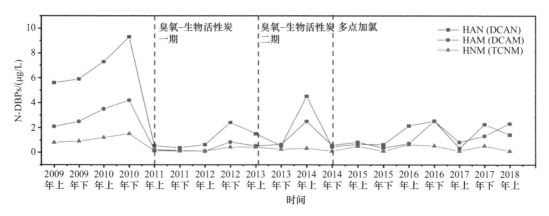

图 4.9   2009～2018 年锡东水厂含氮消毒副产物浓度变化图

从图 4.9 中可以看出，基于臭氧–生物活性炭深度处理工艺在上马初期，可以有效控制含氮消毒副产物的浓度，但这种控制效果受水质波动和工艺稳定性的影响。随着年份的推移，由于生物活性炭滤池的代谢产生溶解性微生物代谢产物（SMPs）或发生生物泄漏、原水水质变化等原因，臭氧–生物活性炭深度处理工艺对含氮消毒副产物的削减作用出现波动。2014 年末，该水厂采用多点加氯技术并进一步优化协同各处理工艺单元，保障了出厂水的含氮消毒副产物浓度水平稳定低于 3 μg/L，满足世界卫生组织（WHO）《饮用水水质准则（第四版）》和最新的团体标准《饮用水中 N-二甲基亚硝胺、二氯乙腈、二溴乙腈水质标准》（T/SAWP 0001—2020）的限值要求，证实了基于多点加氯的消毒副产物控制技术对含氮消毒副产物控制的长期有效性，明显改善了水厂出水水质。

4.4   藻类及其衍生污染物的控制技术

4.4.1   问题背景

近几十年来工农业的迅速发展以及人们对环境问题认识的不足和管理的缺乏，水体的富营养化问题日益严重，水源藻类污染被认为是影响我国饮用水水质最重要的问题之一。一方面，高藻原水会影响水厂正常工艺的生产运行，增加水处理工艺单元的处理负荷；另一方面，藻类暴发时还会伴随产生大量藻类有机物（algae organic matters，AOM），包含藻毒素、藻源嗅味物质、藻源氨基酸等对饮用水感官或者安全造成风险的污染物。

水专项启动前，人们对蓝藻问题的认识不够深入，水厂常采用（强化）常规工艺进行高藻水的净化处理，虽能基本实现藻细胞的去除，但是对于藻细胞释放出的溶解性的 AOM 的去除效果不理想，普通的混凝沉淀和砂滤工艺对其整体去除率一般在 20% 左右。同时，饮用水处理过程常常伴随着藻细胞的破裂和胞内 AOM 的释放，使得水处理效果不尽如人意。另外，实际水源藻类暴发窗口期短，采用实际原水开展相关研究需要消耗大量的人力物力，应对藻类暴发的水处理技术尚不成熟。因此，急需能够协同处理藻细胞及其衍生污染物的饮用水处理技术，为实际高藻水源水的处理提供技术支撑。

4.4.2　技术原理与工艺

藻类及其衍生污染物的控制技术综合考虑了一直被忽略的高藻水中藻类衍生污染物（如嗅味物质、藻毒素、氨基酸等）问题，同时针对不同的气温和其他水质条件，提出了不同藻类和嗅味特点下高藻原水处理过程中氧化剂种类的遴选和浓度的优化，实现藻细胞和藻类衍生污染物的协同处理。该技术涵盖"预处理+强化常规处理+深度处理"净水工艺全流程，其中各环节选用的技术需要根据具体的水质特点和气候因素等条件优化选择。

1. 化学预氧化

常用氯、臭氧、高锰酸钾、过氧化氢作为氧化剂使藻细胞裂解失活，并对部分 AOM 进行氧化分解，如大部分氧化剂可以氧化分解藻毒素，2-MIB 等难降解 AOM 则需要臭氧氧化。一般情况下，高锰酸钾预氧化时，投加量为 0.2～1.0 mg/L，投加在取水泵房吸水井，反应时间为 2.0～6.0 h。当原水主要藻类是产嗅味或者产毒藻时，应谨慎考虑次氯酸钠的剂量，以防止氧化剂用量不足以处理藻细胞破裂造成的胞内 AOM 的释放。预氯化时，氯的投加量可参考 4.3 节。预臭氧投加量为 0.5～1.0 mg/L，反应时间为 5～10 min。

2. 生物预处理

对于南方高温地区可采用生物滤池或生物接触氧化处理高藻水。生物预处理对各项指标均有良好的去除效果，对蓝藻门藻类的去除率高达 90% 以上。当该地区年平均气温较高时，原水的藻数量、耗氧量、氨氮浓度较高，考虑采用生物预处理作为预处理的第二道工艺。人工填料生物接触氧化的水力停留时间宜为 1.5～2.5 h，曝气的气水比宜为 1:1～2:1。后臭氧投加量为 0.8～1.0 mg/L，接触时间约为 15 min，原水水质严重恶化特殊情况下，适当提高前、后臭氧加注量。

3. 臭氧–生物活性炭

在活性炭床内，嗅味物质等 AOM 及原水中的溶解性有机物吸附在炭粒的表面和孔隙中，微生物生长在炭粒表面和大孔中，通过细胞酶的作用将有机物降解。在常规工艺末端增设臭氧–活性炭工艺起到多级屏障确保出水水质的作用。颗粒活性炭滤池的炭层厚度宜为 1.5～2.5 m，空床滤速宜为 7.5～15 m/h，接触时间不宜小于 10 min。

4. 超滤膜

为了进一步控制炭池出水携带微生物的可能性，还可在末端增设超滤工艺，进一步去除微生物和超细颗粒（该工艺可以根据需要选择）。

膜通量选择应考虑工艺流程、设计水温、水质、运行时间、运行稳定性及经济等因素合理确定。当采用压力式膜处理工艺时，设计膜通量宜小于 65 L/（m²·h）；当采用浸没式膜处理工艺时，设计膜通量宜小于 40 L/（m²·h）。

4.4.3 示范应用案例与成效

无锡南泉–中桥水厂处理规模为 15 万 m³/d，服务人口达 80 万，工艺流程为南泉预处理水厂（预臭氧—生物预处理）—中桥水厂常规处理（絮凝反应池—平流式沉淀池—普通快滤池）—后臭氧—生物活性炭—超滤。工艺流程如图 4.10 所示。

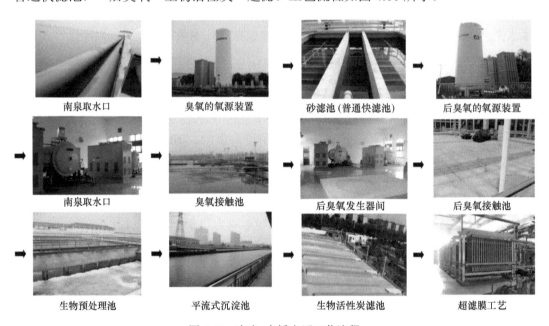

图 4.10 南泉–中桥水厂工艺流程

原水取自太湖贡湖湾，呈高藻、高有机物污染等特点，原水经泵提升后进入臭氧接触池，臭氧投加量为 0.5～1 mg/L，臭氧接触池内停留时间为 5 min；出水进入生物预处理池，池内填充悬浮球填料，填充率为 25%，池内水力停留时间为 50 min，气水比为 1.3∶1。预臭氧能够有效地去除藻类和藻毒素，此外，当夏季水源水中藻类突增时，可以向调节混合池中加氯除藻；当水源水中 DOC 等有机物指标浓度较高或嗅味较大时，可以向调节混合池中投加粉末活性炭。当预氯化投加量为 1.8 mg/L 有效氯时，对藻类的去除率可达 60%。

生物预处理工艺主要针对微污染原水中高氨氮、高藻和高有机物含量等水质污染特征，特别是高氨氮的情况。对于原水中最主要的污染物氨氮，平均去除率为 71%左右，最高去除率达到 90%以上；对于浊度和藻类亦有一定的去除效果，其去除率分别为 10%和 20%左右。

在后臭氧最佳投加量为 1～2 mg/L、后臭氧接触池和生物活性炭池停留时间均为 10 min 条件下，后臭氧–生物活性炭组合工艺对砂滤出水的 COD_{Mn} 和 UV_{254} 的平均去除率分别为 30.17%和 43.33%。

超滤膜针对生物活性炭池在盛夏季节可能存在生物泄漏，多加氯又可能导致消毒副产物超标，影响水质安全性的问题。此外，超滤膜对于藻类细胞截留效果优异，截留率可达近乎 100%，效果突出。

　　该技术在预处理阶段可高效去除氨氮，平均去除率为 71.4%±26.9%，最高去除率达 99.1%。并能有效地控制藻类、嗅味物质和藻毒素。经过深度处理后，藻类和藻毒素去除率为 97%～99%，嗅味物质 2-MIB 和 GSM 浓度降低至 10 ng/L 以下，达到《生活饮用水卫生标准》（GB 5749—2006）要求。

　　该技术在太湖流域多地进行了推广使用，在上海市、无锡市、苏州市等以湖泊型水体为水源的城市乃至全国类似城市推广应用。

　　为规范高藻水及藻类衍生污染物协同处理技术在市政给水领域的合理应用，依托水专项研究成果，编制了《应对高藻南水的水厂运行技术指南》，目的是指导地表水厂应对高藻水源的工艺运行、水质分析、应急处置等工作。同时，为了凝练和提升高藻水及藻类衍生污染物协同处理技术，扩大成果应用范围，在总结吸收国内外高藻水处理技术等研究成果和经验的基础上，根据国内相关的法律法规和标准，在典型高藻原水地区处理方案的基础上，结合实际效果和经验，编制了《江苏太湖地区饮用水源突发污染应急处理技术导则》《江苏省城镇供水厂臭氧–生物活性炭工艺运行管理指南（试行）》《太湖水源饮用水深度处理工艺选用指南》、我国首部省级内控标准《江苏省城市自来水厂关键水质指标控制标准》（DB32/T 3701—2019），为高藻原水协同净化技术在市政给水领域更广泛的工程应用提供了有力依据和指导。

第5章 高氨氮河网型水源水厂水质净化关键技术

5.1 高氨氮、高有机物污染河网原水的典型工艺优化组合技术

5.1.1 问题背景

嘉兴地区地处太湖流域末端、河网交织、地势平坦,河水流速缓慢,过境流量大(75%水量为过境水),水源水质常年处在Ⅳ类到劣Ⅴ类,氨氮和有机物污染严重。2007~2009年期间,嘉兴市、桐乡市的原水耗氧量和氨氮大多为5.0~8.0 mg/L和0.5~4.0 mg/L,耗氧量偶尔会超过8.0 mg/L,氨氮超过4.0 mg/L,而平湖市原水水质最差,其耗氧量为5.2~13.6 mg/L,氨氮浓度为1.2~6.5 mg/L,是典型的高氨氮和高有机物污染的河网水质。对于嘉兴地区高氨氮、高有机物的河网水质特点,单纯常规处理(混凝—沉淀—砂滤)出水水质无法满足《生活饮用水卫生标准》(GB 5749—2006)的要求。高氨氮、高有机物污染河网原水的典型工艺优化组合技术旨在使水厂出水以最经济有效的方式达到国家《生活饮用水卫生标准》(GB 5749—2006),从而有效地解决高氨氮、高有机物污染原水的净化问题。

5.1.2 技术原理与工艺

1. 技术原理

对于高氨氮和高有机物污染河网原水而言,必须进行各工艺之间的有效组合,充分发挥各处理工艺的优势能力,缺少任何一种工艺系统都是行不通的。但是如何有效地对各工艺单元之间进行组合,达到安全、高效、经济的集成工艺是保证出水水质达标的关键所在。

在建设全流程饮用水处理工艺系统中试基地及中试试验的基础上,研究各处理单元对不同污染物的去除优势并逐个突破提高各处理单元处理效能,通过对活性炭/高浓度污泥回流的高效沉淀、上向流微膨胀生物活性过滤、两级砂滤池或砂滤池的最后把关提高生物安全性、两级臭氧–生物活性炭工艺等各处理单元的优化,进行预处理技术、强化常规技术、深度处理技术整合,重点研究整个处理工艺流程中各处理单元之间的协同强化作用,充分发挥各处理单元的多级屏障协同作用,筛选出了几种适合不同原水水质特点的经济有效的工艺流程(出水水质达标 GB 5749—2006),形成了针对原水水质不同污染特点的全流程饮用水处理技术体系。

2. 工艺流程

(1)当原水氨氮最高月平均值小于3 mg/L、耗氧量最高月平均值小于8 mg/L(例

如嘉兴石臼漾、南郊和桐乡原水，2007～2009 年的数据表明：氨氮浓度和耗氧量分别为 0.5～4.0 mg/L 和 5.0～8.5 mg/L）时，需采用工艺 1，即采用生物预处理和强化常规，再加上臭氧–生物活性炭深度处理工艺才能保证出水高锰酸盐指数在 3 mg/L 以下。

工艺 1：原水—生物（化学）预处理—强化混凝沉淀—（砂滤）—臭氧氧化—上向流生物活性炭—（微絮凝）—砂滤—出水；

或者：原水—生物（化学）预处理—强化混凝沉淀—砂滤—臭氧氧化—下向流生物活性炭—出水。

而当原水中氨氮浓度小于 1.5 mg/L、COD_{Mn} 小于 6.0 mg/L 时，可以不采用生物预处理工艺，而直接采用：原水—（强化）混凝沉淀—砂滤—臭氧氧化—下向流生物活性炭—出水；

或者：原水—（强化）混凝沉淀—砂滤—臭氧氧化—上向流生物活性炭—砂滤—出水。

（2）当原水氨氮浓度长期在 3 mg/L 以上、高锰酸盐指数浓度长期大于 8 mg/L 时（例如平湖 2007～2009 年的数据表明，原水氨氮浓度和耗氧量分别为 1.2～6.5 mg/L 和 5.2～13.6 mg/L），一级臭氧–生物活性炭深度处理工艺不能保证出水高锰酸盐指数在 3 mg/L 以下，为确保出水水质 COD_{Mn} 小于 3 mg/L，需采用工艺 2，即生物预处理和强化常规，再加上两级臭氧–生物活性炭深度处理工艺流程。

工艺 2：原水—生物（化学）预处理—（强化）混凝沉淀—砂滤—一级臭氧–生物活性炭—二级臭氧–下向流生物活性炭→出水。

图 5.1 和图 5.2 是采用全流程工艺（生物接触氧化—混凝沉淀—前砂滤池—臭氧氧化–上向流生物活性炭—后砂滤池）对氨氮和耗氧量的去除情况。从图中可以看出除臭氧氧化工艺使出水中氨氮反弹之外，其余各工艺单元对氨氮均具有一定的去除效能，而对于耗氧量而言，各处理单元都发挥了一定的作用，所以对于高氨氮和高有机物污染的饮用水源来说，需充分挖掘各处理单元的效能，通过多级屏障工艺来保证出水氨氮、耗氧量的达标。

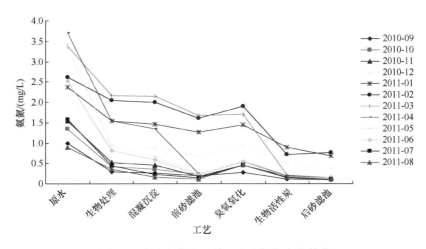

图 5.1　全流程各处理单元出水氨氮变化趋势

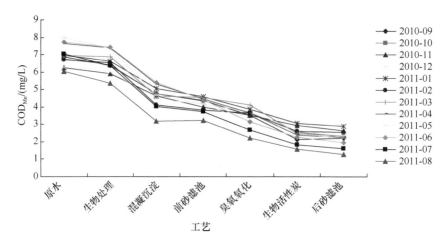

图 5.2 全流程各处理单元出水 COD_{Mn} 变化趋势

浊度的去除主要由常规处理的混凝沉淀来去除，当生物活性炭池采用上向流运行方式时，生物活性炭处于微膨胀状态，水流作用下脱落下来的生物膜可能会随水流带出，会导致出水浊度略有反弹，砂滤池置于生物活性炭池后可使出水浊度进一步降低，且粒径达 2 μm 以上颗粒数可明显减少，即砂滤池的最后把关有利于出水浊度和生物安全性的保证。二次微絮凝（即强化过滤）有利于降低砂滤池的出水浊度，二次微絮凝的存在可有效保证出水浊度小于 0.1 NTU 以下。

氨氮的去除需要组合工艺的多级屏障作用，尤其是在水温较低时，除了生物除氨氮外，砂滤池在去除氨氮的效率上起到较为关键的作用，且温度对其去除氨氮影响小于生物接触氧化等预处理工艺。在冬季温度较低、进水氨氮较高的情况下，砂滤对氨氮去除量平均为 0.5 mg/L；在温度较高时，当进水氨氮浓度为 0.5～1.6 mg/L，对氨氮的去除率为 60%～90%，最大去除量为 1.3 mg/L。砂滤池对氨氮的去除效果除了受温度影响外，进水溶解氧是其去除氨氮的限制性因素。在原水氨氮浓度小于 1.5 mg/L 的条件下，经过沉淀—砂滤池处理后，可保证出水氨氮小于浓度 0.5～1.0 mg/L，再经过后续活性炭池的作用及消毒氧化，出水氨氮浓度可以达标。即对于氨氮浓度小于 1.5 mg/L 的原水，水厂处理工艺可以不设生物预处理单元。

对有机物的去除贡献较大的是混凝沉淀处理单元和臭氧-生物活性炭处理单元。通过对臭氧-生物活性炭工艺进水水质的检测统计，以前砂滤池出水（即臭氧-生物活性炭工艺进水）耗氧量为横坐标、臭氧-活性炭出水耗氧量为纵坐标作图，如图 5.3 所示。

从图 5.3 中看出，在砂滤池出水耗氧量小于 3.7 mg/L 的条件下，活性炭出水耗氧量小于 3 mg/L；当砂滤池出水耗氧量为 4.0～4.5 mg/L 时，活性炭出水部分水样耗氧量大于 3 mg/L；当砂滤池出水耗氧量大于 4.5 mg/L 时，活性炭出水耗氧量几乎全部大于 3 mg/L。也就是说臭氧-生物活性炭工艺长期运行对耗氧量的去除率在 30% 左右，因此，常规处理出水耗氧量小于 4 mg/L 是臭氧-生物活性炭深度处理出水耗氧量达标的运行条件。由此看出，对于微污染水源水来说，提高常规处理对耗氧量的去除率和运行稳定性，是饮用水处理工艺流程出水达标的关键。

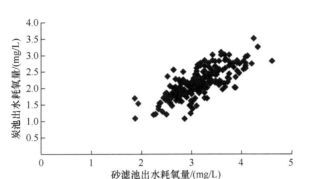

图 5.3　砂滤池出水水质对生物活性炭出水水质的影响

当原水高锰酸盐指数长期大于 8 mg/L 时，一级臭氧–生物活性炭深度处理工艺不能保证出水水质在 3 mg/L 以下，需采用二级臭氧–生物活性炭工艺。如图 5.4 所示，一般通过增加活性炭层的厚度和活性炭池的停留时间（15 min），可使得一级臭氧–生物活性炭对 COD_{Mn} 的去除率在 35%左右，二级臭氧–生物活性炭工艺对 COD_{Mn} 的去除率在 20%左右。要使最终出水耗氧量小于 3 mg/L，需控制深度处理进水耗氧量在 5.5 mg/L 以下。也就是说常规处理出水耗氧量小于 5.5 mg/L 是两级臭氧–生物活性炭深度处理出水耗氧量达标（耗氧量小于 3 mg/L）的条件，所以必须重视混凝沉淀常规工艺单元。

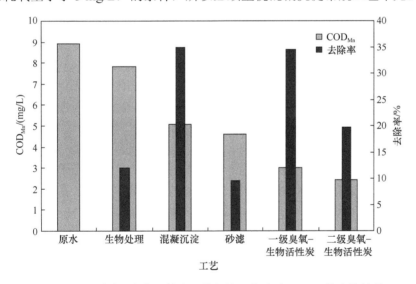

图 5.4　二级臭氧–生物活性炭工艺各处理单元对 COD_{Mn} 的去除效果

对于微污染水源水来说，提高常规处理对耗氧量的去除率和运行稳定性，是饮用水处理工艺流程出水达标的关键。

5.1.3　示范应用案例与成效

该技术分别在平湖古横桥水厂、嘉兴贯泾港水厂示范工程中得到了应用，两个示范工程的工艺流程如图 5.5 和图 5.6 所示。

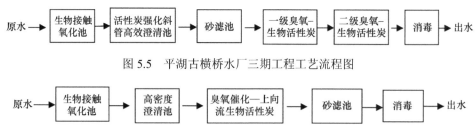

图 5.5　平湖古横桥水厂三期工程工艺流程图

图 5.6　嘉兴贯泾港水厂工艺流程图

嘉兴贯泾港水厂示范工程的主体工艺为：生物预处理—中置式高密度澄清池—臭氧催化接触池—上向流生物活性炭滤池—快速微絮凝—砂滤池—液氯消毒。采用了高密度澄清池、翻板滤池、臭氧催化氧化、上向流悬浮活生物性炭接触滤池等新型工艺，并将砂滤池放在工艺流程的最后，为出水水质的生物安全性提供了保障。

平湖市位于嘉兴地区河网的下游，是嘉兴地区水污染最严重的地区之一，近几年平湖市主要河道水质属于 V 类或劣 V 类水体，以有机污染和氨氮污染为主，古横桥水厂水源为平湖盐塘平塘，原水主要水质指标 COD_{Mn} 浓度为 5.2～13.6 mg/L，氨氮浓度为 1.2～6.5 mg/L，为典型的高氨氮和高有机物污染河网原水。平湖古横桥水厂三期工程规模为 4.5 万 m³/d，于 2009 年 10 月开工建设，2011 年 6 月建成通水。示范工程通过延长生物接触氧化池的停留时间至 1.5 h，气水比提高至 0.8∶1～2.5∶1，采用聚丙烯圆柱形填料（直径为 50 mm，填充率为 40%以上）、改善水力流态及填料的流化状态等措施，提高生物硝化活性，强化生物预处理，进一步提高悬浮填料生物接触氧化池对氨氮和有机物的去除效果，使冬季去除氨氮更有保障。采用粉末活性炭回流组成活性炭强化斜管高效澄清池对常规工艺进行强化，在采用高效沉淀工艺的基础上，辅以粉末活性炭投加和回流，既可发挥高效沉淀池的沉淀效率，又可使粉末活性炭在沉淀池中循环使用，充分发挥活性炭的吸附能力，强化常规处理工艺对有机物的去除能力，既降低了出水浊度和混凝剂投量，又提高了对氨氮和有机物的去除效果；通过臭氧的多点投加，适当延长臭氧接触时间、活性炭池的停留时间，增加活性炭层的厚度，从而提高臭氧-生物活性炭工艺中对有机物的去除效率、降低副产物的产生，通过在炭层和滤板之间设 30 mm 石英砂滤层，提高出水水质的安全性。

该示范工程采用了先进的、占地面积小的高效沉淀技术、对预处理和臭氧-生物活性炭进行了优化，对河网地区重污染原水的饮用水处理工艺进行了优化集成，从而使 V 类或劣 V 类的河网原水经组合工艺处理后，出水水质达到《生活饮用水卫生标准》（GB 5749—2006）要求。跟踪监测示范工程一年的运行数据表明，示范工程生物预处理对氨氮的年平均去除率为 61.92%，冬季（12 月到次年 2 月）低温下的氨氮去除率为 40.96%，沉后水平均浊度为 0.94 NTU，滤后水浊度为 0.36 NTU，最终出厂水浊度为 0.32 NTU，出水水质达到 GB 5749—2006 要求。高效沉淀技术除在平湖古横桥水厂应用外，还在绍兴应急水厂、青浦水厂等实际工程推广应用，取得了明显的环境、经济和社会效益。由于其具有占地面积小、节省药剂、排泥少、负荷高、稳定可靠的特点，可用于指导水厂新建和扩建工程，可作为水厂工艺改造的优选技术，具有较强的推广应用前景。

5.2　冬季低温下强化生物除氨氮技术

5.2.1　问题背景

河网原水氨氮污染严重，通过预处理、常规处理、臭氧–生物活性炭等现有工艺处理后，水厂出水水质基本能够符合《生活饮用水卫生标准》（GB 5749—2006），但当原水浊度增高后，现有水处理工艺存在预处理池填料易积泥及水生贝类附着严重等问题（图 5.7），导致填料下沉池底，不能发挥所有填料正常的流化状态，影响其运行效果。尤其是在冬季低温条件下生物处理工艺面临着氨氮浓度上升（图 5.8）而生物活性效率下降等双重压力，难以保障水厂出水氨氮浓度稳定达标。所以该技术主要解决低温期生物处理工艺效率下降问题，同时兼顾解决或缓解预处理填料积泥等问题，从而提高生物除氨氮的效率。

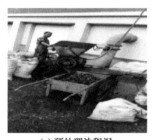 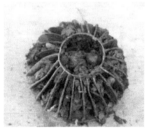 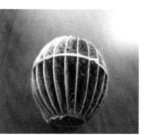

(a) 预处理池积泥　　　　　(b) 填料堵塞　　　　　(c) 微生物滋生

图 5.7　现有处理工艺存在的问题

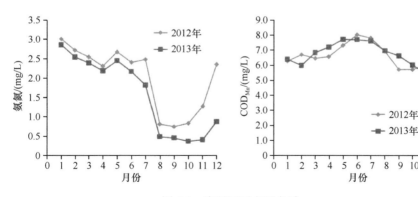

图 5.8　嘉兴河网水源水质

5.2.2　技术原理与工艺

在探明低温下生物除氨氮原理的基础上，即不同温度不同载体表面的微生物（优势菌种）存在差异性，提出了水温水质协同预警水源主动切换技术，通过水源的主动切换，强化培养硝化细菌，提高生物滤池抗低温氨氮冲击负荷能力，提高低温期对氨氮的去除效能。同时将生物处理置于常规处理工艺后，实现两级过滤和臭氧–生物活性炭新型组合工艺，实现氨氮的多级屏障，并筛选优化适宜低温期硝化菌种生长的滤料，从而实现冬季低温期氨氮出水浓度稳定小于 0.5 mg/L。

1. 多载体组合技术

生物处理置于常规工艺后的两级过滤和臭氧–生物活性炭结合的全新的集成工艺如图 5.9 所示。将生物预处理设于沉淀之后，一方面，通过常规工艺的除浊功能，解决了预处理工艺积泥导致效率下降等问题，同时也减轻了生物滤池的处理负荷。生物滤池，再加上后续的生物活性炭滤池、砂滤池，实现多载体生物除氨氮技术，达到去除氨氮的多级屏障目的，且相对来说受温度的影响较小。另一方面，生物预处理有截留铁、锰和除浊的作用，整个工艺形成去除有机物、氨氮和铁锰，有效控制出水浊度的多级组合反应器，保证出水水质；并有效避免了生物预处理工艺积泥、孳生微型动物等问题。

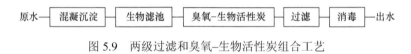

原水——混凝沉淀——生物滤池——臭氧–生物活性炭——过滤——消毒——出水

图 5.9　两级过滤和臭氧–生物活性炭组合工艺

2. 滤料的筛选和滤池的优化运行技术

不同滤料对氨氮去除效果，以及不同填料表面微生物量及优势菌种的差异性分析表明不同滤料表面生长的优势菌种存在差异性，活性炭和陶粒表面生长的去除氨氮优势菌种丰度要优于石英砂表面；与此同时，同一滤料不同水温下微生物表面优势菌种也存在差异性，低温期的优势菌种与常温期的优势菌种不完全一致。生物滤池可采用较大粒径的石英砂或陶粒作为填料，对低温适应期短，利于微生物挂膜和低温期去除氨氮的优势菌种的生长，并通过优化生物滤池池型、曝气方式和强度、冲洗、排泥等，发挥去除氨氮、有机物、铁、锰的协同作用，提升低温期去除效果。

3. 水温水质协同预警水源主动切换技术

不同温度条件下，对去除氨氮起主要作用的硝化菌中的优势菌种是不同的，因此为保证在不同温度条件下对氨氮的良好处理效果，需要在温度变化条件下（秋冬交替季节），有针对性地为微生物的生长提供相对适宜的生长条件。做好水温开始下降时的准备工作，营造微生物适应温度变化的生长环境，提高生物滤池、生物活性炭抗低温氨氮冲击负荷技术，实现生物滤池、生物活性炭的优化运行，从而提高对氨氮的去除率，保障出水氨氮浓度达标。在秋冬季节水温下降至 15℃ 以下，同时氨氮浓度变化值大于 0.5 mg/L 时，通过水质水温预警，主动将水质好的水源切换至水质较差的水源（将氨氮浓度低的水源切换至氨氮浓度高的水源），强化培养微生物适应高浓度的氨氮原水，采取低温条件生物功能强化技术措施，以及系统运行优化措施，从而实现冬季低温（水温小于 10℃）条件下自来水厂出厂水的氨氮浓度小于 0.5 mg/L。

5.2.3　示范应用案例与成效

该项技术已在贯泾港水厂二期工程中示范应用，该示范工程设计处理水量 15 万 m³/d。与贯泾港水厂一期工艺（生物接触氧化—高密度沉淀池—臭氧生物活性炭—砂滤池—消毒）不同，二期工艺针对水厂一期的悬浮球生物接触氧化法预处理工艺运行过程中存在的问题，结合中试研究及嘉兴贯泾港水源生态湿地治理工程的建设，提出了"混凝沉淀—接触氧化与曝气—生物滤池—臭氧–生物活性炭—滤池—消毒"的新型组合工艺，其工艺流程如图 5.10 所示。将强化混合、强化混凝的强化沉淀作为生物处理的预处理，有效去除悬浮物和微型动物，避免了生物预处理工艺可能存在的积泥、孳生微型动物等问题，同时延长出水渠水力停留时间，设置接触氧化填料和曝气系统，并利用生物滤池对氨氮的去除相对受温度影响较小和本身所具有的除浊功能，结合后续生物活性炭滤池等，形成多种载体的生物处理单元组合，可实现低温期微生物量的叠加，从而提高对氨氮的去除率，解决了一直困扰着嘉兴地区的冬季氨氮出水不能稳定达标的难题。

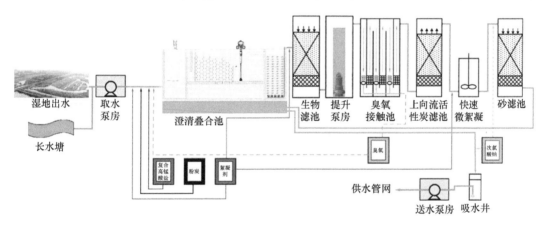

图 5.10　贯泾港水厂二期工艺流程图

图 5.11 是一期生物接触氧化和二期生物滤池在冬季低温期对氨氮去除效果的比较。从图中可以看出，示范工程二期工艺臭氧接触池进水氨氮的浓度明显低于一期工艺臭氧接触池进水氨氮浓度，二期生物滤池在冬季低温期对氨氮的平均去除率可达 70%以上，比一期生物接触氧化工艺对氨氮的去除率提高 30%左右，从而有效地保障了水厂出水氨氮的稳定达标。

图 5.12 是 2015 年 1 月（水温 6～9℃）水厂各处理工艺单元对氨氮的去除贡献率，低温期对氨氮去除贡献率最大的是多载体生物处理单元（接触氧化区+生物滤池），其去除贡献率可以达到 60%以上，这足以证明多载体组合强化技术在去除氨氮这一环节发挥了很好的作用。

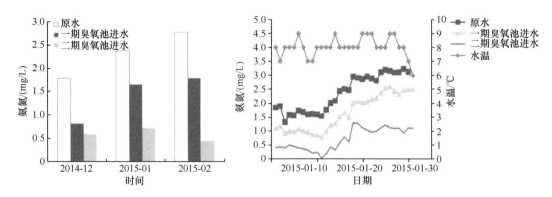

图 5.11 一期生物接触氧化和二期生物滤池在冬季低温期对氨氮的去除

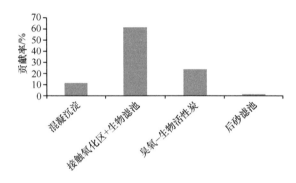

图 5.12 冬季低温期水处理工艺单元对氨氮的去除贡献率（2015 年 1 月）

第6章　微污染江河型水源水厂水质净化关键技术

6.1　复杂嗅味识别与多级屏障控制技术

6.1.1　问题背景

嗅味是消费者普遍关注的一个重要水质问题，也是我国饮用水中普遍存在、长期困扰上海饮用水品质的主要问题之一。保证饮用水无异臭异味，是供水企业和行业管理的主要目标之一，然而由于现有饮用水嗅味评价方法的局限性，难以有效确定饮用水嗅味特征和具体原因物质，导致饮用水嗅味控制和水质管理缺乏目标性。由于具体嗅味物质不明确，对于嗅味的处理往往在付出巨大处理成本的同时仍不能有效控制，同时原水存在多种污染物与嗅味并存的情况，复杂嗅味识别与多级屏障控制技术旨在有效处理污染物的同时，有效去除致嗅物质，解决饮用水嗅味问题。

6.1.2　技术原理与工艺

该技术涵盖了复杂水质条件下嗅味物质识别技术、粉末活性炭原水预处理嗅味削减技术、嗅味与多种污染物协同控制技术，通过"物质识别—原水削减—水厂去除"的多级屏障技术体系，有效降低嗅味对饮用水口感的影响。

1. 嗅味物质识别技术

结合感官评价与化学分析，解析识别水源中的主要致嗅物质。

2. 粉末活性炭原水预处理嗅味削减技术

在原水预处理系统，采用粉末活性炭吸附技术，削减原水中嗅味物质，减少水厂进厂原水的嗅味物质强度。

3. 嗅味与多种污染物协同控制技术

在水厂，以嗅味物质及确定的特征污染物为目标，基于不同工艺以及不同运行工况条件下的特征污染物去除效能、副产物生成控制和影响因素评估，形成深度处理优化的复杂水质条件下嗅味与多种污染物协同控制技术，以实现出厂水中不同污染物的控制为目标，确定相应条件下的关键工艺运行参数，形成针对性的深度处理工艺运行优化方案。

6.1.3 示范应用案例与成效

应用复杂水质条件下嗅味物质识别技术，识别了青草沙水源的主要藻源性嗅味 2-MIB 和土臭素，识别了黄浦江水源复杂水质中的主要嗅味特征和嗅味物质，确认了黄浦江水源中贡献较大的主要腥臭味物质双（2-氯异丙基）醚、二乙基二硫醚、二甲基二硫醚，主要土霉味物质土臭素、2-MIB，提出主要致嗅物质清单，如图 6.1 所示，为后续水厂针对性高效去除嗅味物质奠定基础。

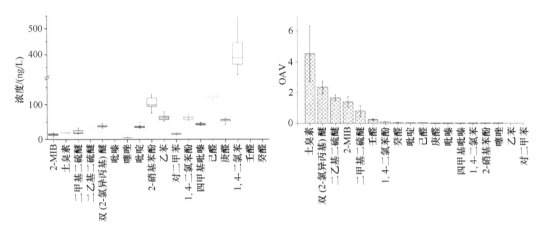

图 6.1 黄浦江原水特征嗅味物质识别

OAV=浓度/OTC；OAV 大于 1 表明该物质对整体嗅味有显著贡献

嗅味与多种污染物协同控制技术在上海闵行水厂"郊区黄浦江臭氧活性炭深度处理示范工程"中应用，示范规模 20 万 m³/d，2014 年 7 月运行，示范工艺为"平流沉淀—臭氧活性炭—砂滤"为核心的臭氧–生物活性炭深度处理。示范工程识别确认了水厂黄浦江原水中主要腥臭味物质和土霉味物质，应用黄浦江水源深度处理工艺优化运行方案：闵行水厂采用预臭氧投加量 0.5～0.8 mg/L，水力停留时间 4～5 min，后臭氧投加量 0.8～1.0 mg/L，接触时间约 15 min。在原水水质严重恶化的特殊情况下，适当提高前、后臭氧加注量。经示范运行评估，嗅味、有机物污染等水质问题得到较好地去除，出厂水中典型腥臭味物质和土霉味物质均未检出，COD$_{Mn}$ 在 2.0 mg/L 左右。示范工程运行期间，出厂水水质达到国家标准《生活饮用水卫生标准》（GB 5749—2006），溴酸盐控制在 5 μg/L 以下，COD$_{Mn}$、嗅味等水质指标可稳定达标。较常规处理工艺，臭氧活性炭升级单位制水成本增幅为 0.24 元/m³。示范工程中嗅味物质的去除效果如图 6.2 所示。

通过技术成果应用，上海饮用水嗅味合格率由 2011 年的 84.2%提高到 2019 年的 97.3%，系统解决了困扰上海多年的饮用水嗅味问题，显著提升了上海饮用水安全保障能力和饮用水品质，取得了显著的社会效益。

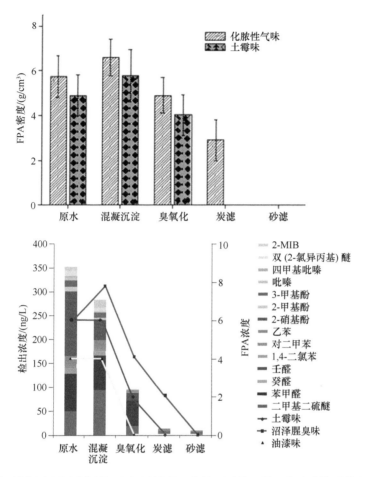

图 6.2　闵行水厂"郊区黄浦江臭氧活性炭深度处理示范工程"中嗅味物质的去除效果

6.2　含溴水源臭氧化副产物溴酸盐生成控制技术

6.2.1　问题背景

上海水源属于江河型水源。上海位于长江口，溴离子浓度较高，黄浦江原水溴离子浓度为 0.20～0.40 mg/L，最高可达 0.56 mg/L；长江原水溴离子浓度为 0.01～0.15 mg/L，最高可达 0.34 mg/L。当水源水中含有高浓度溴离子时，水厂臭氧氧化处理过程中会产生溴酸盐，该物质被国际癌症机构列为潜在致癌物。世界卫生组织（World Health Organization，WHO）、美国环境保护局（Environmental Protection Agency，EPA）和欧盟（European Union，EU）制定的饮用水水质标准以及我国的《生活饮用水卫生标准》（GB 5749—2006）均规定饮用水总的溴酸盐浓度不得超过 10 μg/L。因此，控制臭氧–生物活性炭深度处理过程中溴酸盐的生成，是确保饮用水安全的重要技术问题。针对水源中高浓度溴离子在水厂臭氧化处理过程中溴酸盐超标风险，开发了基于硫酸铵、H_2O_2 投加的溴酸盐抑制技术。

6.2.2 技术原理与工艺

在砂滤池和后臭氧接触池之间投加氨氮，氨氮可与臭氧化过程中产生的 HOBr/BrO 反应，屏蔽溴酸盐反应途径，抑制溴酸盐的生成。如图 6.3 所示，较高氨氮浓度条件下（≥0.4 mg/L）溴酸盐的生成量明显低于低氨氮浓度条件（<0.2 mg/L）。通过投加氨氮可以降低臭氧化过程中溴酸盐的生成；当氨氮浓度达到 0.5 mg/L 时，溴酸盐的产生量降到最低，继续投加氨氮，溴酸盐总量不再降低。

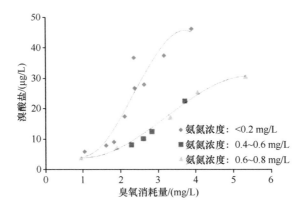

图 6.3　不同氨氮条件、臭氧剂量下的溴酸盐生成量

在臭氧曝气之前向水中加入 H_2O_2，也可以控制溴酸根生成。如图 6.4 所示，随着 H_2O_2/O_3（g/g）逐渐增大，溴酸盐生成量也呈现先升高后降低的趋势。当臭氧消耗量为 2.0 mg/L 以内，H_2O_2 不同浓度下溴酸盐均在 10 μg/L 以内；当臭氧消耗量为 3.2 mg/L 以内，H_2O_2/O_3（g/g）为 1.0 时即可将溴酸盐控制在 10 μg/L 以内，H_2O_2/O_3（g/g）若升高至 1.5 时，溴酸盐可控制在 5 μg/L 以内；当臭氧消耗量大于 4.2 mg/L，H_2O_2/O_3（g/g）需提高到 1.5 以上。

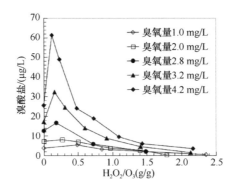

图 6.4　不同 H_2O_2/O_3（g/g）对溴酸盐控制效果

水质条件：$[Br^-]$=109.9~132.1 μg/L，T=9.5~11.5℃，$[NH_4^+]$=0.30~0.53 mg/L，pH 为 7.85~8.03，碱度为 192.5~217.2 mg/L，DOC 浓度为 2.362.70 mg/L

6.2.3　示范应用案例与成效

硫酸铵投加抑制溴酸盐技术在上海临江水厂示范工程中应用,示范规模 60 万 m³/d,2010 年 3 月建成运行。示范工程工艺流程为"预臭氧—混凝沉淀—(硫酸铵)—后臭氧—活性炭—UV 消毒—加氯/加氨",在砂滤池后采取一定量的加氨工程性措施,温度较高时投加硫酸铵,以氨氮计 0.3～0.4 mg/L。经示范评估,出厂水水质明显提升,106 项指标全部达到《生活饮用水卫生标准》(GB 5749—2006),溴酸盐控制在 5 µg/L 以下。

6.3　水厂紫外线与氯联合消毒技术

6.3.1　问题背景

上海属于江河型水源。黄浦江作为水厂原水时,臭氧–生物活性炭出水存在一定的微生物泄漏问题,活性炭滤池出水检出两虫、轮虫和枝角类等微型后生动物。水厂单纯采用次氯酸钠消毒对微型动物和两虫的杀灭效果有限,难以保证出厂水的生物安全,尤其是两虫、微型无脊椎动物带来的威胁。紫外线消毒对有抗氯性的两虫具有很强的灭活能力,被认为是控制两虫最有效的措施。针对黄浦江原水的两虫和臭氧–生物活性炭微生物泄漏问题,引进消化吸收采用紫外线与氯消毒组合技术,研究紫外线对典型微生物的灭活效果及影响因素,优化低压紫外线灭活微生物的工艺参数,形成水厂紫外线与氯联合消毒技术。

6.3.2　技术原理与工艺

紫外线消毒微生物灭活技术。对于黄浦江原水,单独使用紫外线消毒,如图 6.5 所示,紫外线剂量为 160～480 J/m² 时,细菌灭活率为 2～2.5 lg,出水异养菌(heterotrophic bacteria,HPC)低于 100 CFU/mL;如表 6.1 所示,紫外线剂量为 300 J/m²、400 J/m² 时,轮虫的灭活率分别为 80%～88%,桡足类灭活率为 55%～75%,寡毛类灭活率为 10%～85%。紫外线对生物活性炭泄漏微型生物具有灭活作用,但是单独紫外线消毒后出水的微生物 24 h 内存在暗复活可能性,紫外线消毒没有可持续性,必须辅以化合氯消毒维持其杀菌效果。

紫外线与氯组合微生物消毒灭活技术。紫外线和氯胺组合消毒技术可以显著提高对生物活性炭泄漏微型生物的灭活效果。单独紫外线照射剂量为 400 J/m²(2～4 s)时,轮虫、寡毛类及桡足类灭活率分别为 88%、85%、75%;单独投加 1.0 mg/L 的次氯酸钠时,轮虫、寡毛类、桡足类灭活率分别为 85%、100%、40%;400 J/m² 的紫外线照射结合 1.0 mg/L 的次氯酸钠,可将水中的轮虫、寡毛类及桡足类全部灭活,效果显著提高(表 6.1)。对紫外线组合消毒化学安全性进行评价,生物活性炭工艺很好地去除了氯消毒副产物的前体物,在常规氯投加量下,加氯量从 1 mg/L 增至 3 mg/L,紫外线消毒未增加氯消毒副产物的生成量,均可满足水质标准对消毒副产物的控制要求。

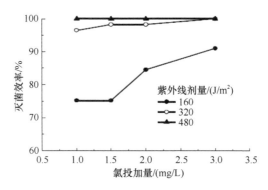

图 6.5 紫外线联合氯消毒对细菌的杀灭效果

表 6.1 单独紫外线、次氯酸钠以及紫外线联合氯消毒对轮虫、寡毛类和桡足类的杀灭效果比较

消毒方法	实验剂量		灭活率/%		
	紫外线/（J/m²）	次氯酸钠/（mg/L）	轮虫	寡毛类	桡足类
单独紫外线照射	300	—	80	10	55
	400	—	88	85	75
单独次氯酸钠消毒	—	1.0	85	100	40
	—	1.7	94	100	87
紫外线联合次氯酸钠消毒	300	1.0	85	100	75
	300	1.7	100	100	90
	400	1.0	100	100	100
	400	1.7	100	100	100

6.3.3 示范应用案例与成效

应用紫外线与氯联合消毒技术，首次在我国自来水厂应用低压紫外线灯，建设完成了上海临江水厂示范工程，工程规模 60 万 m³/d，2010 年 3 月建成运行。临江水厂采用臭氧-生物活性炭深度处理工艺，出水经过紫外线和化合氯联合消毒，即在臭氧活性炭出水后增加紫外线消毒工艺，紫外线消毒出水投加硫酸铵和次氯酸钠，紫外线消毒剂量 160～400 J/m²，次氯酸钠投加量 1.0～1.5 mg/L（以 Cl 计），此外，在预处理阶段以臭氧预氧化代替加氯预氧化，以降低氧化或消毒副产物的生成趋势。经示范评估，出厂水 106 项指标全部达到我国的《生活饮用水卫生标准》（GB 5749—2006），没有发现微型动物活体，紫外线化合氯联合消毒有助于灭活生物活性炭泄漏的细菌、微型生物。临江水厂的示范应用，出水进入上海世博园区供水管网，有效保障了出厂水水质达标，保证了上海世博园区直接饮用水的安全，提升上海的国际形象。饮用水紫外线消毒技术在国内应用的经验尚少，临江水厂示范工程为该技术的应用提供了案例经验。

第7章 以膜分离工艺为核心的多级屏障
水厂净化关键技术

7.1 长三角河网水系纳滤工艺系统关键技术

7.1.1 问题背景

针对长三角地区水源水质被污染，引发饮用水中全氟化合物、抗生素、消毒副产物、内分泌干扰物（EDCs）等有毒有害微量污染物的水质风险问题，研发具有自主知识产权的饮用水纳滤膜处理技术，针对性地控制与去除水中各种微量有机污染物，进一步实现饮用水水质从"达标"向"高品质"的跨越性转变。为解决苏州市饮用水安全保障典型问题的整体方案提供技术支撑，实现当地公共龙头的高品质供水，对保障水质安全与健康具有重大意义，有效推动构建城市安全保质饮用水系统的进程。

另外，随着社会的进步，公众对饮用水水质的要求不断提高。上海市率先发布严于国标的饮用水新标准，随后江苏省也发布了自来水厂关键水质指标的地方性控制标准，在现有国家标准的基础上，新增3项指标，并对原有的21项指标进行大幅提升。目前，新的国家标准修订工作也在进行中。针对各项新标准的发布和实施，根据自来水厂的提标改造问题所研发的具有选择性截留、高污染物去除率、低能耗和药耗特点的饮用水纳滤膜处理技术，可用于自来水厂提标改造及新建自来水厂，有效推动我国饮用水水质与国际先进水质标准的全面接轨。

7.1.2 技术原理与工艺

1. 技术原理

纳滤膜是一种截留分子量为 100～500 Da，并对溶解性无机盐具有选择透过性能的低压分离膜，其分离机理复杂，主要为孔径筛分、溶解扩散及电荷效应的综合作用，具有水通量高，对小分子有机物高效截留的特点。与传统反渗透膜相比，纳滤膜具有操作压力低、运行成本低的特点，且在相同操作压力下具有较高的产水量。此外，纳滤膜对一价离子截留率比较低，而对二价或者高价离子特别是阴离子具有相当高的截留率；同时，纳滤膜对水中病毒、有机物、重金属等有害物质可高效去除，产水品质高。采用超低压选择性纳滤膜开展 TrOCs 的去除及系统运行稳定性的研究，开发的以纳滤（NF）膜为核心的高品质饮用水技术，可有效去除水中 TrOCs 等有毒、有害物质，保留有益于人体健康的 Ca^{2+}、Mg^{2+}、HCO_3^- 等离子，无次生副产物，是一种绿色健康的饮用水深度处理技术。纳滤关键工艺流程如图 7.1 所示。

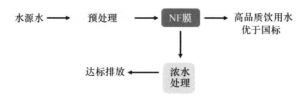

图 7.1 纳滤关键工艺流程

2. 工艺流程

1）预处理工艺

为保证纳滤系统高回收率稳定运行，需要前端对水源水进行预处理。针对新建自来水厂和传统自来水厂改造，可采用不同的预处理工艺。

（1）采用"混凝/沉淀—超滤"工艺作为预处理。"混凝/沉淀—超滤"预处理工艺流程如图 7.2 所示，水源水通过混凝网捕卷扫等作用去除藻类、悬浮物和胶体等物质后，进入超滤单元。超滤是以压力为推动力，利用超滤膜的不同孔径对液体进行分离的物理筛分过程。超滤单元采用新型嵌入增强型 PVDF 中空纤维膜丝，解决了工程应用中超滤膜易断丝的问题。膜丝孔径分布窄，过滤精度高，具有产水水质好、抗污染性强等特点，可有效去除水中的藻类、细菌、病毒等微生物，尤其对普通过滤方式难以去除的两虫，可达到 100%去除，系统出水水质优良稳定。良好的耐氧化性能，膜丝使用寿命更长，保证出水水质长久稳定可靠，为纳滤系统的稳定运行提供了良好的预处理效果。该预处理方案可适用于新建自来水厂和传统自来水厂改造。

水源水 ⟶ 混凝/沉淀 ⟶ 超滤 ⟶ 进入纳滤系统

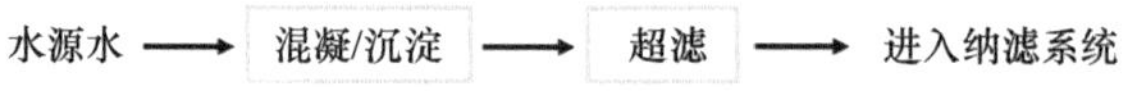

图 7.2 "混凝/沉淀—超滤"预处理工艺

（2）采用"混凝/沉淀—超滤—保安过滤器"工艺作为预处理。"混凝/沉淀—超滤—保安过滤器"预处理工艺流程如图 7.3 所示，该预处理工艺适用于传统自来水厂改造，在保留原有砂滤池的基础上，增加保安过滤器及纳滤深度处理单元，即可获得高品质饮用水。

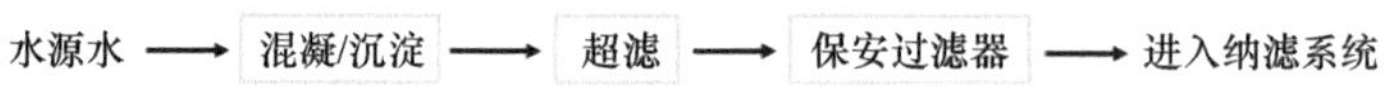

水源水 ⟶ 混凝/沉淀 ⟶ 超滤 ⟶ 保安过滤器 ⟶ 进入纳滤系统

图 7.3 "混凝/沉淀—超滤—保安过滤器"预处理工艺

2）高回收率纳滤工艺

以纳滤膜为核心，对水源水污染物种类和浓度两方面开展调研工作，分析长江流域水源水中痕量有机物，以及污染物的种类和浓度随时间的变化情况，选用与水源水适用的 NF 膜系列产品（NF30/NF90）。

通过软件模拟计算，优化排类比，纳滤系统采用一级两段式工艺，一段和二段之间设置段间增压泵，二段浓水设置浓水回流泵至高压泵后，以平衡一段、二段之间的流量及浓水侧回流量，减少污堵，提高回收率，降低能耗（图 7.4）。通过对膜面流速、运行通量、回收率等运行参数进行优化研究，以及对 NF 膜污染分析和清洗技术控制，实现纳滤系统在水回收率 85%以上的工况下稳定运行。

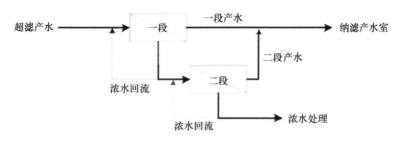

图 7.4　纳滤"一级两段式"系统

3）浓水处理工艺

针对纳滤浓水水质进行分析，对标《地表水环境质量标准》（GB 3838—2002）Ⅳ类标准和《城市污水再生利用　景观环境用水水质》（GB/T 18921—2019），纳滤浓水各项指标均满足两项标准，可以作为景观用水或者直接排放。另外，对标《地表水环境质量标准》（GB 3838—2002）Ⅲ类标准，有机物含量超标，不同水源水产生的浓水中的 TP 和氟化物可能超标。因此浓水处理技术为采用臭氧催化氧化技术作为浓水处理核心单元，前端"混凝/沉淀—超滤"作为预处理。利用强氧化性的羟基自由基降解有机物，对有机物的去除率可达 50%～75%，经处理后，出水达到《地表水环境质量标准》（GB 3838—2002）Ⅲ类标准。该处理技术反应速度快，有机物直接矿化，不产生二次污染，且不使用化学药剂，工艺绿色。工艺流程如图 7.5 所示。

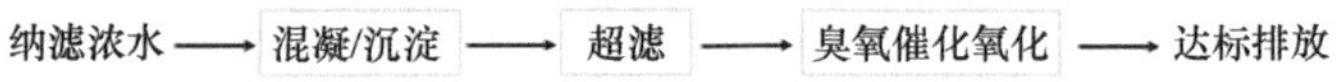

纳滤浓水 ⟶ 混凝/沉淀 ⟶ 超滤 ⟶ 臭氧催化氧化 ⟶ 达标排放

图 7.5　浓水处理工艺流程图

3. 技术参数

长三角河网水系纳滤工艺系统技术参数指标如表 7.1 所示。

纳滤系统产水稳定优于国标水质指标限值，且浊度<0.1 NTU、COD_{Mn}≤0.6 mg/L、总有机碳（TOC）≤0.5 mg/L，并能高效去除消毒副产物及其前体物、抗生素、内分泌干扰物、持久性有机物、药品及个人护理品和重金属等有害物质，TrOCs 综合去除率≥85%（图 7.6）；脱盐率低于 50%，可保留对人体有益的矿物质，是安全健康的高品质饮用水；系统运行压力低至 0.2～0.4 MPa，比传统纳滤、反渗透工艺降低 30%以上，低脱盐率（<50%），系统运行无须投加阻垢剂，绿色制水、高效节能。

7.1.3　示范应用案例与成效

1. 示范工程概况

太仓市第二自来水厂原主体工艺为"平流沉淀池—V 形滤池"，规模 30 万 m^3/d，水

表 7.1 技术参数指标

序号	指标	数值/去除率
1	产水水质	高品质饮用水，优于《生活饮用水卫生标准》（GB 5749—2006）106 项
2	浊度	<0.1 NTU
3	铝	>80%
4	总有机碳（TOC）	≤0.5 mg/L
5	COD$_{Mn}$	≤0.6 mg/L
6	硫酸盐	≥90%
7	总溶解性固体物质（total dissolved solids，TDS）	<50%
8	重金属（铅、镉、汞等）	>85%
9	痕量有机污染物（EDCs、PPCPs 等标准外）	≥85%
10	系统回收率	85%～95%
11	纳滤系统能耗	0.3～0.4 kW·h/m³

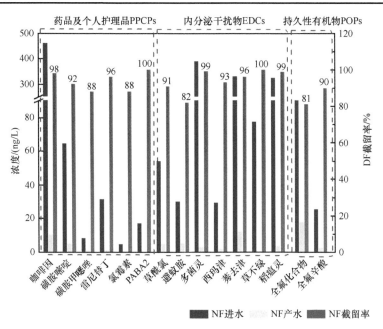

图 7.6 NF 膜对地表水体中 TrOCs 的去除情况

源主要为长江水。主要存在夏季藻类暴发，水中有轻微嗅味等问题。同时，通过调研长江南京段、太仓段、上海段等相关水质资料，发现除上述问题外，原水中还存在多种抗生素、农药及杀虫剂等物质。为响应江苏省政府要求的供应优质饮用水的要求，确保太仓市的供水安全，太仓市水务集团有限公司对水厂进行深度处理改造。通过分析原水水质特点，确定本次提标的主要处理目的为去除或杀灭水体中的微生物、控制有机物、消毒副产物、抗生素、农药及杀虫剂并改善饮用水口感，同时应对水体突发污染。

基于以上背景，对太仓市第二水厂进行深度处理改造，其中，5 万 m³/d 的深度处理工程采用以纳滤为核心的高品质饮用水技术，主体工艺为"浸没式超滤（submerged ultrafiltration，SUF）—NF 膜"双膜法工艺，工艺流程见图 7.7。于 2019 年 12 月建成通水，纳滤系统回收率＞85%，产水水质稳定优于《江苏省城市自来水厂关键水质指标控制标准》（DB32/T 3701—2019）。项目的建成进一步验证了国产纳滤饮用水处理技术的安全性、稳定性和经济性，为太湖流域构建城市安全保质饮用水系统提供技术支撑。

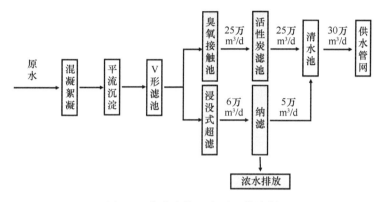

图 7.7　太仓市第二水厂工艺流程

2. 运行成效

1）出水水质

第三方监测机构对 NF30 系统出水连续六个月的监测数据显示：产水全部优于《生活饮用水卫生标准》（GB 5749—2006）与《江苏省城市自来水厂关键水质指标控制标准》（DB32/T 3701—2019）要求（共计 109 项水质指标）；此外，产水中稻瘟灵浓度＜5 ng/L；磺胺甲噁唑浓度＜5 ng/L。表 7.2 为部分出水水质情况。

2）运行情况

通过对纳滤系统连续监测数据显示，纳滤系统平均操作压力为 0.2～0.4 MPa，通量范围 15～18 LMH，回收率＞85%，系统运行稳定，NF 膜的出水水质稳定、抗污染性能良好。

表 7.2　太仓第二水厂部分出水水质情况表

指标分类	编号	检测指标	单位	国标与江苏地表较严限值	NF30 系统产水
感官性状和一般化学指标	1	浊度	NTU	0.5	0.04～0.1
	2	pH	—	6.8～8.5	7.40～7.6
	3	COD_{Mn}	mg/L	1.5	0.4～0.57
	4	氨氮	mg/L	0.5	＜0.02
	5	TDS	mg/L	1000	90～166
	6	总硬度	mg/L	以 $CaCO_3$ 计，450	92～137
	7	铝	mg/L	0.15	0～0.036
	8	硫酸盐	mg/L	250	＜0.8

续表

指标分类	编号	检测指标	单位	国标与江苏地表较严限值	NF30 系统产水
毒理指标	9	锑	mg/L	0.005	<0.0005
	10	砷	mg/L	0.01	<0.0005
	11	镉	mg/L	0.005	<0.0001
	12	铅	mg/L	0.01	<0.0008
	13	三氯甲烷	mg/L	0.04	<0.0006
	14	2-MIB	mg/L	≤0.00001	<0.000005
	15	土臭素	mg/L	≤0.00001	<0.000005
	16	亚硝酸盐（以 N 计）	mg/L	≤0.01	0.009
	17	稻瘟灵	ng/L	—	<5
	18	磺胺甲噁唑	ng/L	—	<5

经核算，纳滤系统直接制水成本（电费和药剂费）为 0.2～0.3 元/m³。纳滤系统车间照片见图 7.8。

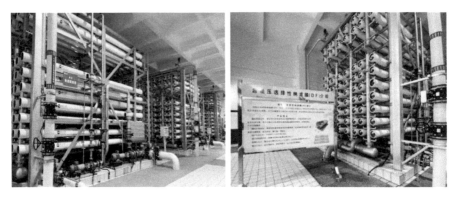

图 7.8　太仓第二水厂纳滤系统车间

7.2　小城镇水厂短时间沉淀–粉末活性炭–膜分离一体化处理技术

7.2.1　问题背景

针对华东河网微污染水源水体中存在的溶解性有机物和氨氮超标等问题，以及县镇供水水量少的特点，研发生化—超滤膜组合工艺。由于筛分孔径关系，单独使用微滤和超滤进行水源水处理，难以保证出水水质。同时，直接膜过滤膜污染情况严重，通量下降很快，因此该技术创新性地将混凝、沉淀、吸附、生物氧化和膜分离组合在一起，形成集反应、短时间沉淀、吸附/生物氧化和膜分离工艺于一体的组合工艺。并根据水质特点，确定了最优工艺参数。短时间沉淀–粉末活性炭–膜分离一体化处理技术将生物处理和吸附技术有效结合，通过生物作用去除可生物降解的有机物；粉末活性炭能有效吸附水中的中等分子量有机物，同时粉末活性炭还可以形成生物活性炭，进一步去除被吸附的有机物，并且对色度、嗅味和消毒副产物前体物也能有效去除；适量粉末活性炭的存在还可有效地防止膜污染。

7.2.2　技术原理与工艺

1. 技术原理

短时间沉淀—粉末活性炭吸附/生物氧化—膜分离组合工艺是在膜分离前先进行接触氧化，利用回流的生物活性炭加上搅拌曝气充氧，氧化氨氮和降解 COD_{Mn}，并在接触氧化池与超滤膜之间设过渡区，以形成一个生物活性炭、粉末活性炭的回流空间。经过渡区后的水进入超滤膜处理池，结合有效的前处理，选择浸没帘式中空纤维膜，有效去除原水中的悬浮颗粒和吸附在颗粒上的 COD_{Mn}、氨氮等，使出水浊度稳定在 0.1 NTU 以下。

2. 工艺流程

工艺流程主要涉及生物接触氧化池、过渡区和膜池的水厂多段工艺（图 7.9）。在生物接触氧化池中，投加浓度为 2 g/L 的粉末活性炭作为生物生长载体，反应器内维持较高的粉末活性炭浓度，具备一定的缓冲能力，能使整个系统运行更稳定。过渡区的作用类似沉淀池，在实际改造工程中充足的池长保证粉末活性炭能够充分沉降，上清液则溢流入膜池，能起到抑制粉末活性炭表面生物膜污染的作用。该工艺尤其针对贫营养的微污染地表水源水，去除水体中浓度低、种类多、性质复杂的污染物，同时也具备抵抗水质和水量变化的冲击、设备布置紧凑、易于自动化控制管理等优点。

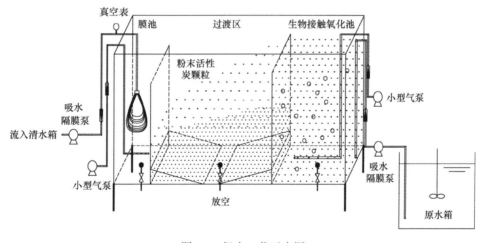

图 7.9　组合工艺示意图

长期运行短时间沉淀—粉末活性炭吸附/生物氧化—膜分离组合工艺处理微污染原水的效果：

（1）对浊度的去除。该工艺通过超滤膜强大的物理截留作用，将进水浊度去除 99%以上。即使在原水进水浊度变化较大的条件下，膜出水浊度依然非常稳定，出水浊度低而且始终维持在 0.14～0.25 NTU。

（2）对氨氮及亚硝酸盐氮的去除。工艺稳定运行期间通过生物降解作用表现出非常优良的氨氮去除效果。从第 38 天开始整个装置进入稳定运行阶段，氨氮去除作用逐步稳定。此时氧化氨氮的亚硝化细菌菌落开始成熟，此期间原水氨氮浓度在 0.44～0.85 mg/L 范围内变化的情况下，膜出水氨氮浓度始终维持在 0.04～0.35 mg/L 范围内。装置稳定运行阶段氨氮的平均去除率为 77.56%。

虽然装置初始化阶段亚硝酸盐氮没有去除并且有一定量的积累，但是在装置进入稳定运行阶段后能氧化亚硝酸盐氮的硝化细菌菌落开始成熟，装置对亚硝酸盐氮的去除效果明显并且去除率能维持在 18.18%～30.34%，平均去除率为 24.80%。

（3）对有机物的去除。水中总有机物大体可分为颗粒性有机物和溶解性有机物，颗粒性有机物采用常规处理工艺（混凝、沉淀、过滤）可较容易地将分离去除，但溶解性有机物因为其难以去除、危害较大而成为饮用水处理中人们关注的焦点。实验中粉末活性炭由于其多孔疏松的结构可以有效吸附水中弱极性、难生物降解的小分子有机物，而强极性亲水性物质则易通过生物作用氧化分解；此外，粉末活性炭吸附溶液中的营养物质，为微生物的新陈代谢和对有机物的生物降解去除提供了良好的环境，也提高了系统抗冲击负荷的能力；超滤膜对大分子有机物具有良好的截留作用，混合液中粉末活性炭颗粒及一些大分子微生物代谢产物都能得到分离去除，使得出水色度、嗅味和消毒副产物的前体物都有较大改善。

实验中原水 UV_{254} 的值为 0.045～0.091 cm^{-1}，平均值为 0.066 cm^{-1}。经过粉末活性炭+超滤膜处理后，膜出水 UV_{254} 的值为 0.011～0.04 cm^{-1}，平均值为 0.024 cm^{-1}，平均去除率为 63.27%。实验采用了 40 天的污泥停留时间，在 60 天的运行时间内粉末活性炭+超滤膜对溶解性有机物的去除效率非常稳定，所以反应器内的溶解性有机物的去除主要是通过生物降解作用完成的。

经过短时间沉淀—粉末活性炭吸附/生物氧化—膜分离组合工艺处理后，COD_{Mn} 由原水的 3.09～4.94 mg/L 降低到出水的 0.78～1.76 mg/L，平均去除率为 65.85%。对比实验结果显示，工艺对 COD_{Mn} 的平均去除率略高于 UV_{254}，这主要是因为前面的混凝、沉淀的作用，以及超滤膜能够高效截留进水中的颗粒性有机物。

（4）膜污染。膜污染是膜技术应用中所面临的一个重要问题，它会缩短膜的使用寿命，降低膜的处理能力，增加膜处理的费用。因此，要使粉末活性炭+超滤膜工艺获得长期稳定的运行效果，必须研究膜污染机理及其成因。大量文献及实验证明，膜污染主要受到三个因素的影响：反应器内水质的性质、操作条件和膜材料本身的性质。在反应器刚开始运行的几天内，曝气强度越高，膜污染速率越小。膜表面滤饼层的形成是造成膜污染的主要因素，而滤饼层的形成又受到抽吸压力和反向扩散两个因素的制约。抽吸压力能够使更多的污染物沉积到膜表面，而溶液中颗粒之间的相互作用及曝气产生的剪切力又会使部分沉积物重新返回到反应器主体相中。高曝气强度产生更大的剪切力，有效去除膜表面沉积物。因此，在反应器刚开始运行的一段时间内，增大曝气强度会对膜污染的减缓有积极作用。

（5）膜清洗。洗膜步骤：第一步，碱洗。采用 NaClO（1000 mg/L）和 NaOH（0.5%）混合液浸泡，每小时曝气 2 min。3 h 后循环抽水，在此过程中，每半个小时曝气 2 min，循环 1 h 后，再继续浸泡 3 h，排掉碱液，清水漂洗，碱洗结束。第二步，酸洗。碱洗后的膜经漂洗后，放入浓度为 2%（后期为节省成本采用 1%）的柠檬酸溶液中，浸泡及循环流程同碱洗。

7.2.3　示范应用案例与成效

　　根据浙江省绍兴市上虞区近远期城市的供水要求，规划确定：中心城区不再新建净水厂，中远期对第二水厂（现更名为上源闸水厂）和第三水厂进行扩建，以上源闸水厂的改扩建工程为依托示范工程。上源闸水厂原设计规模 15 万 t/d，以汤浦水库为水源，水源水质良好，经常规处理工艺处理后可以满足饮用水卫生标准。但目前汤浦水库水量已经不足以应对水量增长的需求，需要启用微污染的总干渠水作为该水厂的水源，示范工程的任务是将原水厂的一组工艺（3 万 t/d）进行改造，使其在使用微污染水源水时能满足《生活饮用水卫生标准》（GB 5749—2006）。

　　本项成果应用于上虞区上源闸水厂改造工程中，将原混凝平流沉淀池改造成混凝—短时间沉淀—粉末活性炭吸附/生物氧化—超滤膜组合工艺，示范工程工艺布置如图 7.10 所示。示范工程保留原混凝池和平流沉淀池前半部分，在原来沉淀池的后半部分进行改建，设两格约 8.2 m×8.2 m×3.6 m 的氧化吸附池，各设一台提升式搅拌机，在两格氧化吸附池之后设 14 m 左右宽的过渡区，使氧化吸附池出水，在过渡区进行初步的沉淀，然后进入膜池，每组膜有 36 帘中空纤维膜元件，有完整的独立框架和集中的管路接口。每格膜池设 12 个膜组，膜组底下设穿孔曝气管。

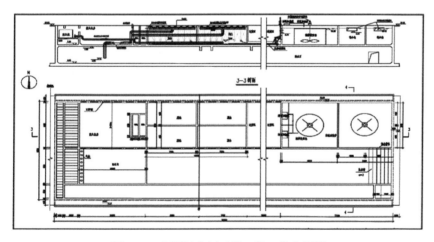

图 7.10　上源闸水厂示范工程工艺布置图

　　示范工程于 2011 年 4 月建成通水，经第三方监测机构检测，该示范工程实际运行效果出水水质满足《生活饮用水卫生标准》（GB 5749—2006）。工艺系统对氨氮和亚硝酸盐氮的处理效果如图 7.11 所示。示范工程解决了优质水源不足情况下，上虞区自来水供水的安全性，保证了微污染水源水经改造工程处理流程后出水水质满足用户要求。

　　示范工程实施后，能进一步保障上虞区自来水供水安全和水质的提高，具有良好的经济、社会和环境效益，对华东地区老水厂的升级改造具有很好的示范作用，适合在县镇供水等小规模的自来水厂推广应用。

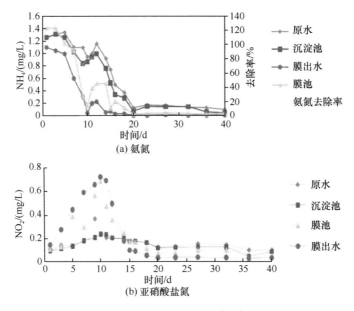

图 7.11　工艺系统对氨氮和亚硝酸盐氮的处理效果

7.3　饮用水常规处理与纳滤组合净化技术

7.3.1　问题背景

　　针对高品质饮用水目标，现有水厂工艺亟待优化，水质有待进一步提升，降低水中有机物指标，提升对微量有机物、致嗅物质等的去除效率。金泽水源耗氧量等有机指标偏高，存在藻源性和化学品性复合嗅味、抗生素、农药等微量污染物，现有水厂出厂水耗氧量不能稳定达到上海市《生活饮用水水质标准》（DB31/T 1091—2018）限值 2 mg/L要求，2-MIB、土臭素、双醚等腥臭味和土霉味均有检出，影响口感。

　　纳滤膜是一种有效去除有机物的深度处理技术，在目前水厂常规处理工艺基础上，结合纳滤膜深度处理对水质进一步提升，可以为常规处理水厂深度处理改造提供一条技术路线。同时，目前纳滤膜工艺的预处理多采用微滤（MF）/超滤（UF）后再经常规保安过滤器系统过滤后进入纳滤系统，预处理效果差易引起纳滤膜污染并缩短其使用寿命，制约纳滤技术的应用，也增加了整个纳滤系统的经济成本。通过研究水厂常规处理和纳滤组合净化技术，亦可探索优化基于常规砂滤处理的纳滤预处理技术，为纳滤膜的应用提供更广泛的可行性。

7.3.2　技术原理与工艺

1. 技术原理

　　利用常规与纳滤组合工艺（混凝沉淀—砂滤—预处理—纳滤），在常规处理工艺后，通过孔径为 1～10 nm 的纳滤膜，进一步截留水中小分子有机物、病毒、藻类、重金属离子等污染物，强化常规出水耗氧量、2-MIB、双醚等致嗅物质、抗生素等污染物去除，提升出厂水的水质。常规与纳滤组合工艺处理后，出水耗氧量可保持为 0.4～0.8 mg/L，TOC 为 0.17～0.32 mg/L，浊度为 0.07～0.10 NTU，总硬度去除率为 40%左右，磺胺嘧啶、异丙隆等去除率为 50%～99%；工艺设计运行通量为 21 L/（m²·h），系统回收率≥85%，运行压力为 0.3～0.7 MPa。该工艺满足出厂水有机物达标和致嗅物质控制的同时，能有效去除抗生素、农药等痕量污染物，达到《生活饮用水卫生标准》（GB 5749—2006）和上海市《生活饮用水水质标准》（DB31/T 1091—2018）。

2. 工艺流程

饮用水常规处理与纳滤组合净化技术的工艺流程如图 7.12 所示。

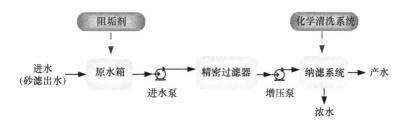

图 7.12　常规-纳滤系统工艺流程图

技术形成的"砂滤过滤常规水处理工艺+可清洗精密保安过滤器过滤系统"的新型纳滤膜预处理技术，替代了 UF/MF 膜+常规保安过滤器的纳滤预处理工艺，强化了纳滤膜系统预处理效果，解决了传统保安过滤器系统对纳滤进水（砂滤池出水）的预处理寿命短、污堵（微生物、有机物、无机物、颗粒物等）严重，无法确保纳滤进水 SDI<3 的要求。新型纳滤膜预处理技术的纳滤进水先经由过滤精度差（出水分子量为 2603±251Da）的砂滤池过滤，再经过滤精度高（出水分子量为 1912±219 Da）的可清洗精密保安过滤器系统过滤，纳滤系统跨膜压差、系统回收率等运行工艺参数如图 7.13 所示。水厂常规处理工艺砂滤过滤可有效去除悬浮颗粒物、胶体、微生物及部分天然有机物（NOM），且其自身寿命长，运行成本低，可有效提高保安过滤器系统的过滤效果。可清洗精密保安过滤器系统的核心部分是精密保安过滤器滤芯，该滤芯的结构为悬挂式，形状为新月形，具有不锈钢内外衬，其特征是可进行在线化学清洗，满足正向过滤、反向冲洗、水气联合反洗需求，全生命周期内（质保 5 年）保持孔径不变，且绝对过滤精度是≥1 μm 的颗粒物去除率达 95%、≥6 μm 的颗粒物去除率达 99.98%，可对进水中的颗粒物、胶体、重金属、有机物等进行有效去除，出水 SDI 值稳定（SDI<3），可有效缓解纳滤膜污堵。

7.3.3　示范应用案例与成效

该技术在闵行水厂（四期）的"高品质饮用水技术示范"中进行应用，示范规模为 1 万 m³/d，工艺为预臭氧—平流沉淀—砂滤—纳滤—消毒（图 7.14）。金泽水源有机物

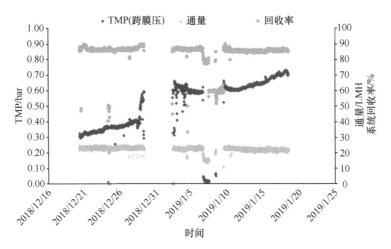

图 7.13 纳滤系统跨膜压差、系统回收率等运行工艺参数

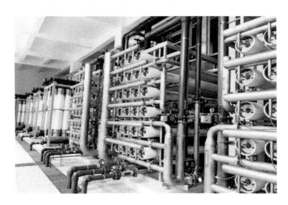

图 7.14 闵行水厂（四期）"常规+纳滤"示范工程

偏高，并且存在藻源性和化学品复合嗅味风险，影响出厂水口感。应用该技术方案强化常规工艺处理效果，探索适用于金泽水源的水厂高品质饮用水技术路线，可显著降低出厂水耗氧量等有机物，并且提升口感，满足高品质饮用水目标需求。

经示范应用，纳滤系统回收率不低于 85%，膜通量不低于 20 L/（m²·h）；有机物指标明显降低，TOC、耗氧量等去除率达 77%和 68%，TDS、总硬度去除率为 50%左右，2-MIB 等典型致嗅物质基本未检出，口感明显改善；纳滤膜出水未检出各种无脊椎动物，相比生物活性炭出水明显改善。

7.4 在线混凝-超滤联用技术

7.4.1 问题背景

超滤膜在饮用水处理工艺的应用已经越来越广泛，但膜污染阻碍了其更广泛的应用。膜污染使超滤膜需要许多的预处理置于它的前端，导致处理工艺越来越复杂，装置占地面积增大，制水成本增加。通过在线混凝–超滤联用技术，无须处理构筑物，能够有效缓解膜污染问题，提高超滤膜去除效果。

7.4.2　技术原理与工艺

1. 技术原理

在线混凝缓解膜污染的机理如图 7.15 所示。从图 7.15 可以看出，在直接过滤的情况下，大分子有机物主要黏附在膜表面，形成污染层。反冲洗只能清洗部分的大分子有机物，但随着过滤的进行，大分子有机物在膜表面逐渐积累，从而造成了不可逆污染，化学清洗液中出现了大量的大分子有机物有力支撑了这一说法。而从扫描电镜及原子力显微镜的观察结果发现，直接过滤下形成的污染层较薄，说明直接过滤形成了致密的污染层，阻力较大。在线混凝作为预处理，矾花会与大分子有机物作用，并将其包裹，从而避免其与膜表面接触，反冲洗将矾花连同大分子有机物清洗，从而避免了在膜表面的累积。在线混凝的化学清洗液中没有出现大分子有机物支持了这一说法。另外，原子力显微镜的观察结果表明，在线混凝下的膜表面的滤饼层明显比直接过滤的厚，这说明矾花在膜表面形成了多孔、松软的滤饼层，它不仅有效阻止了有机物与膜的直接接触，而且使阻力变小。

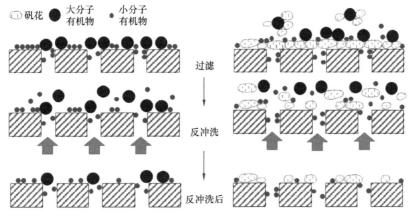

图 7.15　在线混凝机理

2. 工艺流程

在线混凝—超滤膜可替代常规处理工艺，从而可以大大节省水厂用地。在线混凝—超滤膜还可后置臭氧生物膜，形成在线混凝—超滤—臭氧—生物活性炭的高品质饮用水处理工艺系统。

7.4.3　示范应用案例与成效

在苏州吴江水厂建立了 1 m³/h 处理规模的中试，如图 7.16 所示。去除效果如图 7.17 和图 7.18 所示，有机物平均去除率为 45%，藻类平均去除率为 98%。

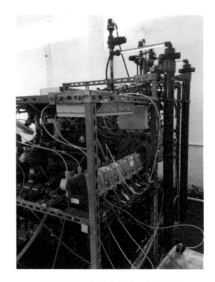

图 7.16   在线混凝—超滤膜

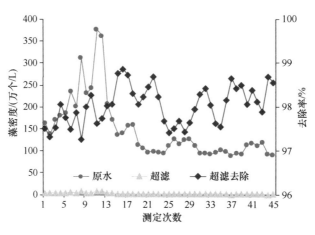

图 7.17   藻类的去除效果

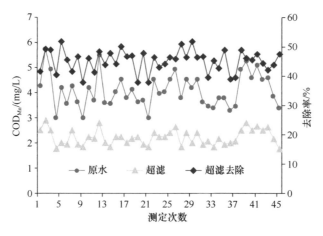

图 7.18   有机物的去除效果

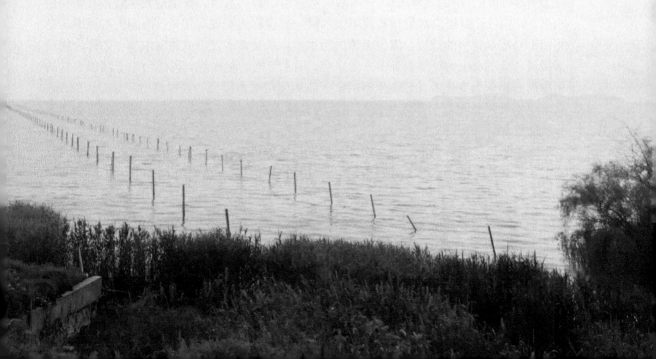

第三篇

供水管网水量水质保障关键技术

第8章 供水漏损控制与节能关键技术

8.1 供水管网漏损区域识别技术

8.1.1 问题背景

该技术主要适用于供水管网漏损区域识别问题,具体为利用水力模型与压力监测数据进行管网漏损区域识别。该技术要求目标供水管网具备一定数目的远传压力表,并已建立校核精度较好的水力模型。

8.1.2 技术原理与工艺

1. 技术原理

供水管网中往往存在不同程度的漏损问题,在建立高精度的城市供水管网水力模型时,不仅需考虑各用户节点的用水量计量数据,同时也将管网漏损水量纳入城市管网的供水量,即把漏损水量也作为节点用水量分配到各节点中。因此,在供水管网水力模型中,任一时刻 t,水力模型中的节点 i 的实际用水量 $q_i(t)$ 通常包含:节点的真实需水量 $d_i(t)$、分配到节点的漏损水量 $l_i(t)$,如式(8.1)所示。

$$q_i(t) = d_i(t) + l_i(t) \tag{8.1}$$

根据我国住房和城乡建设部于 2016 年发布的《城镇供水管网漏损控制及评定标准》(CJJ 92—2016)中的表 4.2.1,管网漏损水量包括漏失水量、计量损失水量和其他损失水量。其中,计量损失水量和其他损失水量一般也称为表观漏损量;而漏失水量通常是指由于输配水管网的破损、爆裂而流失的水量,以及蓄水设施的溢流水量,亦称为物理漏损量,受供水压力、流量等多方面影响。供水管网的测压点处可能会由于漏损水量的增加而引起压力变化,导致测压点的实际监测值与水力模型的模拟值出现偏差。因此,实际供水管网也可以看作无物理漏损量的基础供水管网与具有一定空间分布的物理漏损量的叠加。

该技术所提出的供水管网漏损区域识别技术的核心在于,通过叠加服从一定空间分布的物理漏损量的形式与基础水力模型来模拟真实供水情况,以最小化测压点 i 处实际监测数据 $P_{r,i}(t)$ 与施加一定漏损水量的水力模型的模拟数据 $P_{m,i}(t,L)$ 的差异为目标,通过优化算法优化漏损的空间分布,识别供水管各区域的物理漏损情况,即式(8.2)。

$$\min F(L) = \sum_t \sum_i f\left[P_{m,i}(t,L) - P_{r,i}(t)\right] \tag{8.2}$$

式中，L 表示具有一定空间分布的物理漏损量，m^3；f 表示测压点 i 处模拟压力值与实际监测压力值的差异的表现形式，如绝对值等，m；$F(L)$ 表示在物理漏损量 L 的影响下，供水管网各测压点在各时刻的实际监测压力值与模型模拟压力值的差异的绝对值之和，m。

一系列研究表明，漏失水量 $Q_i(t)$ 与漏失节点处的压力 $H_i(t)$ 呈指数关系，即式（8.3）：

$$Q_i(t) = \alpha_i \left[H_i(t) \right]^{\beta} \tag{8.3}$$

式中，α_i 表示漏失系数，与漏失节点 i 有关；β 表示漏失指数，与供水管网的实际情况有关，通常取 1.18。

该技术将节点漏失水量作为管网的物理漏损量，在水力模型中以喷射流量的形式体现，采用虚拟分区的概念，通过对节点进行分组，形成若干个虚拟分区，以节点漏损风险系数 R 和虚拟分区物理漏损背景系数 x 的乘积作为节点的漏失系数，如式（8.4）所示：

$$\alpha = x \cdot R \tag{8.4}$$

式中，x 不具备实际物理意义，体现该虚拟分区的整体漏损情况，也是优化漏损水量空间分布的决策变量，用于计算和评估供水管网各区域的漏损水量；R 由供水管网各节点的特性（包括节点的需水量以及相连管段情况如管材、管龄等）决定。

2. 技术流程

该技术的实现过程如图 8.1 所示，其中，遗传算法优化过程可以通过调用 MATLAB 遗传算法工具箱实现。

1）参数设置与预处理

该技术需要输入的参数包括：

（1）水力模型模拟时长 T。假设各时刻节点漏失系数不发生改变，可采用具有延时模拟的水力模型，并建议采用 24 h（水力模拟步长为 1 h）作为延时模拟时长，避免时长过短引起较大的随机误差、时长过长造成漏损识别效率降低。

（2）模拟时段内物理漏损量总量 L_r。该参数可通过水平衡分析获取，也可根据工程经验，由产销差水量 Q_{SL} 或漏损水量 Q_{WL} 按式（8.5）进行估算：

$$L_r = (60 \sim 70)\% \times Q_{WL} = (60 \sim 70)\% \times \left[Q_{SL} - (1 \sim 2)\% \right] \tag{8.5}$$

（3）物理漏损量总量允许偏差绝对百分比 ε。通过该参数的设置可在偏差允许范围内控制优化结果与设定的物理漏损量总量吻合。一般而言，ε 可取 10%；当物理漏损量总量计算比较精确、管网规模较小时，该参数也可以酌情减小。

（4）节点漏损风险系数。该技术采用 Cox 比例风险模型来建立管道漏损风险评估模型，依据管材对管道进行分组，结合爆管、漏损历史修复数据对各类管材的管道分别建立 Cox 比例风险模型。Cox 比例风险模型的基本表达式如式（8.6）所示。

$$h(t, Z) = h_0(t) e^{\beta^T Z} \tag{8.6}$$

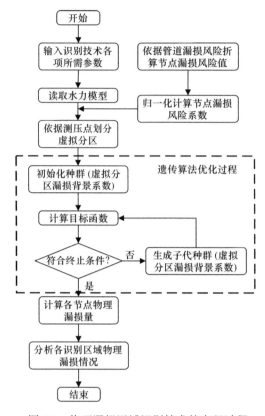

图 8.1 物理漏损区域识别技术的实现过程

式中，t 表示管龄，a；Z 表示协变量，以管径作为协变量，mm；$h(t,Z)$ 表示管道漏损风险函数，次/（a·km）；$h_0(t)$ 表示管道漏损基准风险函数，次/（a·km）；$e^{\beta^T Z}$ 表示管道漏损风险函数的协变量，用以表示其他风险因素对管道漏损的影响。

$h_0(t)$ 表示管道漏损的基准风险函数，它描述了管道漏损风险随时间的变化过程，一般采用漏损频率来表达，即年平均单位管长的漏损次数，其分布一般符合"浴缸曲线"，可采用式（8.7）作为基准风险函数：

$$h_0(t) = at^2 + bt + c \tag{8.7}$$

式中，a、b、c 表示管道漏损基准风险函数的系数。

依据管材进行分类后，将该类型管段年平均单位管长的漏损次数作为基准风险率 h_0，以管龄 t 作为自变量，以该管龄管段对应的基准风险率 h_0 作为因变量，按照式（8.7）进行拟合，得到管道漏损基准风险函数的系数 a、b、c，以及拟合度 R^2。拟合度 R^2 越接近于 1，则拟合效果越好。将各管材管道漏损记录中的管径和管龄信息进行生存分析 Cox 回归，可得到不同管材管道的管径协变量系数的取值。

依据目标管网中各管段的管材类型，将各管段的管龄、管径分别代入对应管材的管道漏损风险函数 $h(t,Z)$，再结合各管道的管长 L，可求得各管道的漏损风险值 PR。

$$PR = h(t,Z) \cdot L \tag{8.8}$$

由管道漏损风险值计算得到的节点漏损风险值 R_{ni} 可由式（8.9）计算。

$$R_{ni} = \frac{1}{2} \sum_{j \in \text{Pipe}_i} PR_j \tag{8.9}$$

式中，j 表示与节点 i 相连的管段 j；Pipe_i 表示节点 i 相连的全部管段的集合。

节点漏损风险系数 R 与节点漏损风险值 R_n 和节点需水量 d 成正比。然而，两者的量纲并不相同，为保证计算时的统一，在本技术中需对两者进行归一化，将所有 R_n 和 d（非 0）的值均调整至[0.0001，1.0000]，形成由节点漏损风险值折算得到的节点漏损风险系数 R_1 和由节点需水量折算得到的节点漏损风险系数 R_2，原本为 0 的值不变。

经过实验研究，节点漏损风险系数同时考虑节点漏损风险值和节点需水量两方面因素，并以 1：0.1 作为系数比求和时应用效果最佳。

$$R = R_1 + 0.1 \times R_2 \tag{8.10}$$

节点漏损风险系数 R 只与节点漏损风险值和节点需水量有关，不会随优化过程改变，因此可以一次计算后存储为数据文件，后续计算时直接读取即可。

（5）测压点所在节点位置。测压点是该技术的关键参数，决定了各虚拟分区的中心，也决定了后续计算目标函数时所用到的自由水压模拟数据，因此需要在参数输入阶段确定测压点所在节点位置。

（6）测压点自由水头实际监测值。该参数是目标函数计算的参照依据，可通过管网数据监控采集系统（supervisory control and data acquisition，SCADA）获取，也可以先利用数据挖掘、神经网络等方式进行数据清洗、数据修复等操作以保证数据质量。

（7）边界节点的所在位置。该技术中的边界节点不仅指地理位置处于边界的节点，也包括供水管网中的水厂供水节点和大用户节点，这些节点的需水量一般单独计量，可假设这些节点不发生漏损，须在输入参数时定义这部分边界节点的所在位置，确保其节点漏损风险系数为 0。

2）读取水力模型

该技术采用的水力模型是基于美国 EPA 开发的软件 EPANET 进行开发的，所需读取对象的信息如表 8.1 所示。

3）划分虚拟分区

该技术采用路径分析来划分虚拟分区，以测压点所在位置为目标节点，以管长为权重，采用最短路径算法——Dijkstra 算法计算模型中所有节点到各分区中心的最短路径，随后将节点分配给距离最近的分区中心，从而获取划分结果。具体划分过程如下：

（1）依据管网拓扑结构，将其视为无向图，建立带权图的管网邻接矩阵 D。邻接矩阵 D 的任意元素 D_{ij} 应根据式（8.11）条件来确定：

$$D_{ij} = \begin{cases} \infty, & \text{节点}i\text{与节点}j\text{不相邻} \\ \omega_l, & \text{节点}i\text{与节点}j\text{相邻} \end{cases} \qquad (8.11)$$

式中，l 表示直接连接节点 i 与节点 j 的管段；ω_l 表示权重，此处选用管段 l 的管长。

表 8.1 水力模型中读取对象参数及用途

读取对象	对象参数	数据类型	用途
连接节点	索引	Int32	索引节点信息
	ID	string	标识连接节点的唯一标签，不同节点具有不同 ID
	X、Y 坐标	double/float	绘制管网图像
	基本需水量	double/float	计算节点漏损风险系数，与需水量模式共同计算节点实际需水量
	需水量模式索引	Int32	依据模式索引匹配相应的节点需水量模式
	射流系数	double/float	计算节点物理漏损量
水库	索引	Int32	索引水库信息
	ID	string	标识连接水库的唯一标签，不同水库具有不同 ID
	X、Y 坐标	double/float	绘制管网图像
管道	索引	Int32	索引管道信息
	ID	string	标识连接管道的唯一标签，不同管道具有不同 ID
	起止节点索引	Int32	匹配起止节点信息、绘制管网图像
	管长	double/float	划分虚拟分区
	管道粗糙系数	double/float	执行方法的鲁棒性研究
模式	索引	Int32	索引模式信息
	ID	string	标识连接模式的唯一标签，不同模式具有不同 ID
	模式乘子	double/float	与节点基本需水量共同计算节点实际需水量

（2）基于带权图的邻接矩阵，以测压点所在节点为目标节点，采用 Dijkstra 算法，计算各节点到测压点的最短距离。

（3）依据节点与测压点的最短距离表，对各节点执行最短距离搜索，将该节点划分至最短距离对应的测压点所在的虚拟分区。

（4）遗传算法优化阶段。遗传算法主要包括 6 个步骤，分别是：初始化种群、计算适应度、选择运算、交叉运算、变异运算和判断终止条件。

（5）计算节点物理漏损量。优化结束后，遗传算法将输出各虚拟分区物理漏损背景系数 X，从而得到各节点的漏失系数 α，将各节点的漏失系数作为各节点的射流系数，利用 EPANET 可得到各时刻各节点加入射流系数后的实际用水量 $q_i(t)$，则节点 i 在 t 时刻的物理漏损量 $l_i(t)$ 可由式（8.12）计算。

$$l_i(t) = q_i(t) - d_i(t) \qquad (8.12)$$

式中，$d_i(t)$ 为基础水力模型中节点 i 在 t 时刻的节点需水量，L/s。

（6）分析区域物理漏损情况。以虚拟分区 k 作为物理漏损区域评估单元，各区域的物理漏损量 L_k 可通过式（8.13）所示。

$$L_k = 3.6 \sum_{t}^{T} \sum_{i}^{n_k} l_i(t) \qquad (8.13)$$

式中，n_k 表示虚拟分区 k 区域内节点总数目；$l_i(t)$ 表示节点 i 在 t 时刻的物理漏损量，L/s。

由于各区域规模不等，需通过式（8.14）计算各区域的物理漏损率：

$$RL_k = \frac{L_k}{3.6T \sum_{i}^{n_k} d_i + L_k} \qquad (8.14)$$

式中，d_i 表示节点 i 的节点基本需水量，L/s；RL_k 表示模拟时段内，虚拟分区 k 的物理漏损率，%。

对于物理漏损率较高的区域，供水企业应该加强管网巡查及检漏力度，降低管道物理漏损。此外，可将虚拟分区的物理漏损量与通过分区计量得到的漏损量或管网运行经验进行对比，估算各区域的表观漏损情况，并采取相应措施进一步控制漏损。

8.1.3 示范应用案例与成效

1. 示范应用案例概况

松陵镇（现为松陵街道）位于我国江苏省苏州市吴江区，其供水管网服务面积约 100 km²，平均日供水量约 18 万 t，DN100 及以上的管道长约 977 km，共有 95 个测流点和 41 个测压点。

松陵镇供水管网已建设 13 个独立计量分区，松陵镇供水管网水力模型的拓扑结构、计量分区范围、测压点、流量计的位置如图 8.2 所示。简化后的水力模型有 8618 个节点，包括 1 个水库节点、1 个流量转输供入节点、18 个流量转输供出节点、9016 根管段，总管长约 670 km。水力模型中节点基本需水量总计为 2666 L/s（包含转输流量）。除转输流量外，节点基本需水量总计为 2154 L/s，即日用水量 18.61 万 m³/d。

松陵镇共有 73 种模式，其中 23 种为居民用水模式，模式 8、模式 14 和模式 64 为节点数最多的三种典型用水模式，约占总节点数的 42.84%。松陵镇水源、转输节点、典型居民用水模式节点等各类节点位置如图 8.3 所示，水源的压力模式及这 3 种典型的居民用水模式如图 8.4 所示。

2. 漏损区域识别技术应用

1）管道漏损风险评估模型的构建

a. 基础数据分析

根据松陵镇 2012～2017 年的管道漏损维护记录及地理信息系统（GIS）中供水管道的信息，逐年统计不同管材管道的漏损次数占比和管程占比（表 8.2、表 8.3）。

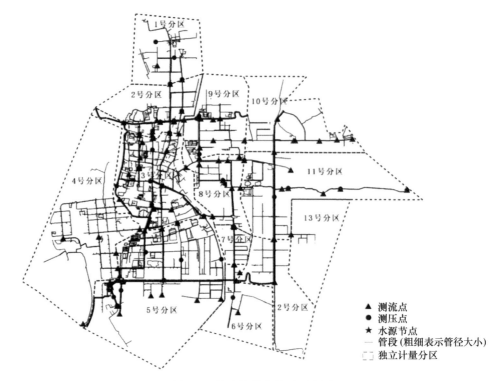

图 8.2 松陵镇供水管网示意图

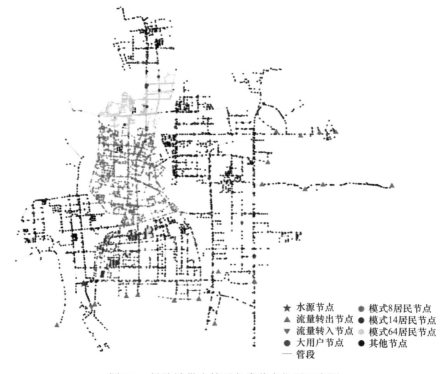

图 8.3 松陵镇供水管网各类节点位置示意图

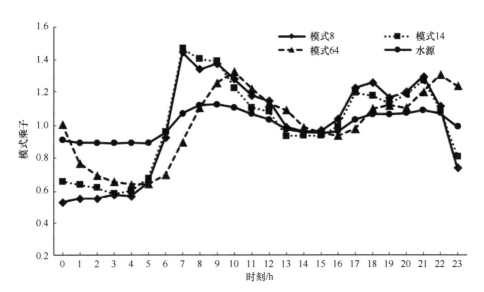

图 8.4　松陵镇供水管网压力模式及典型居民用水模式

表 8.2　松陵镇不同管材管道的漏损次数占比

年份	不同管材管道的漏损次数占比/%						漏损总次数/次
	镀锌钢管	塑料管	钢管	铸铁管	球墨铸铁管	其他	
2012	36.96	33.57	7.25	12.56	9.66	0.00	414
2013	56.68	11.74	8.50	15.79	5.26	2.02	247
2014	55.42	12.05	11.75	8.43	12.05	0.30	332
2015	54.85	10.19	13.59	15.05	6.31	0.00	206
2016	60.07	6.96	11.36	13.19	8.42	0.00	273
2017	50.70	10.22	14.03	14.63	10.42	0.00	499
合计	51.09	15.17	11.11	13.14	9.18	0.30	1971

表 8.3　松陵镇不同管材管道的管程占比

年份	不同管材管道的管程占比/%						总管程/km
	镀锌钢管	塑料管	钢管	铸铁管	球墨铸铁管	其他	
2012	23.48	6.31	3.77	3.23	61.05	2.17	718.97
2013	20.88	7.10	3.85	2.86	62.74	2.58	809.98
2014	18.46	7.52	3.73	2.53	64.89	2.86	915.77
2015	17.60	7.60	3.68	2.42	65.80	2.91	960.89
2016	16.62	7.60	3.50	2.28	66.71	3.30	1017.63
2017	16.57	7.60	3.49	2.28	66.74	3.31	1020.18
合计	18.63	7.34	3.66	2.56	64.91	2.90	—

　　基于该统计结果，可计算得 2012～2017 年间不同管材管道的漏损比率 r_i（表 8.4）；以及 2012～2017 年间不同管材管道的年均单位管长漏损次数 n_i（图 8.5）。

表8.4　松陵镇不同管材管道的漏损比率　　　　　　（单位：%）

年份	镀锌钢管	塑料管	钢管	铸铁管	球墨铸铁管	其他
2012	1.57	5.32	1.92	3.89	0.16	0.00
2013	2.72	1.65	2.21	5.51	0.08	0.79
2014	3.00	1.60	3.15	3.33	0.19	0.11
2015	3.12	1.34	3.69	6.23	0.10	0.00
2016	3.62	0.92	3.25	5.78	0.13	0.00
2017	3.06	1.34	4.02	6.43	0.16	0.00
合计	2.74	2.07	3.04	5.14	0.14	0.10

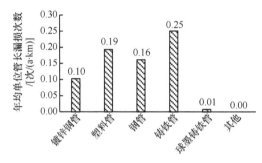

图8.5　松陵镇不同管材管道的年均单位管长漏损次数

b. 模型建立

根据上述统计结果，r_i和n_i均有较大差异，因而有必要针对不同管材管道分别建立管道漏损风险评估模型。

（1）基准风险函数拟合。可由上述基础数据对不同管材管道的基准风险函数进行拟合（图8.6），结果显示塑料管的基准风险率受管龄影响最大，而球墨铸铁管和其他管材管道的基准风险率基本不受管龄影响，且接近于0。

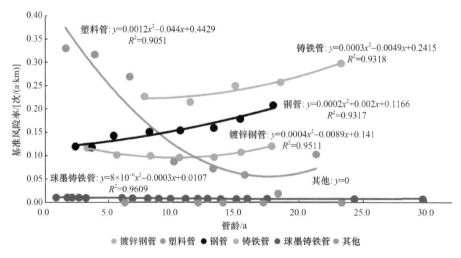

图8.6　基准风险函数拟合结果

（2）协变量系数回归。将各管材管道漏损记录中的管径赋值和管龄信息导入 SPSS 数据分析软件，进行生存分析的 Cox 回归，可得到不同管材管道的管径协变量系数 β 的取值（表 8.5），回归结果的显著性均小于 0.28。其中，由于其他管材管道的基准风险率为 0，不须进行回归分析。

表 8.5　协变量（管径）系数回归结果

	镀锌钢管	塑料管	钢管	铸铁管	球墨铸铁管
β	0.124	0.151	−0.055	0.05	0.069
显著性	<0.005	<0.005	0.237	0.185	0.277

（3）比例风险假设检验。完成协变量系数回归后，需验证协变量是否符合比例风险假设。作各管材管道的管径 LLS 曲线（图 8.7），可知各管材管道的管径 LLS 曲线均大致平行，即各管材管道的协变量（管径）均符合比例风险假设。

（4）松陵镇供水管道漏损风险评估。将上述拟合结果得到的基准风险函数和回归得到的协变量函数进行组合，即可得到松陵镇的供水管道漏损风险评估模型，如表 8.6 所示，赋值规则如表 8.7 所示。

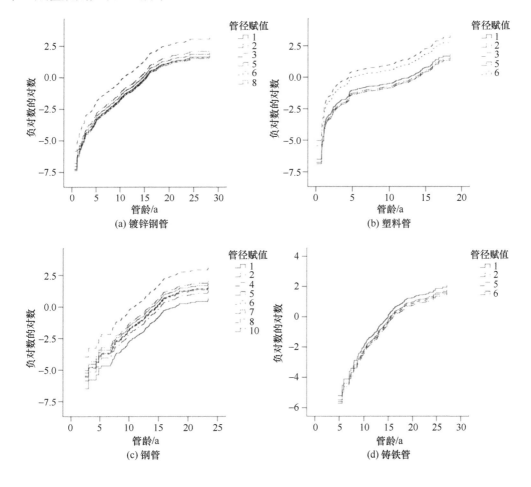

(a) 镀锌钢管　　(b) 塑料管　　(c) 钢管　　(d) 铸铁管

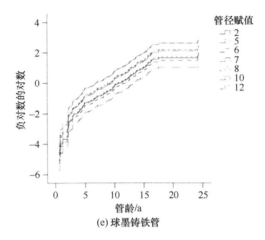

(e) 球墨铸铁管

图 8.7　松陵镇各管材管道的管径 LLS 曲线

表 8.6　松陵镇供水管道漏损风险评估模型

管材	管道漏损风险 $h(t, d)$	R^2	协变量系数显著性
镀锌钢管	$(0.0004t^2-0.0089t+0.141) \times \exp(0.124d)$	0.9511	<0.005
塑料管	$(0.0012t^2-0.044t+0.4429) \times \exp(0.151d)$	0.9051	<0.005
钢管	$(0.0002t^2+0.002t+0.1166) \times \exp(-0.055d)$	0.9317	0.237
铸铁管	$(0.0003t^2-0.0049t+0.2415) \times \exp(0.05d)$	0.9318	0.185
球墨铸铁管	$(0.000008t^2-0.0003t+0.0107) \times \exp(0.069d)$	0.9609	0.277
其他	0	—	—

注：t 为管龄，单位为 a；d 为管径赋值。

表 8.7　松陵镇管道漏损风险评估模型中管径 d 的赋值规则

管径范围/mm	d 赋值	管径范围/mm	d 赋值	管径范围/mm	d 赋值
≤80	1	125～150	5	600～700	9
80～100	2	150～400	6	700～800	10
100～110	3	400～500	7	800～900	11
110～125	4	500～600	8	>900	12

c. 松陵镇供水管道漏损风险评估

结合松陵镇供水管道漏损风险评估模型，根据各管道的管径、管材等信息可得到各管道的基准风险，从而计算各管道的管道风险，并计算得到各节点的节点漏损风险值 R_n，从而进一步折算得到节点漏损风险系数 R_l。将边界节点的节点漏损风险值设为 0 后，共有 7683 个节点存在漏损风险值（图 8.8）。

2）技术参数设置

（1）水力模型模拟时长 T。T 采用 24 h。

（2）模拟时段内物理漏损量总量。2017 年 2～7 月松陵镇供水量和售水量情况如表 8.8 所示。

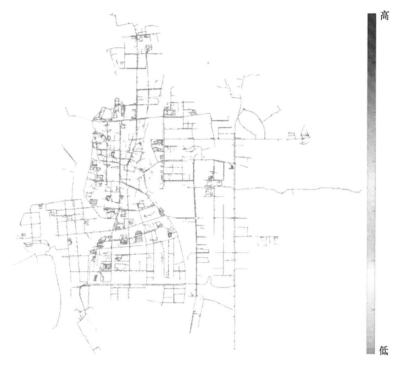

高

低

图 8.8　松陵镇管道基准漏损风险值示意图

表 8.8　松陵镇供售水情况

月份	供水量/万 m³	售水量/万 m³	产销差水量/万 m³	产销差率/%
2 月	500.64	376.8	123.84	24.74
3 月	515.63	344.4	171.23	33.21
4 月	533.26	401.2	132.06	24.76
5 月	455.18	419.8	35.38	7.77
6 月	527.77	440.5	87.27	16.54
7 月	574.43	455.6	118.83	20.69
总计	3106.91	2438.3	668.61	21.52
平均	517.82	406.38	111.44	21.52

2017 年 2~7 月松陵镇的产销差率按照平均产销差率 21.52%来计算，漏损率约为 19.52%~20.52%，取 19.52%。由日供水量为 18.61 万 m³/d 可知其日均漏损量为 36330 m³/d，代入式（8.15）计算得

$$L_r = (60 \sim 70)\% \times 36330\,\text{m}^3/\text{d} = (21798 \sim 25431)\,\text{m}^3/\text{d} \tag{8.15}$$

取 $L_r = 25000\,\text{m}^3/\text{d}$。

（3）物理漏损量总量允许偏差绝对百分比。该项取默认值，即 10%。

（4）节点漏损风险系数。根据式（8.10），由管道漏损风险值计算得到的节点漏损风

险系数 R_1 和由节点需水量计算得到的节点漏损风险系数 R_2，以系数 1：0.1 作为系数比，求和得到最终的节点漏损风险系数 R。

（5）测压点所在节点位置。松陵镇共有 41 个测压点，其中 10 个测压点存在数据缺失、异常等情况，实际用于物理漏损区域识别技术的测压点为 31 个。

（6）测压点自由水头实际监测值。利用 SCADA 获取各测压点每小时的压力实际监测值，每个测压点每天均有 24 个监测值数据。

（7）边界节点的所在位置。边界节点包括供水水源节点、边界流量转输节点，以及单独计量的大用户节点。①供水水源节点。松陵镇供水管网共有一个供水水源。水力模型中，该水源日供水流量为 2666 L/s。②边界流量转输节点。松陵镇供水管网有 19 个边界流量转输节点，其中 1 个节点为流量转输供入节点，18 个节点为流量转输供出节点。③单独计量的大用户节点。松陵镇单独计量的大用户节点共有 31 个。松陵镇边界节点和其他用户节点的水量汇总如表 8.9 所示。

表 8.9 松陵镇边界节点和其他用户节点的水量汇总

水量类型	节点数目	合计水量/（m³/d）
水源	1	230342
转输供入	1	8703
转输供出	18	52931
大用户节点	31	27019
总用水量（含大用户）	8598	186114
总用水量（不含大用户）	8567	159095

（8）水力模型的处理。现有的已校核的管网水力模型中，水量包括了各节点的真实需水量、管网中的物理漏损量和表观漏损量。为获取该方法中所需要的基础水力模型，还需扣除管网中物理漏损量的部分，作为该技术的基础水力模型。

在管网建模过程，优先赋予边界节点的流量，这些节点一般不需扣除物理漏损量。除此之外的一般用户节点，可按流量分配原则，将剩余未分配的流量进行分配，以节点需水量为权重，按一定比例扣除物理漏损量。

3. 示范应用案例成效分析

利用松陵镇供水管网中的 23 个测压点将松陵镇供水管网划分至 23 个虚拟分区，如图 8.9 所示。

经过迭代，松陵镇供水管网物理漏损识别的漏损量和漏损率如表 8.10 所示，区域识别结果如图 8.10 所示。

表 8.10 和图 8.10 表明，当不考虑大用户节点时，松陵镇各虚拟分区的物理漏损率从 1.53%～35.93% 不等；当考虑大用户节点时，由于大用户节点加入，节点需水量增加，但漏损量并不会随之增加，因此部分虚拟分区的物理漏损率有所下降，其中第 3 个虚拟分区表现最为明显，其物理漏损率下降约 10 个百分点。从总体上来看，松陵镇各虚拟分区的物理漏损率主要集中在 10%～20%，其分布情况如图 8.11 所示。

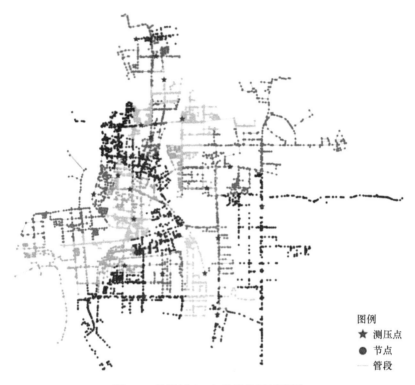

图 8.9　松陵镇 23 个虚拟分区示意图

表 8.10　松陵镇物理漏损区域识别结果

序号	测压点 ID	节点需水量（不含大用户）/m³	节点需水量（含大用户）/m³	识别物理漏损量/m³	识别物理漏损率（不含大用户）/%	识别物理漏损率（含大用户）/%
1	117440562	9019.97	11612.07	2046.54	18.49	14.98
2	100685875	2422.87	2422.84	486.50	16.72	16.72
3	117440566	3419.30	7910.65	845.53	19.83	9.66
4	117440632	2447.49	2796.72	1087.62	30.77	28.00
5	117440633	2362.09	3057.76	531.44	18.37	14.81
6	117440567	5489.38	5489.36	2325.33	29.76	29.76
7	100663902	8126.70	8126.69	1304.85	13.83	13.83
8	117440582	2551.61	2987.09	574.72	18.38	16.14
9	117440571	13596.95	13596.26	2938.70	17.77	17.77
10	100690537	2274.24	2274.08	556.61	19.66	19.66
11	117440821	5701.57	6770.13	1052.68	15.59	13.46
12	117440561	4680.38	4680.36	1036.39	18.13	18.13
13	117440578	6869.06	6869.05	1374.33	16.67	16.67
14	117440617	4717.18	4717.16	1870.30	28.39	28.39
15	117440564	5059.00	5059.02	782.09	13.39	13.39
16	117440563	6106.49	6728.95	2147.80	26.02	24.20
17	117440637	5939.28	7114.16	1228.12	17.13	14.72
18	117440580	12936.14	15746.63	1529.70	10.57	8.85

续表

序号	测压点 ID	节点需水量 （不含大用户）/m³	节点需水量 （含大用户）/m³	识别物理漏损量/m³	识别物理漏损率 （不含大用户）/%	识别物理漏损率 （含大用户）/%
19	117440581	9281.40	16972.55	340.22	3.54	1.97
20	117440577	3219.87	3471.88	1805.93	35.93	34.22
21	117440623	10759.72	13239.65	167.18	1.53	1.25
22	117440575	5712.17	7742.90	1295.30	18.48	14.33
23	100685963	1448.23	1760.26	171.13	10.57	8.86

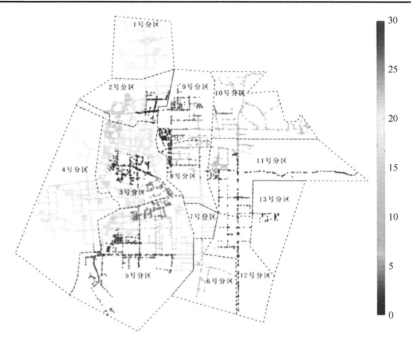

图 8.10 松陵镇供水管网物理漏损区域识别结果

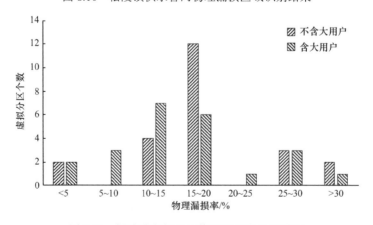

图 8.11 松陵镇虚拟分区物理漏损率分布情况

从各虚拟分区的情况来看，虚拟分区 4、6、14、20 的物理漏损率较高，这四个虚拟分区分别位于 2 号计量分区的东部、3 号计量分区的中南部、5 号计量分区的北部和南部，以及 8 号计量分区的西部。结合 2017 年 4～7 月松陵镇 13 个计量分区的产销差率，2 号、3 号、5 号、6 号、8 号计量分区的产销差率较高，尤其是 5 号和 6 号计量分区产销差率明显高于其他计量分区。应用本书提出的供水管网漏损区域识别技术后，明显发现了 2 号、3 号、5 号、8 号计量分区漏损严重的子区域，这与产销差率的统计结果较吻合。尤其是虚拟分区 20 所在的区域，即 8 号计量分区西部区域，根据本技术的识别分析，松陵镇供水企业后续开展了老旧管线改造、废弃管线切除、违章管线废除和管线查漏修复等漏损控制工作，其漏损率下降尤为明显，这也说明本技术确定的严重漏损区域可以为供水企业的进一步降漏控制提供明确方向。

8.2　基于物联网区域辨识和精确定位设备耦合的漏损监控技术

8.2.1　问题背景

针对供水管网漏损事件识别困难及定位难的问题，本研究拟建立基于物联网大数据漏损区域识别与探漏设备耦合的高效漏损监控定位技术体系。在大空间尺度上，提出供水管网的物联网优化布置技术，以实现物联网监测系统规模（压力监测点数量）与布局（压力监测点位置）的同步优化，并通过揭示管道漏损对供水系统压力形态的影响机理，提出基于物联网监测系统的漏损区域快速辨识方法，将漏损锁定在监测点所关联的子区域；在小空间尺度上（即漏损局部区域内），提出了基于瞬变流技术的漏损定位方法，并研发了相关漏损设备，实现漏损的精度定位。

8.2.2　技术原理与工艺

本研究技术路线如图 8.12 所示。

本研究拟建立基于物联网区域辨识与探漏设备耦合的高效漏损监控定位技术体系，即用压力监测数据辨识漏损区域，随后应用漏损设备在该区域内精确定位漏损位置。具体研究内容主要包括：

（1）优化物联网监测系统规模（压力监测点数量）与布局（压力监测点位置）。

（2）构建基于物联网的漏损区域辨识技术方法以实现漏损区域的快速辨识，并为探漏设备确定工作区域。

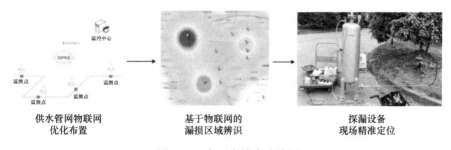

供水管网物联网　　　　　基于物联网的　　　　　　探漏设备
　　优化布置　　　　　　　漏损区域辨识　　　　　现场精准定位

图 8.12　本研究技术路线图

（3）研发基于瞬变流理论的非开挖精准探漏设备，包括低频和高频瞬变流激发、传感，以及信号提取设备，以突破解决目前瞬变流技术方法应用中的关键技术瓶颈问题。

1. 供水管网物联网优化布置技术

基于压力监测点的供水管网物联网系统构建对于管网漏损控制、漏损事件报警、管网运行状况实时监控及调度具有重要的意义。出于经济方面的考虑，总是希望布置的监测点应尽可能少；同时又希望监测点尽可能地具有代表性，即每一个监测点所代表的管网区域尽可能大。为提高管网在线压力监测点的利用效率及应用效果，在线压力点建设将紧密结合后续应用需求。压力监测点优化布置总体思路为：首先，通过分析历史同步测压数据、压力投诉数据、水力模型数据，并结合管网及客服分公司相关意见，确定低压供水区域，在低压供水区域内增设压力监测点；其次，基于现有压力监测点以及低压供水区域新增监测点，以最大程度"感知"漏损为目标，进行优化布点。该方法包含 3 个过程：①选取候选压力监测点；②创建漏损事件数据库；③建立监测点优化布置目标函数。

1）选取候选压力监测点

为提高优化效率，在不影响优化效果的前提下有必要进行抽样选取候选监测点，候选监测点选取原则如下：

（1）排除管径较小的管道，选取管径较大的管道（如 DN>200 mm）。

（2）考虑监测点现场安装条件，选择能够安装监测仪器的节点。

2）创建漏损事件数据库

借助水力模型，使用蒙特卡罗方法随机模拟大量的漏损事件，根据这些漏损事件生成数据库。假设管网中有候选压力监测点的数量为 n，创建漏损事件数据库主要分为五个过程：

（1）搜集近期供水管网相关运行数据，建立管网水力模型并校核相关参数，使之满足应用精度要求。

（2）通过管网水力模拟，计算正常工况下候选压力监测点 j 的压力 $P_j^0(j=1,\cdots,n)$。

（3）通过在节点处设置新增需水量模拟漏损事件，即在节点处设置喷射系数，利用公式 $q=\alpha H^\beta$（q 为节点漏损量，H 为节点压力，α 为喷射系数，β 为压力指数）计算节点漏损量。针对整个管网，利用蒙特卡罗方法随机生成 k 个漏损事件，对于每个漏损事件，随机选取 1～2 个节点，并分别在每个节点处添加一个随机的喷射系数，模拟一次漏损事件。

（4）与正常工况相比，分别计算每个漏损事件候选压力监测点处的压力变化 $\Delta P_i=\left\{P_{i1}-P_1^0,\ P_{i2}-P_{2,}^0\cdots,P_{ij}-P_j^0\right\}(i=1,\cdots,k)$，$P_{ij}$ 表示第 i 个漏损事件候选压力监测点 j 的压力，$P_{ij}-P_j^0(j=1,\cdots,n)$ 表示与正常工况相比，第 i 个漏损事件引起的候选压力监

测点 j 的压力变化。由 k 个漏损事件组成的数据库 S 表示为

$$S = \{S_1, S_2, \cdots, S_k\} = \begin{pmatrix} P_{11} - P_1^0 & P_{12} - P_2^0 \cdots & P_{1n} - P_n^0 \\ P_{21} - P_1^0 & P_{22} - P_2^0 \cdots & P_{2n} - P_n^0 \\ \vdots & \vdots & \vdots \\ P_{k1} - P_1^0 & P_{k2} - P_2^0 \cdots & P_{kn} - P_n^0 \end{pmatrix} \qquad (8.16)$$

（5）对数据库 S 中的压力变化数据进行预处理，考虑到压力监测仪器的精度，当压力变化小于 ε（ε 为压力监测仪的精度，为一个常数）时，压力变化值设为 0，表示该压力监测点处的压力监测仪监测不到漏损事件。当一个漏损事件中任何一个压力监测点都监测不到，则将该事件的样本数据剔除。经过预处理的漏损事件数据库 ST 定义为

$$ST = \begin{pmatrix} b_{11} & b_{12} & \cdots & b_{1n} \\ b_{21} & b_{22} & \cdots & b_{2n} \\ \vdots & \vdots & & \vdots \\ b_{k-l,1} & b_{k-l,2} & \cdots & b_{k-l,n} \end{pmatrix} \qquad (8.17)$$

l 表示未被检测到的漏损事件数量，ST 中的 b_{ij} 元素被定义为

$$b_{ij} = \begin{cases} 0, & \text{若} P_{ij}^L - P_j^0 < \varepsilon \\ 1, & \text{若} P_{ij}^L - P_j^0 > \varepsilon \end{cases} \qquad (8.18)$$

3）建立监测点优化布置目标函数

压力监测点的优化布置问题转化为在漏损事件数据库 ST 的候选压力监测点中选择指定数量的监测点，满足监测到的漏损事件数量最多，同时还需满足压力监测点布置的均匀性，即每个压力监测点监测到尽可能多的漏损事件。假设管网中存在的压力监测点数量为 β，需要新增布置压力监测点的数量为 α，已存在的压力监测点组成的集合为 R'，满足 $R' \in R$，R 为候选压力监测点组成的集合，则新增压力监测点优化布置目标函数可以表示为

$$\max : \text{sum}\left(\left(l_{R_1} \cup l_{R_2} \cdots \cup l_{R_\alpha} \right) \cup \left(l_1 \cup l_2 \cdots \cup l_\beta \right) \right) + \frac{1}{\alpha} \sum_{i=1}^{\alpha} \text{sum}\left(l_{R_i} \right) + \frac{1}{\beta} \sum_{j=1}^{\beta} \text{sum}\left(l_j \right) \qquad (8.19)$$

式中，l_{R_i}（$R_i \in R$ 且 $R_i \notin R', i = 1, \cdots, \alpha$）为新增压力监测点 R_i 在漏损事件数据库 ST 中对应的列数据组成的集合；l_j（$j \in R', j = 1, \cdots, \beta$）为管网中已存在的压力监测点 j 在漏损事件数据库 ST 中对应的列数据组成的集合。为了便于智能优化算法进行计算，将上述目标函数写成最小值的形式为

$$\min : 1 - \frac{\text{sum}\left(\left(l_{R_1} \cup l_{R_2} \cdots \cup l_{R_\alpha} \right) \cup \left(l_1 \cup l_2 \cdots \cup l_\beta \right) \right) + \frac{1}{\alpha} \sum_{i=1}^{\alpha} \text{sum}\left(l_{R_i} \right) + \frac{1}{\beta} \sum_{j=1}^{\beta} \text{sum}\left(l_j \right)}{k+1} \qquad (8.20)$$

式中，k 为有效漏损事件的数量，即数据库 ST 中数据的行数。目标函数建立后，利用智能优化方法在候选压力监测点组成的集合 R 中搜索新增压力监测点 R_i $(R_i \in R$ 且 $R_i \notin R', i = 1, \cdots, \alpha)$ 组成的集合 $\{R_1, R_2, \cdots, R_\alpha\}$，满足目标函数取值最小。本文采用遗传算法进行求解。

2. 供水管网漏损区域快速辨识

供水管网物联网优化布置技术对供水管网中的压力监测点数量和位置进行了合理的布置，下一步需要根据压力监测设备与节点漏损之间的水力关联特性对供水管网进行区域划分，以确定每一个压力监测设备的最敏感漏损响应子区域（即漏损监视区域），然后监视供水管网压力设备在线数值，一旦发现某个压力监测设备有异常（即压力值小于漏损响应阈值，图 8.13），可锁定其关联的子区域为漏损区域。

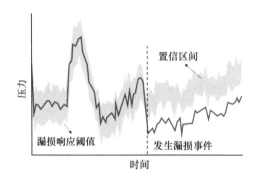

图 8.13 监测点压力曲线波动示意图

基于压力监测的供水管网漏损区域快速辨识方法分为以下四个过程。

（1）建立压力监测设备的漏损响应阈值，具体计算公式如下：

$$C(k,t) = f_{5\%} \left\{ [P_1(t), P_2(t), \cdots, P_M(t)]^T \right\} \qquad (8.21)$$

式中，$C(k,t)$ 表示压力监测设备 $k=1, \cdots, M$（M 为供水管网中压力监测设备总数目）在 t 时刻的漏损响应阈值（供水管网不同时刻 t 的需水量不同，压力监测设备的漏损响应阈值也不同）；$f_{5\%}(\cdot)$ 表示数据序列 5%分位数函数；$[P_1(t), P_2(t), \cdots, P_M(t)]^T$ 表示压力监测设备 k 在每一天同一时刻 t 的压力历史值。

根据历史压力时间序列，式（8.21）可以快速确定 t 时刻每一个压力监测设备的漏损响应阈值。

（2）计算用水量节点引起每一个压力监测设备报警（压力值小于漏损响应阈值）的最小漏损流量（定义为报警流量），具体计算公式如下：

$$f_{\min\text{-}q}(j,k,t) = \min_{q_j > 0} \left\{ h_k(t, q_j) - C(k,t) \right\}, \forall q_j : \left\{ h_k(t, q_j) > C(k,t) \right\} \qquad (8.22)$$

式中，$f_{\min\text{-}q}(j,k,t)$ 表示节点 j 在 t 时刻能引起压力监测设备 k 报警的最小流量；$h_k(t, q_j)$

表示节点 j 在漏损流量为 q_j 时压力监测设备 k 的压力（由供水管网压力驱动水力模型计算获得）。

（3）确定每一个用水量节点的最小报警流量。每一个用水量节点在 t 时刻会得到 K 个不同的报警流量，定义为报警流量集 $\Omega(j,t)$：

$$\Omega(j,t) = [f_{\min-q}(j,k=1,t), f_{\min-q}(j,k=2,t), \cdots, f_{\min-q}(j,k=M,t)]^{\mathrm{T}} \tag{8.23}$$

这样，报警流量集 $\Omega(j,t)$ 中最小流量对应的压力监测设备可以定义为

$$f_{\min-sensor}(j,t) = \underset{k=1,\cdots,K}{\arg\min}\left\{\Omega(j,t)\right\} \tag{8.24}$$

（4）划分每一个压力监测设备的漏损监视区域，具体计算公式如下：

$$\mathrm{SP}(k,t) = \left\{j : f_{\min-sensor}(j,t) = k, j \in \{1,\cdots,N\}\right\} \tag{8.25}$$

式中，$\mathrm{SP}(k,t)$ 表示压力监测设备 k 监控的供水管网节点集，即这些节点的漏损最容易（首先）被压力监测设备 k 探测到。

由式（8.25）得出，该方法将供水管网划分为 K 个不同的子区域。

3. 基于探漏设备的供水管网漏损精准定位

基于物联网监测系统的漏损区域快速辨识方法将供水管网漏损确定在一个小的区域，下一步需要采用漏损设备在小空间尺度上（即漏损局部区域内）实现漏损的精度定位。因此，提出了基于瞬变流技术的非开挖探漏方法，原理如图 8.14 所示。

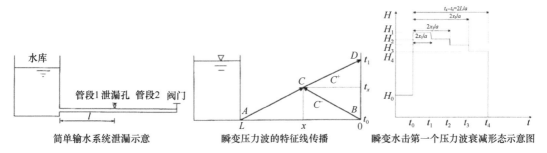

简单输水系统泄漏示意　　瞬变压力波的特征线传播　　瞬变水击第一个压力波衰减形态示意图

图 8.14　基于瞬变流技术的漏损定位方法原理

该方法利用阀门快速扰动产生的第一个压力波来辨识泄漏。基于阀门快速部分关闭，泄漏将引起瞬变水击波每一个波峰、波谷处的不连续，反映在第一个水击增压波上，压力传感器同步采集瞬变压力信号，对信号的首相压力波的压力突变点对应的时刻进行解析，依据压力突变点对应的时刻计算漏损点位置，计算公式如下所示：

$$t_x - t_0 = 2x/a \tag{8.26}$$

式中，t_0 表示瞬变产生的时刻；t_x 表示压力波经泄漏点反射回激励位置的时刻；x 表示各泄漏点到下游激励位置的距离；a 表示水击波速。

实验平台如图 8.15 所示。

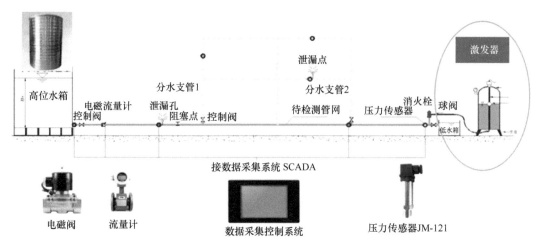

图 8.15　漏点定位方法实验平台

实验平台组成：高位水箱长×宽×高=2 m×2 m×6 m，实验管道为 DN100 的镀锌钢管，主管路环绕型铺设，全长 246.74 m，管壁厚度 4.0 m，管道中部人为制造两个泄漏孔，距离上游水箱分别为 61.71 m 和 185.03 m。管道基本参数如表 8.11 所示。

表 8.11　管道基本参数

管径/m	管长/m	糙率	压力 H_0	密度/（kg/m³）	黏度/（m²/s）	g/（m/s²）
0.1	246.74	0.0076	4.6	1000	$1.139×10^{-6}$	9.806

测试工况：

（1）泄漏孔直径 5 mm，即 CdAg/A=0.16%，泄漏位置距离上游水箱 185.03 m，稳态泄漏量 0.1 L/s。

（2）泄漏孔直径 5 mm，泄漏位置距离上游水箱 61.71 m，稳态泄漏量 0.1 L/s。

压力波动曲线如图 8.16 所示。泄漏检测结果如表 8.12 所示。

结果显示：各工况定位距离较准确，与实际故障位置的偏差不超过 1 m，验证了该检测方法用于管网漏损定位的有效性。

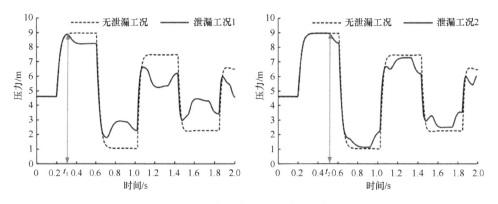

图 8.16　实验前后压力波动曲线

表 8.12　泄漏检测结果

工况	首相压力波突变时刻/s	定位距离（距离上游水箱）/m	偏差距离/m
泄漏工况 1	t_1=0.304	62.4	0.69
泄漏工况 2	t_2=0.509	185.4	0.37

8.2.3　示范应用案例与成效

本研究以嘉兴市城乡一体化供水管网作为示范工程，嘉兴市已建成 DN100 以上供水管道约 1304 km，其中 DN300 以上供水管道为 489 km，供水区域达到 968 km²，覆盖嘉兴市区及南湖、秀洲两区的 10 个乡镇，服务人口约 120 万人。嘉兴市供水管网模型包括 2524 个节点、2494 根管道。

1. 嘉兴市供水管网物联网优化布局

嘉兴市供水管网中现有 40 个压力监测点，在此基础上，对新增压力监测点的数量及位置进行优化选取，操作如下：

（1）确定漏损"感知"阈值。优化布点以漏损影响为基础，当漏损在管网节点处产生的压力波动大于"感知"阈值，则认为该漏损事件在该节点处可以被"感知"。通过对历史数据（2017 年 1 月～2020 年 1 月）分析可知，各压力监测点各时段之间压力变化方差均值约为 0.6 m（采样频率 15 min 一次）。考虑 2～3 倍方差以外事件为小概率事件，因此将漏损"感知"阈值定义为 2.5 倍方差（1.5 m），即当监测点压力波动超过 1.5 m 时，认为管网中出现漏损。

（2）嘉兴市供水管网漏损感知率现状评估。嘉兴市供水管网管径统计如图 8.17 所示，DN300 以上的管道占总管道的 81%，因此，考虑最大程度"感知"管径 DN300 以上漏损为目标。

对嘉兴市供水管网现有的 40 个压力监测点漏损感知率进行评估，评估结果如图 8.18 所示。

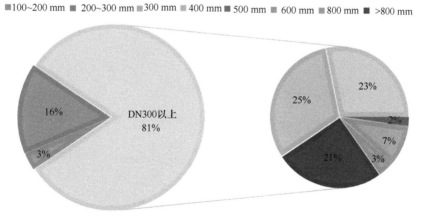

图 8.17　嘉兴市供水管网管径分布统计

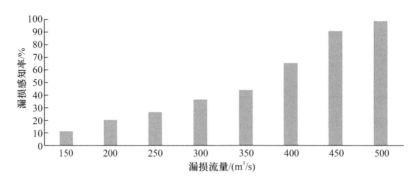

图 8.18　现有压力监测点漏损感知率（DN300 以上）

图 8.18 为 DN300 以上管道不同漏损流量工况下，现有压力监测点的漏损感知率。从图中可以看出，随着漏损流量的增加，漏损感知率也随之增长；漏损流量小于 400 m^3/h 时，现有的 40 个压力监测点只能监测到 50% 以下的管道漏损；漏损流量大于 450 m^3/h 时，现有的 40 个压力监测点可以监测到 90% 以上的漏损事件。

（3）最不利供水区域新增压力监测点。在 40 个现有压力监测点的基础之上，通过分析历史同步测压数据、压力投诉数据、水力模型数据，并结合管网及客服分公司相关意见，确定低压供水区域，并在低压供水区域内增设压力监测点。嘉兴市供水管网节点压力分布如图 8.19 所示。

图 8.19 中有 4 个低压区域，在低压区域布置压力监测点需满足：①具有代表性，即测压点要与其所代表的一群节点具有相关性、相似性，这群节点水压的涨落可以由测压点的水压来反映；②具有全面性，即测压点要覆盖整个低压区域。基于以上原则，如图 8.19 所示，在 4 个低压区域新增 5 个压力监测点。

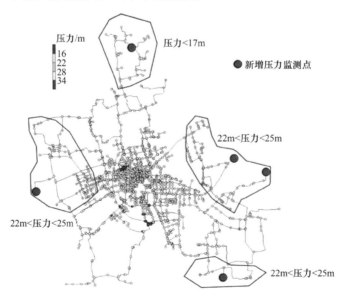

图 8.19　管网节点压力分布

（4）"感知"漏损优化布点。从图 8.20 可以看出，随着漏损流量的增加，漏损感知率也随之增长，根据历史漏损统计数据，以"感知"漏损流量＞350 m³/h 为基准，在 40 个原有压力监测点和新增 5 个低压区压力监测点的基础上，以最大程度"感知"管径 DN300 以上，爆管流量≥350 m³/h 为目标，进行优化布点，计算结果如图 8.20 所示。

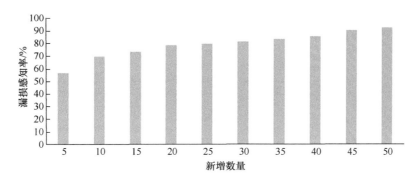

图 8.20　新增压力监测点优化计算结果（>350 m³/h）

由图 8.20 可知，在原有的 40 个压力监测点和新增 5 个低压区压力监测点的基础上，新增 40 个压力监测点可以监测到 85% 以上的漏损事件。

2. 嘉兴市供水管网漏损区域快速辨识与探漏设备精准定位

基于现有 40 个和新增的 45 个压力监测点，利用本研究提出的漏损区域快速辨识方法，计算得出嘉兴市供水管网每个压力监测点的漏损监视区域（图 8.21），通过在线监测供水管网压力，一旦发现某个压力监测设备有异常（即压力值小于漏损响应阈值），可锁定其关联的子区域为漏损区域。

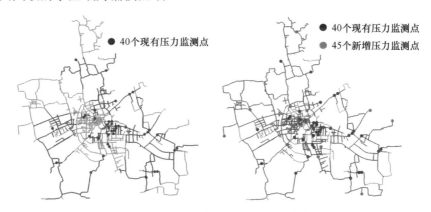

图 8.21　压力监测点漏损监测区域

第一阶段安装 10 个压力监测点，并划分了南至广益路，北至甪里街，东至三环东路，西至中环东路的"7 km² 示范区"，截至 2019 年底，共找到 7 个漏损点，示范区的水量购销差从 13.02% 降至 8.53%。以 2019 年 6 月 5 日 14:00 亚欧路与广益路交会处 DN800 漏损为例，附近的景宜路与广益路交叉口处的压力计压力变化曲线如图 8.22 所示。

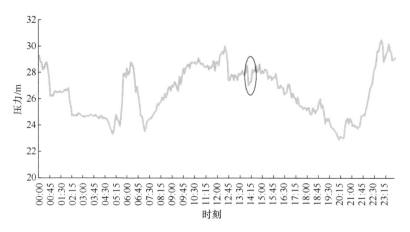

图 8.22　景宜路与广益路交叉口处的压力计压力变化曲线

如图 8.22 所示，14:00 时的压力波动超出漏损响应阈值（1.5 m），第一时间对漏损进行报警，随后现场通过基于瞬变流技术的非开挖探漏设备，确定漏点，实际漏点位置与计算值相差 100 m 以内。

8.3　超大城市供水管网分区计量与精细化管理关键技术

8.3.1　问题背景

饮用水输配过程中，城市供水管网系统要保障居民龙头的水质、水量和水压，而管网系统的水量漏损问题是全球性问题，漏损控制是世界性难题。供水管网漏损不仅是经多道工序处理净化后的合格饮用水资源的浪费，由于制水和输配水过程中需消耗大量的电能，同时也是能源的巨大浪费。供水企业通过传统的管理手段已经无法满足居民日益提高的供水要求。研发的管网分区计量管理技术则致力于通过现代化、精细化的管理手段从根本上提高供水管网的管理技术和水平，该技术不仅为用户提供了良好的供水服务，还有助于增加收益，同时降低管网漏损。

8.3.2　技术原理与工艺

分区计量管理是指将整个城镇公共供水管网划分成若干个供水区域，进行流量、压力、水质和漏点监测，实现供水管网漏损分区量化及有效控制的精细化管理模式。分区计量管理将供水管网划分为逐级嵌套的多级分区，形成涵盖出厂计量—各级分区计量—用户计量的管网流量计量传递体系，通过监测和分析各分区的流量变化规律，评价管网漏损并及时作出反馈，将管网漏损监测、控制工作及其管理责任分解到各分区，实现供水的网格化、精细化管理。

分区划分。应综合考虑行政区划、自然条件、管网运行特征、供水管理需求等多方面因素，并尽量降低对管网正常运行的干扰。其中，自然条件包括：河道、铁路、湖泊等物理边界、地形地势等；管网运行特征包括：水厂分布及其供水范围、压力分布、用户用水特征等；供水管理需求包括：营销管理、二次供水管理、老旧管网改造等。

分区级别。应根据供水单位的管理层级及范围确定。分区级别越多，管网管理越精细，但成本也越高。一般情况下，最高级分区宜为各供水营业或管网分公司管理区域，中间级分区宜为营业管理区内分区；最高级和中间级分区为区域计量区，最低级分区为独立计量区（district metering area，DMA）。独立计量区一般以住宅小区、工业园区或自然村等区域为单元建立，用户数一般不超过 5000 户，进水口数量不宜超过 2 个，DMA 内的大用户和二次供水设施应装表计量。鼓励在二次供水设施中加装水质监测设备。

管网分区计量管理示意图详见图 8.23。该管网采用了三级分区计量管理模式，包含 2 个一级分区、5 个二级分区、若干个三级分区，其中三级分区为 DMA。

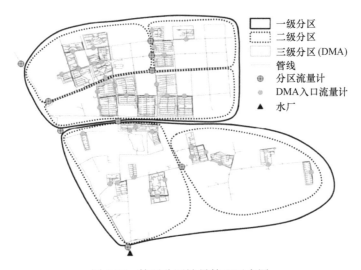

图 8.23　管网分区计量管理示意图

分区计量管理有两种基本实施路线：

（1）由最高级分区到最低级分区（或 DMA）逐级细化的实施路线，即自上而下的分区路线；

（2）由最低级分区（或 DMA）到最高级分区逐级外扩的实施路线，即自下而上的分区路线。

自上而下和自下而上的分区路线各有优势，互为补充。供水单位可根据供水格局、供水管网特征、运行状态、漏损控制现状、管理机制等实际情况合理选择，也可以根据具体情况采用两者相结合的路线。

城镇供水管网分区计量管理系统建成或部分建成后，供水单位根据分区计量实施路线、建设规模等实际情况，建立相应的分区计量管理机制和内部绩效考核体系，加强人员培训，明确奖惩和激励措施，建立长效机制。

实行管网漏损、管网运行等经营指标分区管理、定量考核，推行分区责任制管理模式，逐级划清管理边界、落实管理责任、明确工作流程，定期下达漏损控制各项考核指标，实现责任到人。供水单位要加强分区责任人的组织领导，建立健全工作机制，根据不同分区管网存在的主要问题，对分区责任人实行差异化绩效评价考核。鼓励供水企业对供水管网运行实行独立核算制度，调动控制管网漏损的主动性。

采用合同节水管理或委托第三方进行分区计量及漏损管理的，应建立责任明确、分工明晰、考核激励的管理机制，并明确合同节水目标和收益分享机制。

8.3.3　示范应用案例与成效

通过技术应用，构建了上海市中心城区供水管网分级分区计量管理，如图 8.24 所示。

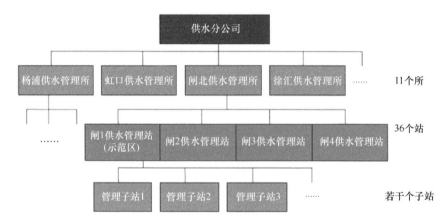

图 8.24　上海市中心城区供水管网分级分区计量管理（2016 年）

上海市中心城区供水管网多为环状管网，因此结合管网改造工程，逐步实行区块化管理和分区计量。通过多方调研和水力模型计算，制定了管网分区计量管理技术方案。分 11 个一级分区和 36 个二级分区，二级分区结合二次供水改造工程同步安装小区校对表，通过 DMA 实现网格社区化管理。

11 个供水管理所对应管理 11 个一级分区，36 个供水管理站对应管理 36 个二级分区，所站的管理边界清晰可独立核算，形成了公司考核供水所、供水所考核供水站的绩效考核体系。形成以居民小区总表为考核表的三级分区约 7000 个，其中约 4000 个 DMA 实现了总表数据远传，夜间最小流量作为三级分区的考核要素。

分区计量需要安装大量的在线流量仪表，实现数据远传。一级分区和二级分区边界流量计共计 599 个，还有 3000 多个小区远传表（考核表）。这些非贸易结算表主要用于产销差数据统计分析。上海城投水务（集团）有限公司自主开发了智能计量管理系统来管理这些水表，统一数据格式，并进行数据统计分析，辅助分区计量绩效考核。

通过区域化、区块化、社区网格化三级分区计量管理，明确了漏损水量的空间分布，中心城区约 80%的漏损水量发生在小区里，约 70%为物理漏损量。通过资源优化配置，把有限的资源（资金、人力等）重点放在漏损大的区域，有效且快速地降低了供水产销差。2015~2017 年，中心城区供水产销差率下降 7%，达到《降低产销差三年行动计划

（2015—2017 年）》预期目标，2017 年管网基本漏损率达到"水十条"考核要求，至 2018 年，上海市供水管网漏损率为 10.3%。

8.4　基于水平衡的供水管网漏损控制技术

8.4.1　问题背景

国际水协（International Water Association，IWA）的水平衡表是一种横向的水平衡分析法，重点对计量免费供水量、未计量免费供水量（消防、绿化、道路和管道冲洗用水等）、偷盗水量、计量误差、管道漏水量、水池漏水量等进行分类量化，这在理论上是可行的，但实施起来很困难，很多地方消防、绿化、管道冲洗用水均无计量，只能估算。水平衡表在指导我国城镇供水企业降低产销差方面的实际效果并不理想。基于水平衡的供水管网漏损控制技术，结合管网区块化改造，形成了漏损控制的复合技术，将纵向水平衡与横向水平衡相结合（又称"鱼骨式"水平衡），为漏损控制提供技术方法，以解决在哪里损失、什么时间损失、损失多少的问题。

8.4.2　技术原理与工艺

该技术主要通过水平衡测试发现漏损，控制产销差。水平衡测试的关键是利用水量来确定漏损水平，通过正确分析流量以判断是否有超常现象来识别漏损，即在区域内满足水量平衡原理，可以评估供水管网各节点之间的管网工作情况，直接反映供水漏损率的大小，正确判断管网漏损点的地点范围。主要通过安装水表的手段计量封闭供水区域内的流入量、流出量和用户用水量；针对环状管网进行区块化改造，装表（或流量计）进行分区管理，对每个区块的水量进行进出水和用水的水量平衡；针对枝状管网装表（或流量计）进行分段管理，对每个主干管区间的水量进行上下游的水量平衡。当漏损水量超过允许值时，就对被测区域内的管理分级分段进行检漏，控制漏水和透水等问题，降低产销差。具体技术内容包括：

（1）水平衡水表安装。在供水管网的分岔口逐级安装水表，形成阶梯式分级计量。

（2）利用 GIS 平台，开发水平衡测试模块，通过用户账号与 GIS 中水表进行勾连，能自动实现水平衡表之间的运算、比对，若有异常情况出现可自动提出预警，将有效提高日常的工作效率。

（3）承包责任制与绩效考核。区域划分成片，责任到人，包干到片，与养护工签订分片包干协议，将区域产销差与养护工的经济利益挂钩，达到了良好的预期效果，产销差明显下降。

（4）进行检漏、修漏、更新改造。发现某段水平衡表水量存在异常，区域承包人到现场首先查看地面有没有渗水，是否有可以直接发现的明漏；如果不能直接发现，用听漏棒诊听区域内阀门或关闭区域内的阀门，观察到底是哪路管线出现漏点，逐渐把范围缩小；查看周围有没有下水道，有的漏点会顺着下水道流失，观察下水道水流方向、大小、清澈程度，必要的时候可以化验下水道的水源是否为自来水，缩小漏点范围；范围缩到最小化，用听漏棒对该区域进行诊听，查找漏点，遇到水泥路面，听漏棒效果不明显时，使用专业查漏仪器进行听漏，直到找出漏点为止。查明漏点后及时进行抢修，防止水量流失。并根据管网的漏损情况，对管网进行更新改造。

基于"鱼骨式"水平衡的漏损控制技术将横向水平衡与纵向水平衡结合，其中，以纵向水平衡分析为主，横向水平衡分析为辅（图 8.25）。该技术适用于具有封闭特征的独立供水区域，尤其适用于城乡统筹地区的枝状管网结构。

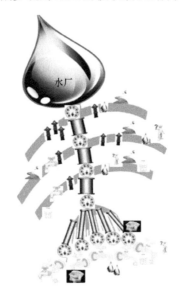

图 8.25　"鱼骨式"水平衡的漏损控制技术

8.4.3　示范应用案例与成效

该技术在上海市奉贤区金汇镇开展管网产销差控制示范，并以金汇社区作为水平衡测试示范点。

在金汇社区供水管网的分岔口逐级安装水表，形成阶梯式分级计量，共安装分区计量仪表、一级到五级表共 206 只，安装示意图如图 8.26 所示。应用了 GIS 平台和水平衡测试模块，建立"上海市自来水奉贤有限公司-管网综合管理地理信息系统"，自动实现水平衡表之间的运算、比对，若有异常情况出现可自动提出预警，有效提高日常的工作效率（图 8.27）。社区内划片，承包到人，对水平衡表数据进行抄录，及时查漏。区域承包人现场查漏，查明漏点后及时进行抢修，制止水量流失，根据管网的漏损情况，对管网进行更新改造。2014 年管网更新改造 20499.9 m，检漏、修漏 142 处。金汇办事处在 2014 年采用水平衡分析法，并与养护工签订分片包干协议，将区域产销差与养护工的经济利益挂钩，达到了良好的预期效果，产销差明显下降。

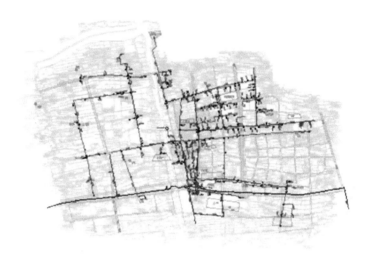

图 8.26　金汇社区水平衡表安装示意图

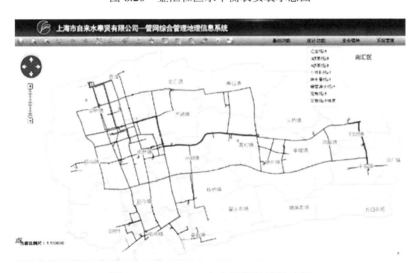

图 8.27　Web-GIS 中水平衡表统计功能

通过上述技术和管理方法，金汇镇产销差率在"十一五"末期（2010年底）基础上平均降低 6.68%，达到良好效果。

8.5　供水管网系统多级协同优化节能技术

8.5.1　问题背景

该技术主要针对某一供水系统开展供水全流程（包括原水输送、水厂处理、管网输配过程）的节能与优化运行，以及多水源供水系统的水量优化配置。重点在于全流程能耗结构分析评价、城乡统筹多级泵站协同优化、水厂工艺节能。该技术需要供水管网较为精确的水力模型，并具有一定数目的远传压力和流量表。

8.5.2 技术原理与工艺

1. 原水输送系统节能技术

原水输送系统主要包括原水泵房和原水输送管网两个部分。取水点的原水通过原水泵房水泵加压，经原水输送管网输送到水厂进行进一步处理。其中原水泵房需要根据城市需水量动态调整水泵运行状态，否则会导致水泵运行效率低、出水扬程高，电耗成本被浪费等问题；而原水输送管网由于原水中泥沙、藻类及贝类等沉积，可能出现管道淤积、腐蚀、漏损甚至爆管事件，造成管道压力下降、泵站负荷上升，浪费大量水资源，影响原水管道安全运行。

1）管道冲洗技术

为了降低供水能耗，可采取气水脉冲冲洗技术对输水管道进行冲洗，增加管道过水断面面积，而后对水泵组合方案进行优化。

管道中的气液两相流以间歇流流态在管道中运行时，会产生较为明显的震动和水击现象，管道内流速、压力波动及分散气泡流产生振动增加了流体对管壁的惯性切应力，使得管内壁表面污物破碎、脱落，从而达到管道冲洗效果。气水脉冲冲洗系统组成如图 8.28 所示。

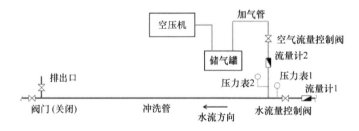

图 8.28　气水脉冲冲洗系统示意图

实现过程首先对管径缩小率高于 20% 的管道进行冲洗，设冲洗后的管道恢复到原管径的 95%，而后采用变频技术对水泵组合方案进行优化。

2）原水泵站与清水池联合优化调度技术

a. 技术原理

通过分析水厂监测数据，建立适当的需水量预测模型对白洋湾水厂服务水量预测，然后根据预测结果，采用遗传算法确定原水泵站与清水池联合优化调度方案。

遗传算法优化的目标函数包括：

（1）水泵机组总耗电量最小。与水泵流量、扬程、效率、轴功率和电机效率有关，如式（8.27）所示。

$$\min C = \sum_{d=1}^{365}\left(\sum_{t=1}^{24}\frac{\rho g\sum\limits_{i=1}^{n}Q_{it}H_{it}}{\eta_t}\right) \tag{8.27}$$

式中，n 为每小时使用的水泵台数；C 为水泵机组总耗电量；ρ 为水的比重，$\rho=1000\text{kg/m}^3$；g 为重力加速度；Q_{it} 为第 i 台水泵在第 t 小时的供水流量，m^3/h；H_{it} 为第 i 台水泵在第 t 小时的扬程，m；η_t 为第 t 小时水泵效率。

（2）水泵机组启停次数最少。需要合理利用清水池能力，高峰补水，低峰供水，如式（8.28）所示。

$$\min S = \sum_{d=1}^{365}\left(\sum_{i=1}^{34}s_i\right), \quad s_i = \begin{cases} 1, 水泵状态改变 \\ 0, 水泵状态未改变 \end{cases} \tag{8.28}$$

约束条件包括：

（1）供水流量和水泵扬程约束，泵站出水应满足原水输送流量及扬程需求。

$$\sum_{i=1}^{n}Q_{it}\geqslant Q; H_t\geqslant H$$

式中，Q 和 H 为水厂每小时的流量和扬程需求。

（2）水泵高效区间约束。

$$Q_{\min}\leqslant Q_{it}\leqslant Q_{\max}$$

式中，$Q_{\min}$ 和 $Q_{\max}$ 分别为水泵运行高效区的上下限。

（3）日供水流量约束。

$$\sum_{t=1}^{24}\sum_{i=1}^{n}Q_{it}\geqslant Q_{\text{total}}$$

式中，Q_{total} 为水厂每日供水量以及自用水量之和。

（4）水处理构筑物净水能力约束。

$$\sum_{i=1}^{n}Q_{it}\leqslant\min\{Q_j\}$$

式中，$\min\{Q_j\}$ 为 j 个水处理构筑物中净水能力最低的构筑物对流量的限制。

（5）清水池水位约束。考虑各种突发情况用水、安全生产用水等水量，需将清水池水位限制在规定范围内。

$$H_{t,\text{terminal}}\geqslant H_{\min}$$

式中，$H_{\min}$ 清水池的最低水位。

b. 实现过程

使用遗传算法进行原水泵站与清水池联合优化调度的基本步骤如图 8.29 所示。

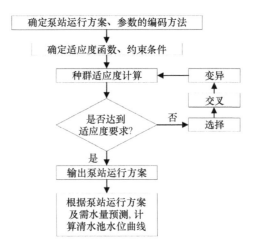

图 8.29　原水泵站与清水池联合优化调度流程图

得到的泵站运行方案可具体提供每台水泵的转速变化模式，工频运行的水泵只需要提供其外特性曲线。水泵轴功率计算公式如下：

$$N = \frac{\rho g Q H}{\eta} \tag{8.29}$$

设供水流量 Q 不变，则优化后与优化前工况功率之比为 $\dfrac{N_1}{N_0} = \dfrac{H_1 \eta_0}{H_0 \eta_1}$，节能率为

$$f_1(\Delta h) = \frac{N_0 - N_1}{N_0} = \frac{\eta_1 H_0 - \eta_0 (H_0 - \Delta h)}{\eta_1 H_0} \tag{8.30}$$

各工况的节能率与出厂水头/出厂水压力的下降值 Δh 存在正相关关系，Δh 越大，节能效果越明显。

3）管道修复技术

由于取水管道存在漏水问题，为了尽可能减少漏损水量及一级泵房所需扬程，应对取水管道的薄弱段进行内衬修复及拆排更新工作，以有效提升水厂浑水管线安全性，并进一步减少管道漏损水量，释放供水潜力。

2. 水厂处理工艺节能技术

1）技术原理

水厂处理工艺环节中，厂内提升泵站、滤池反冲洗水泵运行以恒频运行为主，缺乏针对节能降耗的水泵优化运行技术指导，加之清水池水位调节幅度小，水量调节能力有限，导致水厂能耗增加。

对于采用气水反冲洗工艺的水厂，冲洗周期、冲洗过程中的时间分配、冲洗强度都关系到滤池出水水质和能耗。优化滤池反冲洗节能工艺主要从优化反冲洗参数与反冲洗周期两个方面开展。其中优化反冲洗参数通过实验进行，优化反冲洗周期则是在 V 形滤

池历史运行数据的基础上，利用长短期记忆神经网络算法（long short time memory，LSTM），对出水浊度进行预测，以出水浊度限制为控制目标进行滤池冲洗周期的预测与优化。

2）实现过程

a. 反冲洗参数优化

首先应进行预实验确定水冲洗强度、气冲洗强度及不同冲洗方式下的控制范围。

（1）水冲洗范围。气水反冲洗时水冲洗强度上限根据单水冲洗时滤层膨胀率小于10%且滤层不出现水量分级来确定，水冲洗强度下限要求冲洗流速必须确保将杂质排出池外。

石英砂滤层单水反冲洗强度与滤层膨胀率之间的关系为

$$q = 12260 \frac{d^{1.31} (e + \varepsilon_0)^{2.31}}{\alpha^{1.31} \mu^{0.54} (1 + \varepsilon_0)^{0.54} (1 + e)^{1.77}} \tag{8.31}$$

式中，q 表示单水反冲洗强度，L/（s·m²）；d 表示砂粒粒径，m；α 表示砂粒形状系数；μ 表示水的动力黏度，kg/（m·s²）；e 表示滤层膨胀率；ε_0 表示静止滤层孔隙率。

最小水冲洗强度须保证水冲洗流速能够将杂质排出池外，因此最小水冲洗强度下的水上升流速 v 应略大于杂质颗粒在静水中的沉速 u，即 $v > u$。气水同时反冲洗水流流态属紊流态，u 可采用牛顿公式：

$$u = 1.8 \sqrt{(\gamma_s - \gamma) d / \rho} \tag{8.32}$$

式中，d 表示最大杂质颗粒直径，m；ρ 表示水的密度，kg/m³；γ_s、γ 表示石英砂、水的重度，kg/（m²·s²）。

根据理论公式计算结果和水厂实际运行情况确定合适的水冲洗强度范围。

（2）气冲洗范围。气水同时冲洗时，气泡聚合、绕流能力比单气冲洗时强，气冲洗强度必须保证冲洗时既要使滤层产生搅动又不致使滤层产生较大膨胀（$e > 10\%$）。气冲洗范围同样通过实验确定，首先在上述确定的水冲洗强度合理范围内固定一水冲洗强度，以不同的气冲洗强度进行实验，观察并记录滤层运动情况及冲洗效果，并统计每种方案的气水冲洗强度配比与冲洗时的总功率，选取能够达到冲洗时有气水均匀、滤层搅动明显现象的气水冲洗强度参数作为反冲洗参数优化的备选方案。

确定合理的气冲洗范围和水冲洗范围后即可设计不同的实验方案，各方案的优劣通过比较冲洗后水质和冲洗方案耗电来展开。判断反冲洗是否合格的主要指标有：①初滤水浊度（<0.3 NTU）；②反冲洗结束后初滤水浊度下降至最低值（此时滤池已经正常运行）所用时间；③浊度去除率[（最大浊度值−最低浊度值）/最大浊度值]；④反冲洗结束后下一周期运行时滤池阀门开度的变化情况。

根据出水水质和耗电量进行排序比较后选择最优方案。

b. 反冲洗周期优化

利用 LSTM 算法对出水浊度进行预测，作为反冲洗周期优化的依据。

若水厂滤池分多格，则需在建模前对各滤格数据进行相关性分析，若各滤格之间不具有良好的相关性，则应针对各滤格独立建模。

（1）输入及输出数据。该技术需要的输入数据有（历史 72 h）：沉淀池总进水流量、沉淀池出水浊度加权平均值、砂滤池出水浊度平均值、滤池出水浊度、是否冲洗、冲洗前浊度、冲洗前阀开度、冲洗前压差、运行时间、最高气温、最低气温、初滤水浊度，模型输出数据为滤池（或某一滤格）未来 3 h 出水浊度的预测值。

（2）模型训练。采用水厂历史冲洗数据作为训练样本和验证样本。

（3）数据预处理。在建模之前需要对数据进行预处理，修正人工记录的错误数据，删除不完整数据，整合运行数据和冲洗数据等。

3. 管网输配过程节能技术

二次加压供水是城市供水中不可缺少的一部分，供水管网中的二次供水泵组的设计运行对于保障供水安全性和降低供水能耗至关重要，水箱式二次供水是城市主要的二次供水方式，水箱的无序管理和不恰当使用会增加泵站运行压力，增加供水能耗。

1）水箱调控方案优化技术

a. 技术原理

制定水箱调控方案包括以下三个部分：

（1）水箱水位变化规律分析。根据各个小区内水箱水位在线监测数据，可以绘制该区域内各个水箱水位的日变化曲线，得到每天水箱水位的最高值 h_{max} 和最低值 h_{min}。各水箱日平均容积利用率 $\bar{\varphi}$ 可按下式计算：

$$\bar{\varphi} = \sum (h_{max} - h_{min})/(n \cdot h) \tag{8.33}$$

式中，h 表示水箱高度；n 表示有效天数；h_{max} 表示水箱水位日最高值；h_{min} 表示水箱水位日最低值。

用该指标表征水箱的实际调蓄能力或水位调控效果。结合该区域内供水管网的压力波动情况，评估现行水箱运行方式对管网整体压力的调节效果和存在问题，为后续水箱优化控制方案提供与其运行现状相关的数据。

（2）水箱进水量与市政管网压力变化相关性分析。二次供水水箱的水位取决于水箱的进水量和小区用户的用水总量，因此水箱的调控可以通过控制水箱的进水流量来实现，水箱进水有即用即进、均匀进水和削峰填谷三种方式。图 8.30 为这三种调控方式的

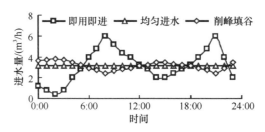

图 8.30　水箱进水方式

示意图。假设一个计算周期（24 h）内，总进水量等于总出水量，即计算结束时的水箱水位等于计算开始时的水位；且水箱的容量不小于后端用户一天的总用水量。

（3）水箱进水调控方案。研究供水区域内水箱水位变化规律后可进行水箱有效调节容积的计算，然后对水箱进水与市政管网压力变化之间的相关性进行分析之后，综合水厂对供水能耗的预期目标和投资预算两个因素，确定最终的水箱进水调控组合优化方案。

水箱进水调控方案制定分为两步：首先确定要优化水箱数量，然后在给定数量条件下，利用遗传算法寻找最优水箱调控组合方案，对不同的水箱调控方案进行编码，生成初始种群，根据适应度函数评价每个方案的优劣，从而确定最佳水箱调控方案，即确定在哪些水箱处进行调控。

b. 实现过程

采用遗传算法优化水箱调控方案流程如图 8.31 所示。

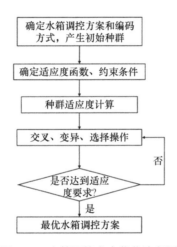

图 8.31　水箱调控方案优化流程图

（1）个体编码。采用二进制字符串表达所有水箱的调控方式，用 "1" 表示水箱采用削峰填谷调控方式，用 "0" 表示水箱采用即用即进调控方式。例如，前四位为 "1010" 的字符串就表示水箱 $T1$ 和 $T3$ 采用削峰填谷调控方式，水箱 $T2$ 和 $T4$ 采用即用即进调控方式。

（2）优化调度的约束条件。包括：①水箱调节容积约束。各个时刻水箱的进水量和用户用水量应保持在水箱水量介于最低水位限值和最大容积之间。②管网流量平衡约束。水厂全天供水量应满足服务范围内用户用水量的要求。

（3）目标函数。包括：①管网压力波动强度（H_v）最小。由管网中各目标节点压力波动强度的平均值确定。管网压力波动强度越小，管网的安全性就越高，越容易实现对管网压力的实时调控。②最不利点的压力最低值（H_{min}）最高。在市政给水系统中需要满足最不利点水压，不同水箱调节模式下最不利点的最低压力越高，表明管网降压空间越大，运行状态越优。

故可将比值 H_{min}/H_v 作为遗传算法的适应度函数。通过对每个个体进行适应度评价后,若达到循环终止条件则输出最优个体,否则进行遗传操作产生下一代种群,直到满足终止条件。

2)二次供水泵站运行优化技术

a. 技术原理

传统恒压供水通常是在水泵出口端设置压力传感装置,压力值反馈给水泵变频控制柜,通过与设定的压力值对比,判断是否对水泵转速进行调整,以达到预定的出口压力,这种方法计算出的水泵扬程不一定符合显示要求,而且为满足最不利状态用水要求,计算结果可能超出实际用水需求,造成能源浪费。

基于末端压力反馈进行水泵优化运行的二次供水技术是在给水系统供水最不利点处设置压力传感装置,压力值反馈给水泵变频控制柜,通过与设定供水最不利点处的压力值进行对比来调整水泵的转速,以期达到供水稳定性和供水节能的效果。这种方法主要包括两方面内容:

(1)EPANET 调速泵模块修正。在 EPANET 中并未将调速泵的效率曲线与定速泵区别对待,水泵用电量计算函数仅利用当前水泵流量采用线性内插获取效率值,再根据用户所采用的单位换算水泵在该时刻的能耗值。

如图 8.32 所示,N_2 转速下的实际工况点为 A 点,过原点和 A 点作抛物线与 N_1 转速下水泵特性曲线相交于 B 点,则 A、B 两点为相似工况点,该抛物线为等效率曲线,即 A、B 两点效率相等。由相似定律可得

$$Q_2 = \frac{Q_1 N_2}{N_1} \tag{8.34}$$

Q_2 为 B 点对应的流量,利用 EPANET 中的效率曲线内插法即可以得到 B 点的效率值,也即 A 点效率值。

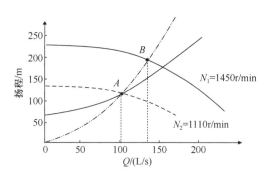

图 8.32　相似工况抛物线法

相似工况点效率并不完全相同,转速相差越大,相似工况点的效率值也相差越大,并存在以下关系:

$$\eta_2 = 1 - (1 - \eta_1) \left(\frac{N_1}{N_2} \right)^{0.1} \tag{8.35}$$

运行时调出系统当前时刻转速比，利用式（8.34）和式（8.35）即可得到正确的效率值。

（2）基于 EPANET 的恒压变频供水方式模拟。实际供水中，为满足不同时段供水要求，需分时段设置水泵出口压力，目前调速泵转速一般根据水泵出口压力反馈自动调节，或人为加减频率值，自动化实现程度较低。

恒压供水工况下不同流量、压力下与水泵效率之间函数关系如下：

$$\eta = \frac{QH}{3600 f_0 (Q, H)} \tag{8.36}$$

式中，η 表示水泵效率；$f_0(Q,H)$ 表示轴功率与流量和扬程之间的函数关系；Q 表示水泵流量，m^3/h；H 表示水泵扬程，m。

当遇到两台以上水泵并联供水工况时，该方法求解多台水泵叠加后的效率曲线过于复杂，因此采用遗传算法求解，以控制现有服务区域的二次供水管网压力最不利点的压力值恒定为目标，通过程序自动设置合理的转速，或者开启合理的水泵台数。

b. 实现过程

以一台变频泵与一台定速泵并联供水为例，模拟时间为一天，时间间隔取 1 h，在低流量区间采用变频泵单独供水，当频率达到上限且压力不满足要求时，自动开启变频泵供水。计算流程如图 8.33 所示。

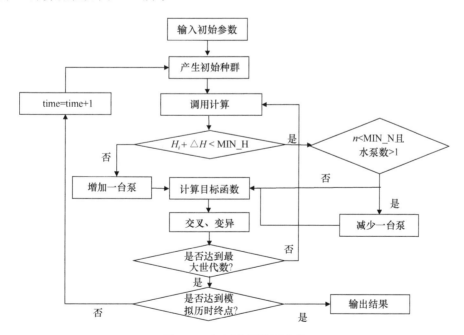

图 8.33　恒压变频模拟流程

计算步骤概述如下：

（1）输入初始参数。设定初始运行的水泵数量，初始水泵状态，出口的最小压力值 MIN_H，允许的压力波动范围 ΔH，最低允许转速 MIN_N。

（2）调用 EPANET 计算。输入的参数为：当前模拟时刻 time，水泵 1 转速为 N_1，水泵 2 转速为 N_2。

（3）利用 EPANET 计算当前时刻水泵出口压力值 H_i。如果当前出口压力值 $H_i + \Delta H$ 大于等于预先设定的最小压力值，那么增加一台水泵，如果小于最小压力值且运行的水泵数大于等于两台，判断当前时刻水泵转速 n 是否小于最低允许转速，如果"是"则停用一台水泵；如果"否"则水泵数量保持不变。

（4）计算出口压力值与设定压力值的绝对值，绝对值小的个体拥有更强的适应性。

（5）遗传操作，交叉、变异并产生新的种群。

（6）判断当前世代数是否达到设定的最大世代数，否则重新调用计算。

（7）判断是否到达模拟的历时终点，如果"是"则输出结果，"如果"否则设置时间 time=time+1，并重新产生初始种群计算，继续循环。

8.5.3　示范应用案例与成效

1. 示范案例应用概况

1）原水系统

a. 原水系统结构

（1）原水管道。苏州市白洋湾水厂自太湖金墅港取水，经取水泵房加压后通过两根管径分别为 DN1200 和 DN1400 的管线输送至水厂，输送距离约 15 km（图 8.34）。Ⅰ路浑水管线（DN1200）采用四类管材，包括：铸铁管、应力水泥管、钢管、球墨铸铁管；Ⅱ路浑水管线（DN1400）均为钢管。

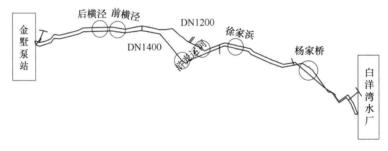

图 8.34　白洋湾水厂原水系统结构

（2）水泵系统。原水泵房目前共有 6 台泵，分别为 32SH-19 型泵 1 台、RDL500-640A1 型泵 2 台、RDL600-705A 型泵 1 台、RDL600-620A 型泵 1 台、RDL700-820A 型泵 1 台。其中 2 台水泵（RDL600-620A、RDL700-820A）变频运行，另外 4 台水泵工频运行。

（3）监测点布置。原水泵房对出厂总压力进行实时监测，此外原水管道还设有 8 个监测点，其中包含 6 个稳定可用的测压点，原水泵房至白洋湾水厂浑水管沿线无流量监测点，仅在水厂配水井前有两个流量仪（两路浑水管各对应一个流量仪）。

b. 原水系统能耗

（1）原水管道淤积结垢。由于白洋湾水厂的原水浊度较高，部分湖泊水源水质中含有泥沙、藻类及贝类等，导致原水管道内部存在泥沙淤积及藻类、贝类附着问题，影响原水水质及供水安全性，降低管道的通水能力，加大了原水系统的能耗成本。

（2）管道漏损。由于大部分原水管道年代较久，且管道内壁腐蚀结构，管壁变薄、穿孔，存在漏损现象，管道压力下降，泵房所需扬程增加，电耗增加。

（3）水泵运行工况效率偏低。由于用户需水量增加、泵机运行设备老化等因素，泵机运行流量往往大于设计工况流量，导致运行能耗较高，故障率上升，维修费用较高。

2）水厂概况

白洋湾水厂设计日供水能力 30 万 m³，主要承担苏州城区北部的供水任务。白洋湾水厂目前的处理工艺为"预处理—常规处理—深度处理"，净水工艺流程如图 8.35 所示。沉淀池出水进入 V 形砂滤池，包含了两组规模为 15 万 m³/d 的可独立工作的滤池，每组 6 格，双排布置，单格过滤单元面积为 139.7 m²，设计滤速为 7.6 m/h；滤料和承托层采用均质石英砂，有效粒径为 0.9 mm，滤料厚 1.30 m。滤池采用气水反冲洗工艺，其中反冲洗水泵为卧式离心泵，共 4 台，每次反冲洗随机启用运行时间最短的两台；鼓风机共 3 台，每次反冲洗随机启用运行时间最短的两台，两台机器之间的开启时间相差 2 min。

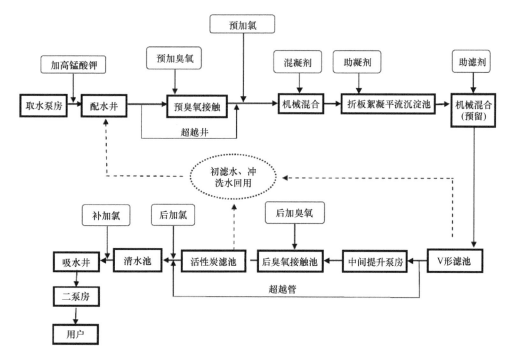

图 8.35　白洋湾水厂净水工艺流程图

目前，白洋湾水厂对现状滤池反冲洗控制策略为：①以清水阀全开、截污率过低作为冲洗操作启动的控制条件；②以冲洗后的截污率和本次冲洗后的运行周期作为冲洗效果的判定条件。

一般来说，应在清水阀开度为 100%且维持 10 min 情况下进行冲洗，但是为防止夏季藻类暴发和其他应急性事故，水厂一般在清水阀达到 60%～80%时就进行了冲洗，这导致反冲洗频率大大提高，使电耗升高。

3）供水管网

苏州市完整的供水服务网点包含白洋湾水厂、相城水厂和胥江水厂。白洋湾水厂服务范围管网模型考虑白洋湾水厂服务范围（图 8.36），共 9 个边界流量计，建模区域内共分布 12 个压力监测点，其中 8 个监测点未提供标高或数据存在问题，因此只采用 4 个数据可靠的监测点。建模区域内管道直径从 DN15 到 DN1800 不等，小到入户支管，大到输水干管。管材主要包括铸铁、球墨铸铁、钢和 PVC 等。

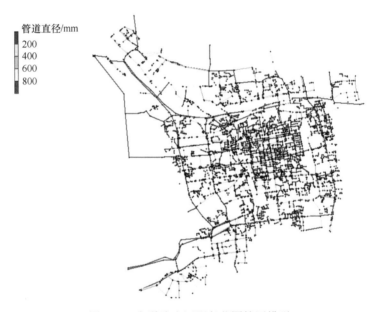

图 8.36 白洋湾水厂服务范围管网模型

根据苏州市水务集团提供的水箱资料整合得到该区域内投用二次供水水箱的小区共 58 个，安装二次供水水箱但未投入使用的小区共 37 个，整个区域中可调用二次供水水箱的小区共 95 个，位置如图 8.37 所示。

苏州市管网供水区域大，供水管网长，由于管网年代较久等原因造成苏州市供水管网损坏较多，漏损情况严重，此外由于水源位置等条件的限制及二次供水调节存在着水箱无序管理和不恰当使用等问题，导致苏州市供水管网能耗较大，需要采取节能降耗措施。

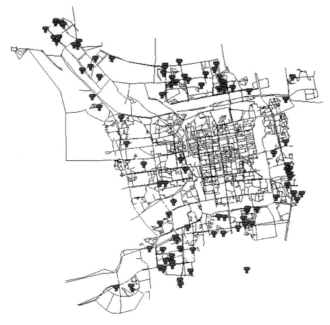

图 8.37　白洋湾水厂服务范围水箱位置图

2. 苏州供水管网系统多级协同优化节能方案

1）原水系统节能方案

首先对白洋湾水厂原水管道系统建模并进行校核，模型示意图如图 8.38 所示。

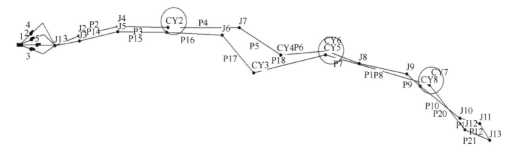

图 8.38　白洋湾水厂管道模型示意图

a. 管道冲洗

2017 年，白洋湾水厂对 DN1200 在役出厂输水管线的部分管段进行了气水脉冲施工，其中包括鹿山路（长江路—北环西路寒山桥）长度为 2.2 km（含过江管）的管段及北环西路（嘉业阳光城—寒山桥）长度为 445 m 的管段。

b. 水泵变频优化

白洋湾水厂在泵机更新的基础上，利用变频调速技术，合理设置水泵运行频率，确定各流量区间的最佳机组搭配模式，使泵组运行在高效区，实现节能降耗。优化结果及耗电量如表 8.13 所示。

表 8.13 白洋湾水厂水泵变频优化结果

实际组合	1#	3#	频率	5#	6#	频率	电量/(kW·h)	改进组合	1#	3#	频率	5#	6#	频率	电量/(kW·h)
1			40			0	854	1						45	847
2			42.5			0	918	2						47.5	889
3			42.5			0	907	3						47.5	877
4			42.5			0	928	4						47.5	898
5			42.5			0	958	5						47.5	927
6			42.5			0	976	6						47.5	944
7			42.5			0	898	7						47.5	868
8			50			0	968	8			50			0	968
9			50			0	1132	9			50			0	1132
10			50			0	1400	10			50			0	1400
11			50			0	1627	11			50			0	1627
12			50			0	1540	12			50			0	1540
13			50			0	1381	13			50			0	1381
14			45			0	1037	14			45			0	1037
15			45			0	1003	15			45			0	1003
16			42.5			0	981	16			0			47.5	950
17			0			47.5	917	17			0			47.5	917
18			0			47.5	962	18			0			47.5	962
19			0			50	924	19			0			50	924
20			0			50	1038	20			0			50	1038
21			0			50	944	21			0			50	944
22			0			50	1006	22			0			50	1006
23			0			47.5	1047	23			0			47.5	1047
24			0			42.5	895	24			0			42.5	895
总电量							25241	总电量							25021

2018 年 12 月 2 日的浑水量为 24.4 万 m³/d，新方案能使该日的泵站总电量下降 220 kW·h，约占该日总耗电量的 0.8%。据此可估算该方案的一年节约电量约为 83000 kW·h，按照 0.7 元/（kW·h）的电价来算，全年可节约电费约 5.8 万元。

c. 管道修复

截至 2020 年底，苏州白洋湾水厂的内衬修复工作完成情况为 DN1200 管道总计长度 5077 m，DN1400 管道总计长度 4643 m；拆排更新工作完成情况为 DN1200 管道总计长度 2150 m，DN1400 管道总计长度 1821 m。

2）水厂处理工艺节能方案

a. 反冲洗参数优化

通过 8.5.2 节水厂处理工艺节能技术部分所述实验过程确定水厂滤池反冲洗参数优化方案。首先根据式（8.32）和式（8.33）计算水冲洗强度上限值为 11.93 L/（s·m²），然后进行预实验，发现水冲洗强度大于 5.17 L/（s·m²）时出现跑砂现象，冲洗强度低于

1.5 L/（s·m²）时滤层膨胀率低，不足以将反冲洗过程中的杂质排出滤层外。因此反冲洗时水冲洗强度理论适宜范围是 1.5～5.17 L/（s·m²）。实验所用冲洗方案分为三个阶段：单气冲—气水混冲—单水冲，根据生产实际选定气冲阶段的冲洗强度为 12.86 L/（s·m²），水冲阶段的冲洗强度为 3.91 L/（s·m²）。

分别以 24 h 和 16 h 为周期进行实验，混冲阶段设置不同的气冲洗强度和水冲洗强度，统计冲洗后各个滤池 30 min 内的滤水浊度（每分钟测一次），分别从浊度降低至最低值所用时间、浊度去除率、滤后运行时阀门开度均值及耗电量情况选择最佳方案，最终选择水厂的 V 形滤池以 24 h 为周期进行冲洗，最优方案参数如表 8.14 所示。

表 8.14　白洋湾水厂滤池冲洗优化方案

冲洗方案	气冲阶段 3 min	混冲阶段 12 min		水冲阶段 6 min
	气冲洗强度 q_a /［L/（s·m²）］	气冲洗强度 q_a /［L/（s·m²）］	水冲洗强度 q_w /［L/（s·m²）］	水冲洗强度 q_w /［L/（s·m²）］
24 h 周期方案二	12.86	6.12	2.88	3.91

b. 反冲洗周期预测

根据原水数据、滤池进出水数据、反冲洗数据、能耗数据和天气数据建立模型，采用 LSTM 算法利用某一滤格三天（72 h）的历史数据，预测该滤格未来三小时的出水浊度，进一步预测合理的反冲洗周期。

首先对滤格数据进行相关性分析发现各滤格冲洗前浊度、初滤水浊度不具良好的相关性，应分别针对各滤格独立建模。

采用 2018 年 1～12 月期间的 8000 条冲洗记录作为训练样本；采用 2018 年 12 月至 2019 年 3 月期间的 2845 条记录作为验证数据样本。预测结果（表 8.15 和图 8.39）基本达到预期目标，使用时仅需输入当前数据，便可预测出当前条件下未来三小时 V 形滤池出水浊度，为 V 形滤池的运行提供参考，水厂可在此基础上延长运行周期，提高滤池运行的安全性，并达到节能的效果。

表 8.15　LSTM 算法预测滤池出水浊度准确率　　　　　　　　（单位：%）

时间	±0.1 NTU	0.05 NTU	±0.03 NTU
未来 1 h	98.7	93.1	80.6
未来 2 h	98.5	88.9	71.5
未来 3 h	98.1	85.9	66.6

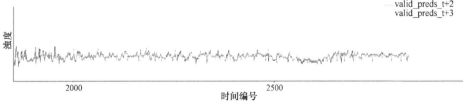

图 8.39　LSTM 算法预测出水浊度结果

3）供水管网节能方案

对水箱调控优化：首先收集 2019 年 4 月 15～21 日白洋湾水厂的小时水量水压数据、边界流量数据和测压点压力数据，对数据进行梳理检查，建立 7 日延时模拟的 EPANET 水力模型并校核，该管网区域内水箱采用削峰填谷的进水模式，设各水箱理论调蓄高度占水箱总高度的 60%，根据水箱水位和进水流量变化曲线计算该区域内所有水箱还可产生共计 3460.945 m^3 的富余调蓄容积，若通过优化水箱的进水方式，充分发挥各水箱的调蓄容积，可以使水厂高峰供水流量下降 20%以上，从而降低二级泵站的水泵能耗，减小管网各节点的压力波动。计算得到经过充分利用这些水箱的调蓄容积后，白洋湾水厂二级泵站的节能潜力为 3.26%（未有使用遗传算法优化水箱调控的具体案例）。

由于进行水位调控后，水箱的调蓄功能会导致高峰用水期的水厂出水流量降低，流量下降会导致水泵扬程上升，使供水最不利点的压力上升，造成能源的浪费，因此，进行水位调控后，还需对水泵进行变频操作。

第9章 管网水质保障关键技术

9.1 供水管网清洗、消毒、非开挖修复应用技术

9.1.1 问题背景

城市供水管网安全是保障饮用水输配水质的重要环节，上海自来水供水管网总长度为 37643 km，其中，中心城区 18507 km、郊区 19136 km，供水距离长、流速慢，虽然出厂余氯很高，但局部末端余氯不足，存在一定的水质和生物安全风险。此外，上海尚有 1000 km 的高危管、混凝土管，另有 7000 km 落后管材。本章通过供水管网的水质特征与管网检测等结果，评估并制定针对性的修复方案，以解决在减少地表开挖的情况下修复供水管道、保障供水安全性的问题，为实际应用提供技术需求。

9.1.2 技术原理与工艺

依据供水管网物理指标、化学指标、生物指标等水质与生物安全性特征和管道内壁腐蚀、漏点等管网检测，结合管道不同管材、不同流速、不同管龄，科学判断供水管网状态，选用清洗、消毒、非开挖修复技术，制定有针对性的修复方案：对于轻度腐蚀结垢或有生物膜的管道，通过气水两相等冲洗方式解决水质隐患；对于腐蚀结垢严重或有漏点的管道，通过非开挖修复等方式进行管道修复；针对部分超期服役、内壁重度腐蚀或破损严重的不易修复管道，则是进行管道更新改造。通过上述评估与分级管理手段，保障管网的安全运行和输配过程的水质稳定。

1. 管网清洗技术

以浊度、余氯、亚硝酸盐、铁和异养菌（heterotrophic bacteria，HPC）为关键水质参数，结合管网诊断评估结果，科学采用管网清洗技术，管网清洗可采用单向冲洗法、高压射流法、机械刮管法、气压脉冲清洗法和碎冰清管法等。

针对大高程落差复杂管网的冲洗，特别对水厂出水管等大口径源头管线、大口径连续大高程落差管线的冲洗，研究应用了复杂工况下气水两相流管道冲洗技术，形成利用较小流量进行大口径、大高程落差复杂管网的冲洗经验。气水冲洗技术工艺以压缩空气为动力源，以水为清洗介质，通过间歇供给大量压缩空气和少量其他磨料，混合流体在管网内形成很强烈的喷射力和振荡波，同时使混合流体高速流动冲刷管壁，将结垢和沉积物搅动剥离冲走，从而达到清洗目的。在管道中气体流动的阻力系数只有水流的 1% 以下，气水混合流体中极大部分是气体，因此阻力系数介于水流和气流之间，远小于纯

水流的阻力系数，同时平均密度也远小于纯水流。上述性能使得该技术一次高速冲洗长距离管道具备了可行性，可达 10 km 以上；在同等的压力驱动下，可以得到更高的流速，具有更高的冲刷能力，加上脉冲振荡波等破碎作用，管道内部残留的 3～4 cm 大小的石块都能够冲刷出来，获得很好的冲刷效果；同等压力下可以比纯水流输送到更高的高度，降低管道高程落差对混合流体输送的影响，适合对桥管、过河底管等冲洗处理；气水混合流体的体积中绝大部分是气体，在同等流量的情况下，耗费水量少，最低仅使用被清洗管道口径的 1/4 口径供应水量，即可得到比较好的清洗效果，节约冲洗用水水量。通过技术应用，参数入口水压控制在 0.25～0.40 MPa，入口气压控制在 0.40～0.65 MPa，进气方式为间歇式加注，进气时间为 5～20 s，停气时间为 10～30 s，气水输入参数可根据冲洗效果适当调整。

2. 管网多级消毒技术

管网二次加氯被认为是一种行之有效的优化消毒措施，针对局部区域管网总余氯无法满足控制目标的地方，在管网增压泵站和水库泵站环节进行补氯措施（图 9.1），在保障管网水质安全的前提下使整个供水系统的消毒方式更加科学合理。对泵站加氯量的控制，宜根据不同季节、不同水源合理制定出站水总氯控制指标。同时，总氯控制指标还应根据供水管网输配距离、总氯衰减情况、管网末梢微生物指标检测结果等，并结合进站氨氮值进行合理调整，保障管网末梢水质达标。

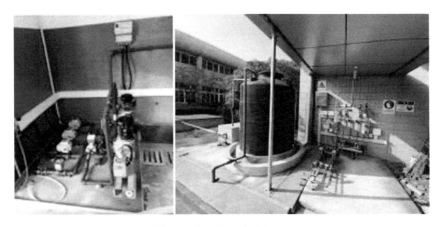

图 9.1　管网补充加氯措施

针对上海长江水源，5～10 月份管网余氯控制在 0.6～1.0 mg/L，其他月份为 0.5～1.0 mg/L；对于黄浦江水源，5～10 月份管网余氯控制在 0.7～1.0 mg/L，其他月份为 0.6～1.0 mg/L。

对于以化合氯出厂的水厂，其范围内的泵站，应定期手动或在线监测进站水氨氮值，当总氯不能满足要求时，应采取补氨措施，补氨后氨氮一般不超过 0.25 mg/L。另外，针对游离氯消毒水厂，在满足加氯控制目标时，还应注意消毒副产物的生成情况，合理调整加氯量，防止消毒副产物超标。

3. 供水管网非开挖原位修复应用技术

供水管网非开挖原位修复应用技术是在地表极小部分开挖的情况下（一般指入口和出口小面积开挖），修复供水管道的施工技术，例如将 PE 内衬、薄壁不锈钢内衬等通过折 U 或缩径的形式，在一定的牵引力和牵引速度下拉入主管道，或者将水泥砂浆、环氧树脂等作为喷涂材料，通过在卷扬机拉力作用下的旋转喷头或者人工方法将材料依次在旧管道内喷涂，形成加固层，经过自然养护，形成主管道-衬里复合管，达到对旧管道的修复（图 9.2）。

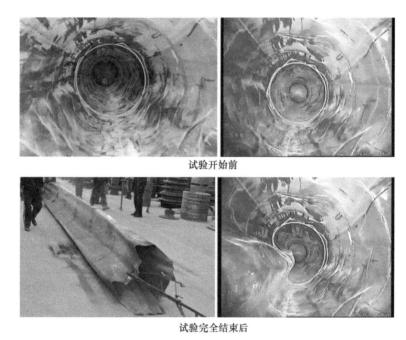

试验开始前

试验完全结束后

图 9.2　DN800 厚 1.2 mm 不锈钢加支撑环连续负压试验管道图

研制了新型的双管送料的环氧树脂离心喷涂机，如图 9.3 所示。该机器改进了双泵结构，上下动作均连续输出涂料，成膜均匀，无明显的环圈。高压泵加配了行程传感器，用于检测输出流量，提供给电脑自动调整拖动速度。料筒的加热系统改为远红外电热板和硅橡胶加热膜两部分组成，预热时一起加热，缩短了预热时间，接近预定值时仅由加热膜加热。料管由原先的高压橡胶改为质量更好、阻力更小的高压树脂管，为以后将送料管加得更长创造条件。一些细节部分也考虑得更周到，如 A、B 料管的接头除了标志颜色，还均有 5 cm 长度差，避免发生由粗心导致的错接事故；车厢顶部做成弧形防止积水，等等。整个系统由电脑控制，只要在触摸屏输入管道口径和预期喷涂厚度，喷涂速度就自动由电脑计算控制，也可以手动控制。喷涂机本体设计为一体化的施工平台，电脑控制运作，可用小型卡车在城市道路拖动。针对小区施工环境设计的车厢尺寸易于在狭窄街道由人工推动或由叉车拖动。双料仓双料管双泵供料，解决了以往单料管供料

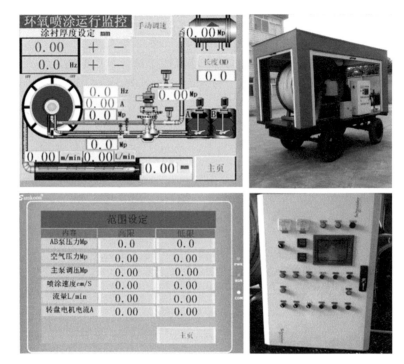

图 9.3　环氧树脂离心喷涂机及触摸屏

设备维护的难题，且大大提高了喷涂质量，减少了涂料和清洗溶剂的浪费，也减少了对环境的污染。电脑控制使操作更简单可靠。

9.1.3　示范应用案例与成效

（1）复杂工况下气水两相流管道冲洗技术在上海市奉贤区浦星公路 DN800 清水管道的冲洗示范：奉贤区浦星公路管径 DN800 管道全程长 6715 m，其中球墨铸铁管 4991 m、钢管 484 m、PE 管 1240 m，示意图如图 9.4 和图 9.5 所示。工程设计高差 18 m，其中桥管 4 座，最高标高 2 m；倒虹拖拉管 7 座，最低标高为–16 m，冲洗效果良好，水质检测结果达到标准要求，保证了后续管网的水质安全运行；与单向冲洗相比，气水两相流管道冲洗节水 70%以上，具有耗水量小、冲洗时间短、冲洗效果好的优点。技术应用显示,该技术实现了利用较小流量进行大口径、大高程落差复杂管网的冲洗，

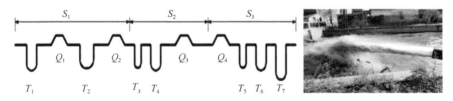

图 9.4　浦星公路 DN800 气水冲洗
左图为浦星公路 DN800 气水冲洗高程示意图

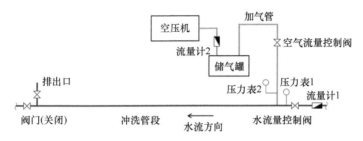

图 9.5　管网气水冲洗示意图

特别对水厂出水管等大口径源头管线、大口径连续大高程落差管线的冲洗提供了有效的解决方案。

（2）复杂工况下气水两相流管道冲洗技术在上海市闵行区中谊路—东方花园一期 DN300 球墨铸铁管的冲洗示范：闵行区中谊路—东方花园一期 DN300 球墨铸铁管的总长度为 2 km，该管段存在黄水问题，示范前水质浊度 0.9 NTU（超过上海市地方标准限值）、总氯 0.20 mg/L（偏低，经二次供水设施后停留时间增加，存在超标风险），且存在轻微腐蚀。冲洗后，去除管网内壁污染物，管道内部清洁效果良好，水质达到上海市《生活饮用水水质标准》（DB31/T 1091—2018），且满足管网水细菌总数小于 20 CFU/mL，浊度不高于 0.2 NTU，有效提升了管网水质。技术应用显示，该技术可应用于水体浊度高、余氯低，且存在轻微腐蚀的管网，适用于各类管材管道，对低流速、大高差和复杂管网均具有良好的清洁效果。

（3）供水管网非开挖原位修复应用技术在上海市奉贤区奉金路给水管道修复示范：修复给水管道位于奉贤区南桥镇环城东路北、奉金路北端及南端沿路绿化带和慢车道下，属于沿路供水总管道，主要供应道路两边工厂企业用水。待修复管道为球墨铸铁管，其中 DN150 管道长 1580 m、DN200 管道长 1700 m、DN300 mm 管道长 180 m，总计 3460 m。通过"分段—分管段清洗—涂敷防腐材料—消毒—通水"方式，对管道进行内清洗并喷涂防腐涂料的非开挖管道修复。如图 9.6 所示，修复效果良好，已完全去除管内结垢，恢复原管道通水内径，保证了该管段的水质安全。应用证明该技术实现了在不开挖或少开挖地表条件下，跨过重要交通干线、重要建筑物，对地下管道进行修复，具有施工场地小、施工简单、造价较低等优点，并在闵行区龙吴路（景联路—双柏路）DN800 铸铁管（修复长度 1130 m）等进行推广应用，有效避免了传统开槽排管大面积毁坏绿化带和道路，减小了对周围环境和路面设施的影响，供水影响小，施工周期短，操作便捷，适用于繁忙路段的管道修复。

（4）管网多级消毒技术在上海市中心城区得到推广应用：上海市中心城区共有 54 座泵站，其中水库泵站 34 座，库容约为 73 万 m³，增压泵站 20 座，目前均已具备补充加氯能力，部分泵站配有补充加氨系统（图 9.7）。根据不同季节、不同水源合理制定出站水总氯控制目标，根据供水管网输配距离、余氯衰减情况、管网末梢微生物指标检测结果等，以及结合进站氨氮值进行补氯量的合理调整，保障管网末梢水质达标。

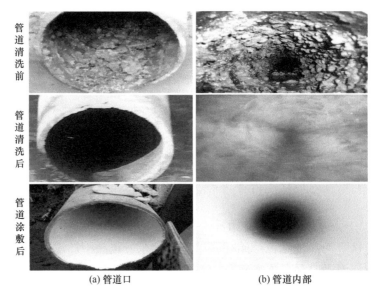

管道清洗前

管道清洗后

管道涂敷后

(a) 管道口　　　　　　　　　　(b) 管道内部

图 9.6　非开挖修复前后管道内部

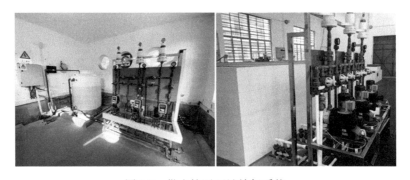

图 9.7　供水管网泵站补氯系统

9.2　二次供水在线监测与优化运行技术

9.2.1　问题背景

上海二次供水模式主要有屋顶水箱供水、水池和水箱联合供水、水池和变频水泵联合供水 3 类，约有屋顶水箱 14 万个、地下水池 2.4 万个，二次供水种类多、数量庞大。二次供水的主要问题是水龄偏长，二次供水设施分散，清洗消毒、运行维护与管理存在盲点和薄弱点；二次供水设施老旧，二次供水监测系统和管理措施尚不完善，给龙头水达标造成较大风险。因此，在上海加快水厂深度处理改造和出厂水水质提升的同时，更需要加强供水管网和二次供水设施检测评估和高标准改造，优化二次供水布局，完善二次供水在线监测系统，制定完善的二次供水运行维护管理体系，实现二次供水安全保障能力的技术突破与工程应用，有效保障龙头水的稳定达标。

9.2.2 技术原理与工艺

1. 居民小区二次供水水质在线监测关键技术

通过居民二次供水水质变化规律研究，确定二次供水重点监测浊度和余氯等水质参数，自主研发了低成本、免药剂的二次供水水质在线监测设备和数据无线传输系统，系统架构图和在线监测仪表如图 9.8 所示。在线监测设备技术性能指标：①监测指标包括余氯（总氯）、浊度、pH 和电导率；②可在小区电子显示屏实时显示小区水质数据，完成了手机 APP 开发，可用手机实时查看二次供水设施（水箱、水池）水质数据；③在线监测系统实现实时数据和历史数据查阅，具备水质超标报警功能和报警信息推送功能；④设备价格不到国外同类产品价格的一半。

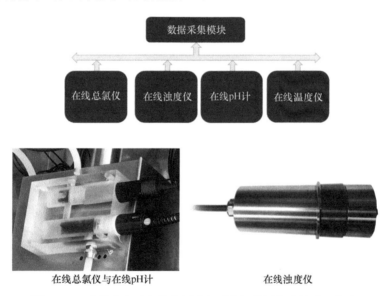

图 9.8 二次供水水质在线监测设备系统架构图与在线监测仪表

建设居民二次供水监管信息化平台。通过对二次供水水质、部分泵房运行状态等监测，使监测信息集成显示于平台上。数据来源主要通过人工采集检测、在线监测现场实时采集的水质数据、网络抓取的水域属地数据信息 3 个方面获得，通过对数据整理与归类，量化统一后进行标准化存储。数据存储后，利用大数据平台所提供的资源进行分布式计算，建立水质风险评价模型对水质状况进行分析与智能预报警。以监测数据的采集、处理、结果分析、状态呈现为主流程，基于大数据的水质监测结果将通过可视化的形式呈现出来。

2. 基于水龄控制的二次供水优化运行关键技术

对二次供水水质进行长期监测显示，水中余氯情况表现为直供＞水池+变频＞水池+水箱，HPC 和浊度指标表现为水池+水箱＞水池+变频＞直供。二次供水微生物水平与余氯存在显著相关性，即经过二次供水设施，停留时间增加，余氯明显衰减，HPC 明显增加。如图 9.9 所示，水质总体情况来看，直供模式最优，其次是水池+变频模式，最后是水池+水箱模式。因此，以减少二次供水水力停留时间为核心，优化二次供水模式，优化二次供水设施运行方式，保障二次供水水质安全。

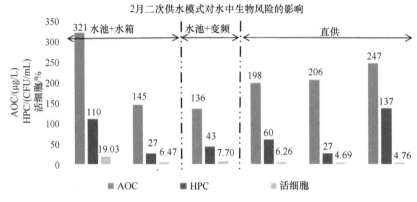

图 9.9　不同二次供水模式的水质比较

形成基于水龄控制的二次供水运行模式。为了控制水箱（池）的水力停留时间，保证入户水质，在居民小区水箱（池）安装水质、水量在线监测系统，在线监测二次供水设施液位、水压、水质（余氯、浊度）等，分析不同二次供水模式的微生物、余氯、浊度等水质指标的季节性、周期性变化规律，分析居民小区的用户数量、水量消耗峰谷规律等用水特征参数；根据水质变化和用水特征，优化和调节二次供水水箱（池）在不同时段的实际进水量、水位，达到严格控制水力停留时间的目的，形成基于水龄控制的二次供水运行模式。建议在市政供水管网水压满足要求且二次供水系统运行不影响市政供水管网的正常供水的情况下，尽量采用直供模式；当市政供水管网的供水水量、水压不能满足用户需求时，建议采用"水池（箱）+水泵变频调速增压"的供水方式；水池水箱联合供水应建立基于水龄控制的二次供水运行模式。

9.2.3　示范应用案例与成效

居民小区二次供水水质在线监测设备在上海浦东新区、闵行区等居民小区进行安装应用（图 9.10），居民可 24 h 不间断查看进入小区自来水的余氯、浊度、水温、pH 水质数据，也可用智能手机扫描二维码后在手机上实时查询本小区水质。运行效果反馈设备运行稳定，数据传输可靠，为居民了解饮用水水质提供了直接渠道。

建成居民二次供水监管信息化平台，覆盖中心城区及西南五区，二次供水监管点总数为 145 个。

居民小区二次供水设施运行优化示范：某小区 A 区泵房地下水池容积为 98 m³，一用一备，采用水池+变频的供水模式。通过监测发现由于水池水力停留时间过长导致余氯明显衰减，HPC 显著升高（远大于 500 CFU/mL），存在微生物风险。针对该现象，于 2018 年 6 月起对 A 区泵房地下水池的进水液位进行调整，由原来的 2 m 降至 1.5 m，

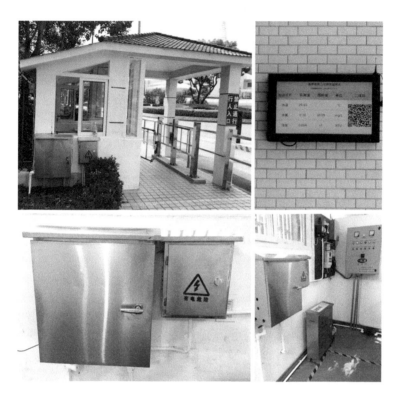

图 9.10　二次供水水质在线监测安装现场

后又降至 1 m 左右，调整后水池容积由 98 m³ 变为 49 m³，通过运行模式优化，减少了水池水力停留时间，余氯衰减现象得到缓解，HPC 数量显著降低（图 9.11）。

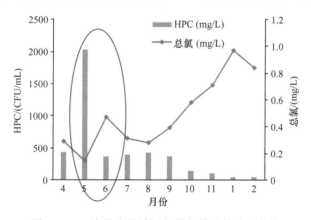

图 9.11　二次供水设施运行优化前后的水质变化

居民小区二次供水模式优化示范：对某小区 4 号泵房二次供水模式进行优化改造，由原来的水池+变频供水模式变成无负压供水，原有地下水池设置为备用水池，改造前后如图 9.12 所示。通过对改造前后的龙头水质进行检测，供水模式改变后停留时间减少，余氯衰减情况明显好转（改造前总氯为 0.60 mg/L，改造后为 0.86 mg/L）。

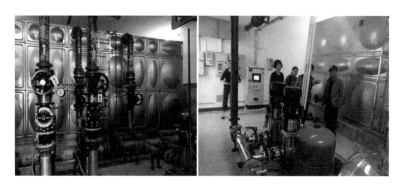

图 9.12　改造前（左）和改造后（右）对比

9.3　基于紫外线消毒的二次供水水质保障技术

9.3.1　针对问题

该技术主要适用于二次供水和城乡统筹管网末端水质安全保障问题，通过在水箱出水管处加设可靠的紫外线消毒器而实现二次消毒，从而解决二次供水设施水质二次污染问题；同时以水质生物稳定性快速监测方法——稀释培养法作为特色技术，建立二次供水水质生物稳定性"快速–常规"双监测控制方案，保障末端水质安全。该技术要求选用性能稳定、技术先进的二次供水设备（包括食品级不锈钢材料的水箱和管道），提升涉水材料的卫生安全等级。

9.3.2　技术原理与工艺

1. 技术原理

1）紫外线消毒技术

二次供水系统普遍存在水箱水质下降问题，其主要原因是水卫生细菌学指标不合格，需采取适当的消毒措施。由于化学法中有毒物质会影响用水安全，目前二次供水消毒一般不采用化学法，主要选择物理法，如加热法、超声波法、紫外线消毒法、膜法及高压静电法等。考虑技术的成熟度和消毒效果的可行性，常采用紫外线消毒法进行二次供水水箱消毒。在水箱出水管处引入可靠的紫外线消毒器，可实现二次消毒，为水质安全增加一道防线。

2）水质生物稳定性快速监测方法——稀释培养法

UV 消毒技术具有较强的应用灵活性，而灵活制定 UV 消毒策略的前提是及时监测水质生物稳定性和水质生物指标现状，稀释培养法可满足二次供水水质监测数据的及时性需求。该方法基于三磷酸腺苷（adenosine triphosphate，ATP）是生物生长动力的能源，因此采用测试菌体 ATP 指标来研究细菌接种初期生长动力学与水质生物稳定性的相关性。在此基础上，利用培养初期细菌生长动力学的特征，设计建立稀释培养法来评价水质生物稳定性，具有测试时间短的特征，满足水质监测需求。

2. 工艺流程

根据二次供水水质安全性保障和水质监测数据的及时性需求，该技术采用 UV 消毒结合测定水样 ATP 作为研究方法，该方法具有高效提升水质安全性、测定结果准确快速的优点。

1）确定 ATP 与细菌菌落的关系

大肠杆菌菌液 ATP 发光强度与体积具有较好的正线性相关性，其 R^2 为 0.92537，斜率为 3.7，如图 9.13 所示。可利用水样细菌 ATP 发光强度描述液体含细菌的菌量。

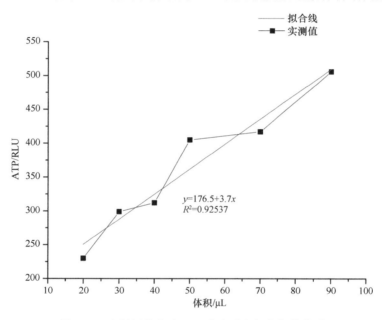

图 9.13 大肠杆菌菌液 ATP 发光强度与体积的关系

2）单独次氯酸钠消毒与 UV-次氯酸钠消毒效果比较

实验水样为添加大肠杆菌菌液的龙头水，即接菌龙头水。分别采用次氯酸钠消毒和 UV-次氯酸钠联合消毒。

水样经过单独次氯酸钠消毒后，细菌量明显减少，ATP 发光强度由 102～202 RLU 降到 69～134 RLU，单独次氯酸钠消毒效果明显；且单独次氯酸钠消毒与 UV-次氯酸钠消毒（水样细菌 ATP 发光强度为 72～130 RLU，169 RLU 测量中有误差）后的效果差不多。单独次氯酸钠消毒的 5 h 和 24 h 水样细菌再生长的总体水平和 UV-次氯酸钠消毒类似，对于 24 h、38℃培养，两种消毒方式的细菌再生长也没有明显的区别。

3）模拟 UV 消毒污染自来水的效果实验研究

为了进一步研究消毒后细菌的再生能力，对部分 UV 消毒后的水样进行次氯酸钠消毒，并测定消毒前后 ATP 发光强度。UV 消毒效果模拟及其对水质生物稳定性影响实验流程设计如图 9.14 所示：将采集的水样分作两份，一份加入 2 mg/L 的次氯酸钠，一份不加次氯酸钠，并在 38℃、28℃、18℃恒温条件下培养 12 h、24 h，再测定水样中 ATP 发光强度。实验结果可以反映 UV 消毒和 UV-次氯酸钠联合消毒的效果、消毒后细菌的再生能力，以及温度对消毒效果的影响。分别在不同温度条件下重复实验，研究不同温度条件下消毒后细菌的再生能力。

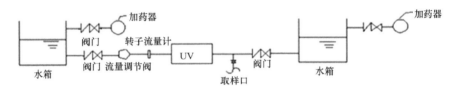

图 9.14　UV 消毒对水质生物稳定性影响的实验流程图

消毒后水样细菌再生实验表明，38℃、12 h 水样细菌 ATP 平均发光强度小于 100 RLU，平板实验中培养不出菌落。然而，38℃、24 h 培养下仍发生细菌再生长现象，并且细菌总数超标的风险很大。图 9.15 显示，低剂量 UV 消毒时，存在细菌菌落总数超标风险。因此，在高温、水龄长的情况下，二次供水配合次氯酸钠消毒是有必要的，需使其有效氯浓度维持在 2 mg/L，防止细菌再生长。

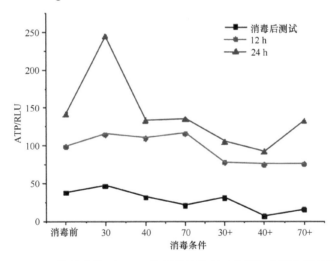

图 9.15　38℃培养条件下，UV-次氯酸钠消毒对水样细菌再生长的影响

UV 消毒剂量梯度为 30MJ/cm²、40MJ/cm² 及 70MJ/cm²；"+"表示 UV 消毒后，联合次氯酸钠消毒的剂量为（以有效氯计）2 mg/L，下同

当消毒后细菌再生长的实验条件为 28℃时（图 9.16），水样经过消毒后培养 12 h、24 h，其饮用水细菌总数都基本符合国家标准：ATP 发光强度基本小于 200 RLU，即细菌总数小于 100 CFU/mL，可见温度低不利于细菌再生长。然而，如果仅仅 UV 消毒，

ATP 发光强度基本都较小，但比较结果仍然显示 UV-次氯酸钠联合消毒效果更好，因此建议采用 UV-次氯酸钠联合消毒的方式，确保用水水质安全。

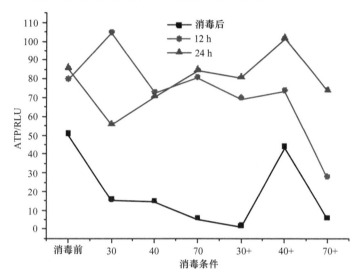

图 9.16　28℃培养条件下，UV-次氯酸钠消毒对水样细菌再生长的影响

图 9.17 所示的实验结果表明，18℃培养条件下，单独 UV 消毒就能使水样在 24 h 内达到饮用水细菌总数的国家标准要求。总体水样的 ATP 发光强度远远小于 200 RLU，水样经平板培养，未见细菌，进一步证明温度低对细菌的再生长不利，18℃条件下只需 UV 消毒即可满足饮用水细菌总数要求。

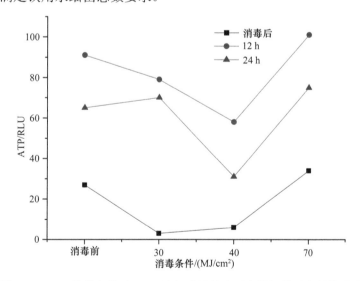

图 9.17　18℃培养条件下，UV-次氯酸钠消毒对水样细菌再生长的影响

利用稀释培养法，测评 UV 消毒对水样水质生物稳定性的影响。比较图 9.18（未 UV 消毒）、图 9.19（40 MJ/cm² UV 消毒）、图 9.20（100 MJ/cm² UV 消毒）的测定结果，发现水样生物稳定性水平都处于临界浓度内，表明水样的水质生物稳定性良好。除

100 MJ/cm^2 UV 消毒水样的生物稳定性有较明显的变化，出现了临界稀释点（该处稀释倍数为 64）外，其他结果均显示消毒对水质生物稳定性的影响不明显。稀释培养法的乙酸碳标准曲线（图 9.21）中的临界浓度为 62.5 μg/L，经推导算出水样水质生物稳定性为 125 μg/L 乙酸碳当量。100 MJ/cm^2 UV 消毒水样生物稳定性发生变化的现象，说明某些水样经过较大强度 UV 消毒后，其营养物质分子会发生裂解等变化，从而增加其可同化性。

本实验中，UV 前后的所有龙头水样都处于很好的水质生物稳定性中，说明 UV 对实验的龙头水样没有产生明显的生物稳定性影响。图 9.19 比图 9.18 比生长速率曲线波动性增加的现象表明，40 MJ/cm^2 剂量 UV 处理后的水样水质生物稳定性更好。

9.3.3 示范应用案例与成效

1. 示范应用案例概况

苏州市自来水有限公司二次供水改造示范工程涉及住宅小区 74 个，建筑面积 560

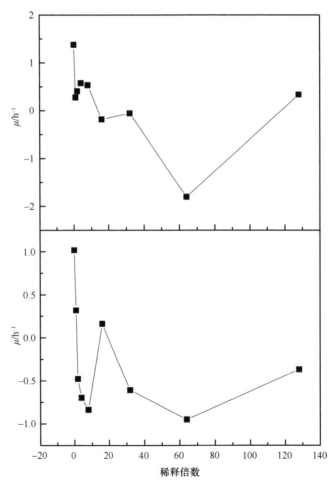

图 9.18 稀释培养法测试未 UV 消毒水样的 1 h 比生长速率 μ 与稀释倍数的关系曲线

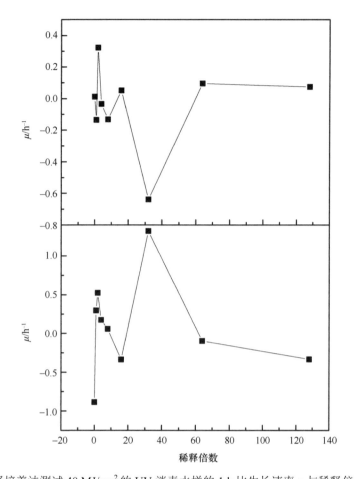

图 9.19　稀释培养法测试 40 MJ/cm^2 的 UV 消毒水样的 1 h 比生长速率 μ 与稀释倍数的关系曲线

万 m^2，涉及用户 50000 户，居民 180000 人，改造工程总费用约 1.2 亿元，10 年运行维护费用 1.4 亿元。"十二五"期间，其完成了 74 个已建二次供水居民小区的改造工作。

2012～2014 年，对苏州市二次供水小区改造进行了二次供水水质实际调研，结果显示，改造后小区二次供水水质有了很大的提高，但是在水质生物稳定性方面仍然需要改进监测技术和提高监测管理的水平。由于水质生物稳定性在给水管网中实时动态变化，且管材、管龄及维修等多因素可影响水质生物稳定性，因此对水质生物稳定性的及时监测非常重要，而传统监测方法测试时间长的局限，使得水质生物稳定性的监测管理的需求得不到满足。为此，改造工程对 12 个小区，24 个水样进行了水质生物稳定性的实际测试，并进一步建立试验台模拟研究二次供水的消毒机制和效果，以此建立了苏州市二次供水水质保障技术工程。

2. 二次供水水质保障技术应用

根据苏州市住宅小区二次供水特点，改造工程加设了二次供水紫外线消毒装置（图 9.22），并采用稀释培养法加强对水质生物稳定性的检测。

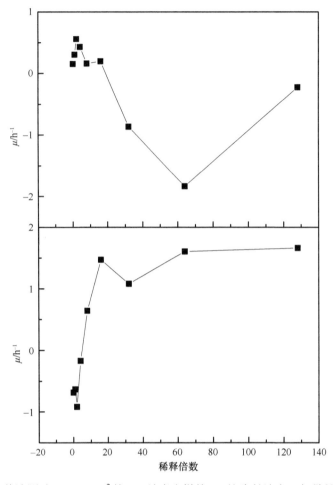

图 9.20　稀释培养法测试 100 MJ/cm² 的 UV 消毒水样的 1 h 比生长速率 μ 与稀释倍数的关系曲线

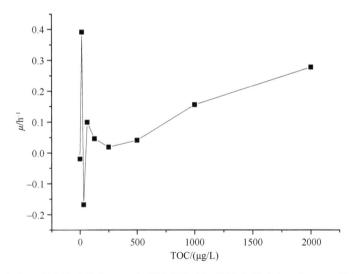

图 9.21　自来水所含菌群接种，乙酸碳标准溶液细菌比生长速率 μ 与 TOC 的关系曲线

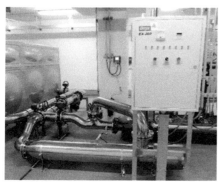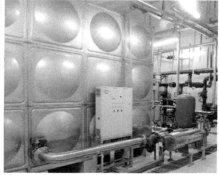

图 9.22　紫外线消毒装置

为模拟不同剂量和方式的消毒条件，采用 ATP 快速评价消毒效果，利用稀释培养法监测消毒对水质生物稳定性的影响。在保证常规监测的基础上，以稀释培养法作为特色技术，建立二次供水水质生物稳定性快速–常规双监测控制方案（图 9.23），从而弥补原来常规技术测定对生物稳定性的缺失和监测时效慢的不足：一方面进行给水水质的常规监测，另一方面利用 ATP 细菌量快速测定法和稀释培养法测定水质生物稳定性，进行快速水质生物风险的监测。双监测方案有利于建立灵活的 UV 消毒控制管理，及时发现水质生物不稳定性事件，针对水质可生化有机污染进行净化处理。双监测方案具体流程如图 9.23 所示：采集两份水样，分别进行常规检测和快速检测。快速检测路线在 2~3 h 内得出初步结果，结果主要包括水质现存生物量（测定 ATP 发光强度）和水质生物稳定性乙酸碳当量结果。若 ATP 检测不合格，则及时开启消毒设备；若 ATP 检测与水质生物稳定性都超出安全范围，则需要进行水质净化及消毒处理，检测合格后再安全供水。若常规检测路线监测不合格，保持开启消毒设备，若常规检测合格，则直接安全供水。

3. 示范应用案例成效分析

通过二次供水改造工程，二次供水状态得到了质的飞跃：改造前水质超标现象时

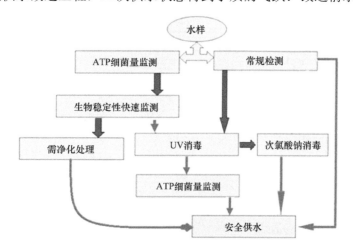

图 9.23　二次供水水质生物稳定性快速–常规双监测控制方案

有发生、水质安全得不到保障的情况得到明显改善，改造后的小区水质经卫生监督部门采样抽检，合格率达100%。整体而言，用户反映良好，服务满意度逐年提高，平均≥80%（第三方调查报告）。

自来水公司于2008年开展了高层和小高层二次供水情况的调查，检测了56个水样中的11个指标（表9.1）。结果表明：除了浊度、余氯合格率偏低，还存在色度、肉眼可见物、嗅和味、锰、铁和锌等水质指标超标的情况。经过分析，铁超标主要因为二次供水设施老化、防护不善和没有固定清洗消毒；锰超标是由管道锈蚀和固定人字梯生锈引起；肉眼可见物表现为铁锈细小颗粒，铁含量最大值对应的色度最高，推断肉眼可见物和色度的不合格是因为水中铁含量的超标引起；锌超标则可能是由于老旧管材中金属元素的溶出。上述超标指标均属于感官性状和一般化学指标，严重影响了供水水质的感官，造成居民投诉。经过二次供水改造，2015年对二次供水情况调查结果显示各项指标均达标，如表9.2所示。

表9.1 2008年二次供水水质监测结果统计表

序号	监测项目	最大值	最小值	限值	合格率/%
1	浊度/NTU	5.2	0.21	≤1.0	68
2	余氯/（mg/L）	0.46	0.02	≥0.05	86
3	色度	16	5	≤15	98
4	肉眼可见物	铁锈颗粒	无	无	95
5	嗅和味	弱泥	无异味	无异、臭味	98
6	pH	9.8	7	6.5～8.5	98
7	Mn/（mg/L）	0.41	0.05	≤0.1	96
8	Zn/（mg/L）	2.36	0.02	≤1.0	98
9	Fe/（mg/L）	0.95	0.05	≤0.3	89
10	细菌总数/（CFU/mL）	83	0	≤100	100
11	总大肠菌群/（CFU/100 mL）	0	0	不得检出	100
	水样合格率/%			61	

表9.2 2015年4～10月二次供水水质监测结果统计表

序号	监测项目	最大值	最小值	限值	合格率/%
1	浊度/NTU	0.7	0.05	≤1.0	100
2	余氯/（mg/L）	0.5	0.05	≥0.05	100
3	色度	14	3	≤15	100
4	肉眼可见物	无	无	无	100
5	嗅和味	无异、臭味	无异味	无异、臭味	100
6	pH	8	7	6.5～8.5	100
7	Mn/（mg/L）	0.08	0.02	≤0.1	100
8	Zn/（mg/L）	0.56	0.02	≤1.0	100
9	Fe/（mg/L）	0.21	0.05	≤0.3	100
10	细菌总数/（CFU/mL）	83	0	≤100	100
11	总大肠菌群/（CFU/100 mL）	0	0	不得检出	100
	水样合格率/%			100	

为直观了解二次供水改造前后用户端水质的差异,在苏州市自来水有限公司下属供水区域内,选取 20 个龙头水进行了第三方为期 6 个月以上的水质连续检测,检测标准为《生活饮用水标准检验方法》(GB/T 5750—2006)。根据水龄分布、新旧小区分布、采样频率、检测指标和管网龙头水确定检测点,所有检测点的检测数据均符合国家标准。

此外,改造工程取得了卓越的社会效益和经济效益。二次供水改造的实施,为经济建设和社会发展提供足够的优质水资源,对于提高城区居民生活水平,兴建工商企业,优化产业结构,搞好城市建设,具有重要意义。自二次供水改造工程实施以来,用户关于水质问题的质询次数有了明显的下降,用户满意度得到了较大提升。同时,二次供水改造工程彻底解决了原来收费混乱的现象,严格采用一户一表政策,真正做到抄表到户,对用户而言,不再出现加价收费、额外付费的问题;精确的计量方法也提升了自来水公司的计量准确性和全面性,经济效益进一步增长。改造后的二次供水设施由自来水公司统一管理,并设置 24 h 监控中心,配备专业队伍,确保供水质量和服务质量,保障了从"源头"到"龙头"的水质安全,杜绝了"二次供水"作为城市给水系统最薄弱环节的安全隐患。经过改造,二次供水质量明显改善,水质优、水压稳、水量足,用户反响良好,满意度逐年提升。

9.4 基于厂–网–二次供水多级监测与反馈的厂网联动水质保障技术

9.4.1 问题背景

常州城区供水管网是典型的复杂大型管网,管网情况复杂,管网末梢易出现水龄过长、余氯浓度过低的现象,此外,由于常州大量使用带有低位水箱的二次供水设施,容易出现水质问题。该技术以水专项"十二五"相关研究成果为基础,结合常州管网到龙头一体化管理的实际情况,提出管网多级水质监测技术、水质预警技术和优化投氯方案等技术,形成集二次供水水箱和薄弱水质点的监测预警和水质提升于一体的多屏障水质保障体系,有效解决管网和二次供水的水质保障问题,实现龙头水质的稳定达标。

9.4.2 技术原理与工艺

1. 技术原理

在管网水质薄弱区识别和现状水质监测网络梳理的基础上,提出涵盖出厂水、管网水、最不利区域和二次供水水箱的管网多级水质监测技术,实现对管网水质的全流程监测;利用多水质参数的协同反馈作用,提出基于多参数协同反馈的管网水质预警技术,实现对突发水质污染事件的预警;在二次供水小区余氯衰减实验的基础上,首次提出以龙头水稳定达到 0.05 mg/L 为前提的小区入口允许的最低余氯浓度,为管网的余氯控制提供科学依据;基于管网水质模型提出厂网联动的优化投氯方案,保障龙头水水质满足国家《生活饮用水卫生标准》（GB 5749—2006）要求。基于厂–网–二次供水多级监测与反馈的厂网联动水质保障技术路线如图 9.24 所示。

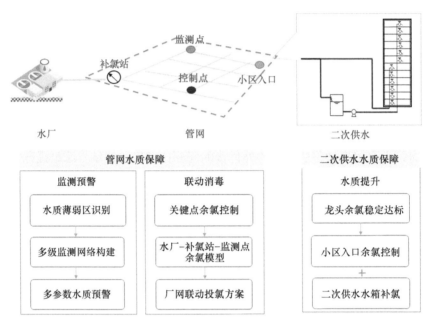

图 9.24　基于厂–网–二次供水多级监测与反馈的厂网联动水质保障技术路线图

2. 工艺流程

该技术主要包括两部分：管网水质保障和二次供水水质保障。

1）管网水质保障

a. 监测预警

水质薄弱区识别。通过常州管网水质常规检测（采样点 219 个）、管网沿程水质常规检测（具备上下游关系的采样点 6 个）、水质全分析（采样点 10 个）检测结果，识别出常州管网水质相对薄弱点主要分布在老旧小区二次供水水箱和管网末梢。

多级监测网络构建。完成现有水质监测点和监测指标梳理，在水质薄弱区识别和现有监测点历史数据分析的基础上，在管网水质示范区内的 5 处水质薄弱点新增在线水质监测设备，监测指标为余氯、浊度、pH、电导率。构建涵盖出厂水、管网水、最不利区域和二次供水水箱的常州管网多级在线监测网络，实现了对管网水质的全流程监测，并将实时数据上传至常州管网调度中心数据库。

多参数水质预警。为模拟供水管网突发水质污染事件，在水质敏感点的二次供水水箱处安装多参数在线水质仪表，进行水质污染模拟实验。分析发现，水质污染发生后，多个水质参数对污染事件会表现出协同反馈的现象。利用多水质参数的协同反馈作用，基于隔离森林算法提出多参数协同反馈的管网水质预警技术。相较于使用多参数进行预警，该技术将准报率提高了 18.1%，误报率降低了 80.8%；相较于使用单参数（余氯）

进行预警，准报率提高了 75.6%，误报率降低了 8.1%。该技术解决了传统水质预警技术准报率低、误报率高的难题，保障了供水安全。

b. 联动消毒

建立管网水质模型。根据管网水质在线监测点和人工采样点数据，对水质模型完成了初步的校核，水质模型目前相对误差为 21.9%。

建立管网余氯监测点浓度控制模型。基于 EPANET 水质模型添加不确定性因素进行水质模拟，创建节点余氯浓度在不同工况下的数据集。分析管网关键实时监测点和管网末梢（小区入口）之间的相关性，选择代表性小区入口末梢节点，使用多元线性回归对关键监测点和管网末梢的余氯浓度建立模型。最后通过迭代算法，确定管网关键监测点的控制浓度。

建立水厂–补氯站–监测点余氯浓度预测模型。基于水厂–补氯站–管网监测点的历史数据，包括出水余氯浓度、入水余氯浓度、流量、温度等，使用 SVM 模型，建立水厂出水–补氯站入水和补氯站出水–监测点的预测模型。基于管网关键监测点的控制浓度，可以得到不同投氯方案下的优化加氯结果。

建议冬季可以调整三井增压站出水氯浓度由 0.66 mg/L 到 0.56 mg/L，调整西石桥水厂新系统出水氯浓度由 0.56 mg/L 到 0.46 mg/L。建议夏季可以调整三井增压站出水氯浓度由 0.71 mg/L 到 0.64 mg/L。如果有条件在东南角区域安装水箱补氯或者在沿途增加补氯点（0.5 mg/L），可以将三角场增压站出水氯浓度由 0.75 mg/L 调整到 0.63 mg/L。在计算方案时，发现东南角区域余氯较低（夏季尤为明显），给三角场补氯带来较大压力，有条件的话可以在该区域小区水箱增加补氯装置或者在沿途增加小补氯点，可以减少三角场补氯，降低总体加氯量，同时提高余氯空间分布均匀性。图 9.25 展示了沿途补氯方案的效果和节点余氯的变化。

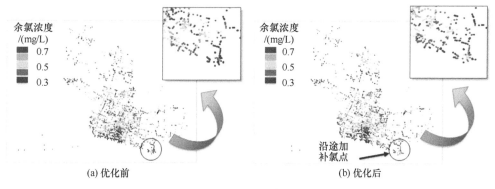

(a) 优化前   (b) 优化后

图 9.25 管网二次补氯优化结果

2）二次供水水质保障

（1）小区内余氯衰减实验。选取有代表性的二次供水小区进行余氯衰减实验，小区内余氯衰减包括两部分：水箱内余氯衰减和小区管线余氯衰减。小区内设置 5 个余氯采样点，分别为水箱进水口、水箱出水口、具有上下游关系的小区管线节点（2 个）、最末端用户龙头；设置 4 个采样时段，分别为早高峰、晚高峰、午间、夜间，每个时段采样 4 次，每次间隔 30 min。采集水箱水做 48 h 静态带盖烧杯实验，分析水箱内余氯衰减情况。

（2）小区入口余氯浓度控制。以龙头水余氯浓度稳定达到 0.05 mg/L 为前提，提出小区入口允许的最低余氯浓度，为供水企业的管网余氯控制提供科学依据。冬季小区入口最低余氯（游离氯）浓度应为 0.25 mg/L，夏季小区入口最低余氯浓度应为 0.35 mg/L。

（3）二次供水水箱补氯。当小区入口余氯浓度低于限值时，应采取水质提升措施，如安装二次供水水箱补氯装置、冲洗管道等。当安装自动补氯装置时，二次供水水箱出水最低余氯浓度冬季应为 0.25 mg/L、夏季应为 0.35 mg/L。

9.4.3 示范应用案例与成效

该技术能够实现对供水管网水质的监控与预警，同时为供水管网的余氯控制提供科学依据，从而保障龙头水水质满足国家《生活饮用水卫生标准》（GB 5749—2006）要求。供水管网龙头水水质保障是供水企业日常运行管理和绩效考核的关键指标，也是"十三五"期间供水行业的主要攻关方向之一。

示范工程位于常州市城区，示范工程供水范围为 88.2 km², 直接受益人口约 100 万人。目前示范工程已完成多级监测与预警系统构建、厂网联动投氯方案优化与调整、二次供水水质提升等相关技术措施的应用。冬季控制出厂水余氯浓度为 0.50～0.60 mg/L，增压站出水余氯浓度为 0.64～0.70 mg/L；夏季控制出厂水余氯浓度为 0.70～0.80 mg/L，增压站出水余氯浓度为 0.65～0.85 mg/L。管网采样结果显示，采用优化消毒方案后，龙头水余氯浓度满足《生活饮用水卫生标准》（GB 5749—2006）要求。同时，冬季总加氯量降低 11.0%，管网余氯分布均匀度提高 10.7%；夏季总加氯量降低 3.2%，管网余氯分布均匀度提高 5.7%。

9.5　户内给水设施适应性技术

9.5.1 问题背景

户内给水管道作为饮用水输配的"最后 100 m"，在龙头水稳定达标中起到关键作用。不同于市政管道和二次供水管道中水体具有连续流动性，由于居民生活用水习惯和作息规律，户内给水管道水体是间断性流动的，管道中水体在大部分时间内处于静置状态，尤其是夜间用水低峰期。静置水体受到余氯衰减、管道材质等影响，对用户龙头水水质造成影响。

为保障供水"最后一公里"的饮用水水质，国家、地方、行业相继颁布了一系列相关标准指南，但这些标准均适用于居民入户表前，对于入户表后的户内给水系统，在设计选型、施工验收及使用维护等方面均没有关键系统的标准和规范。因此，开展的户内给水设施适应性关键技术研究是以居民户内用水习惯及水力停留时间的特点为前提，以保障龙头水水质为目标，对居民户内饮用水系统设计、施工、验收、使用及维护、应急处置等进行规范和科学指导，以解决居民住宅户内饮用水的水质安全保障问题。

9.5.2　技术原理与工艺

以保障龙头水水质为目标，从户内给水系统管材的优选、户内饮用水系统日常科学使用、户内给水系统的设计与维护、水质问题应急处置方法等方面，对居民在户内给水设施的建设和使用提供科学指导和建议，保障居民住宅户内饮用水的水质安全。

（1）户内给水系统管材的优选。对不锈钢管道、PPR 管道、铜制龙头等进行水体静置后水质检测分析，结果显示，户内 PPR 管道（使用 4～5 年）在水温较低（13℃左右）的情况下，对水质的保障作用仍较差，静置水余氯衰减明显，且细菌总数超标现象严重（水体静置时间为 8～9 h 时，水体总氯浓度衰减量为 0.3 mg/L 左右）；现阶段户内不锈钢管道、不锈钢及铜制龙头，在满足相应国家标准的基础上，均不会产生饮用水重金属超标的情况。管道应选取符合食品级要求的优质管材，宜优先选用不锈钢管；住宅户内饮用水嘴宜选用陶瓷片密封水嘴，材质宜选用不锈钢或黄铜，不宜选用锌合金水龙头及塑料水龙头；金属供水管道系统的管材、管件、附件及卫生器具连接推荐整体使用同种材质，阀门材质不应选用锌铁合金材质；饮用水管道与卫生器具给水应采用专用冲洗阀连接。

（2）户内饮用水系统日常使用建议。如图 9.26 和图 9.27 所示，户内饮用水物理模拟实验显示，对于 PPR 管道及钢塑复合管道，当饮用水在管内的停留时间超过 12 h 后，饮用水中的微生物超标的风险大幅提高。长时间不用水（超过 12 h）时，应适当排放水管内存水后饮用；定期对户内供水设施（如水嘴、龙头滤网、水槽水箱等）进行清洗消毒和维护保养；宜拆除水嘴上的包扎物，保持水嘴的清洁；应将螺旋升降式水嘴换装成快开式水嘴，可加装水嘴起泡器。

（3）户内给水系统的设计与维护。户内给水系统宜在热水器、卫生器具的进水管处安装止回阀；薄壁不锈钢管在管槽内敷设或直埋在垫层内时，宜采用覆塑薄壁不锈钢管；管道不应靠近热源敷设，除敷设在建筑垫层内的管道外均应做隔热保温处理；居民住房暂不居住时，宜关闭水表后阀门；冬季寒潮来临前夕应做好用水设施的防冻保暖，可用棉麻织物或稻草绳对户内外水管、水表、水嘴进行包扎，夜晚不用水时，宜关闭阀门，将管道放空。

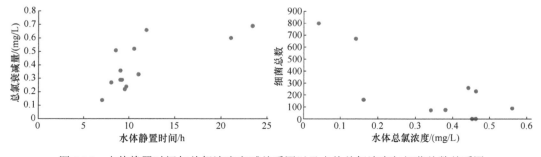

图 9.26　水体静置时间与总氯浓度衰减关系图以及水体总氯浓度与细菌总数关系图

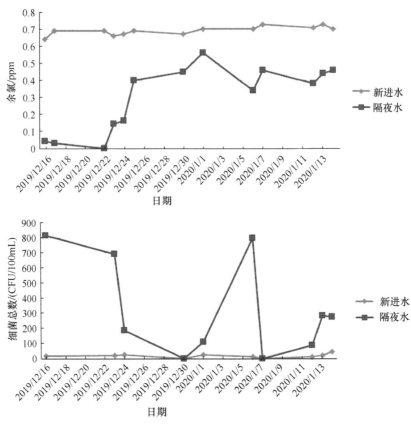

图 9.27 管道水体隔夜的余氯、细菌总数变化
$1ppm=10^{-6}$

（4）应急处置方法。龙头水偶尔有"消毒水气味"属正常现象，若发现饮用水变色、变浑、变味，应立即停止饮用，并拨打供水服务热线。若放置饮用水一段时间后，仍存在黄水现象，应更换户内供水管道。二次供水设施清洗后易产生水中含气等现象，在饮用前应先适当排放管内水；含气饮用水呈乳白色为正常现象，可通过静置饮用水观察是否变清澈进行判断。当饮用水变蓝时，应放尽水箱蓝水，并对水箱及给水管道采取相应检修措施。

9.5.3 示范应用案例与成效

编写完成《住宅户内饮用水系统建造及使用指南》（T/SWSTA 0004—2020），并由上海市供水行业协会颁布，填补了从源头到龙头饮用水全流程管理过程中没有居民户内端的空白。

该指南为户内给水设施的建设和使用提供科学指导和建议，同时，随着居民对户内饮用水系统的建造和使用（尤其是使用维护和应急处置）了解的增加，可有效地减少户内饮用水端的问题和投诉。对于供水企业而言，可有效地减轻其服务及抢维修压力。

9.6 供水清水通道运行管理技术

9.6.1 问题背景

针对供水清水通道在整个供水管网安全运行调度中的关键作用，根据城市日用水量统计数据、水源厂和水厂泵房运行数据、二泵房的耗电数据等，通过借助供水管网水力与水质分析模型，实现供水高速通道优化运行调度，从而发挥供水高速通道工程的经济效益和社会效益，全市管网的安全优质供水。

9.6.2 技术原理与工艺

1. 构建管网模型

在查阅 GIS 数据、管网 CAD 数据、管网抄表数据的基础上，无锡市供水管网模型最初于 2010 年 3 月构建完成。其后根据管网实际建设情况、供水管网测压点布置、分区计量的建设等，逐步更新和完善，在供水管网运行管理中起到重要作用。

（1）模型中连接节点总数 1848 个，水库总数 4 个，管道总数 2474 条，水泵总数 4 个（图 9.28）。

（2）中管道总长度为 1462225 m，以 DN500 以上为主，管道长度按照直径分布情况如表 9.3 所示。

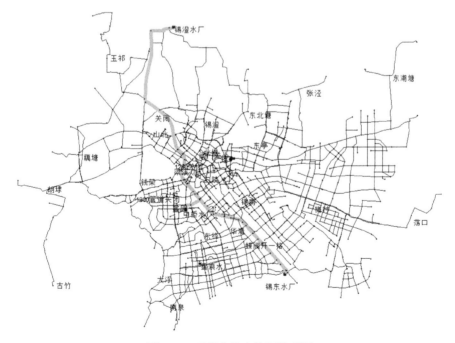

图 9.28 无锡市供水管网模型图

表9.3 模型中所含管道按直径的长度分布情况

直径/mm	100	300	350	400	500	600	700
长度/m	38	36982	421	1730	444457	285009	4819
直径/mm	725	800	1000	1200	1400	1600	1800
长度/m	1380	277121	138155	92896	33754	34483	44121
直径/mm	2000	2200	2300	2400	2700	2800	4000
长度/m	10981	28689	380	26002	314	378	115

2. 清水通道通水前后水力水质分析

通过对清水通道开通前后管网压力监测点的压力数据、管网水质监测点的水质数据、四座水厂出厂水的水质数据,以及四座水厂千吨水电耗数据的分析,可以看出清水通道的开通使得四座水厂的出水量和服务范围得到重新分配。

和清水通道开通前相比,管网各处的服务压力和水质具有一定幅度变化,长江水区域和太湖水区域的浊度均增加,长江水区域监测到的余氯降低。从四座水厂的电耗来看,开通后一年每千吨水的电耗降低1.63%,开通后两年每千吨水的电耗降低4.41%。

抽取8个关键测压点从2012年7月1日到2015年7月1日共三年的日平均压力监测数据,对清水通道开通前后管网压力监测点的压力比较,见图9.29。

提取2012年7月到2015年7月太湖水区域和长江水区域主要水质监测点的平均水质数据,对清水通道开通前后给水管网中的水质情况进行分析,见图9.30。从图中可知,

(a) 塘南监测点

(b) 钱荣压力监测点

(c) 硕放监测点

(d) 锡澄监测点

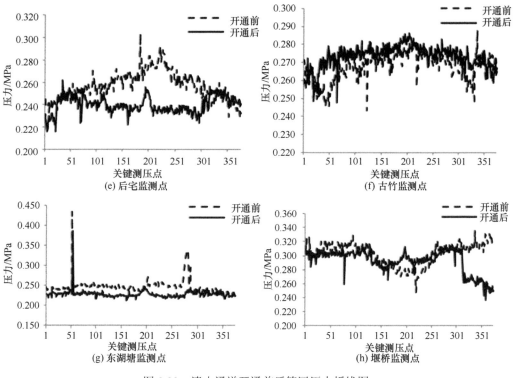

图 9.29　清水通道开通前后管网压力折线图

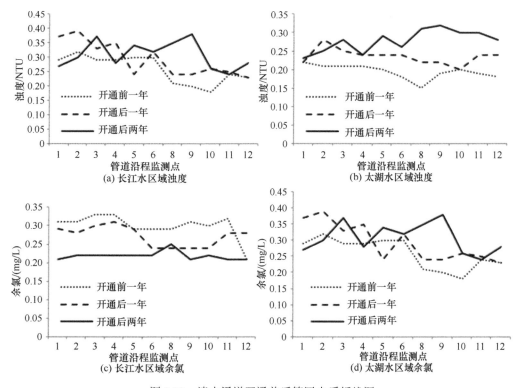

图 9.30　清水通道开通前后管网水质折线图

清水通道开通后,长江水区域和太湖水区域的浊度提高。清水通道的开通导致各水厂服务范围的改变,这对管网中的水质具有一定影响。

3. 构建用水量预测模型

用水量预测之前,首先根据城市日用水量统计数据,得出城市用水特点,包括工作日、周末、节假日、温度等对城市用水量的影响;其次,从用水量模型库中选择适宜的用水量预测模型,对选择的用水量模型参数拟合,得出最优的参数组合,进而比较用水量模型,得出最优的用水量模型及对应参数。

无锡市用水量大,水量平稳,可采用时间序列模型预测城市用水量。无锡市周四的日用水量最高,向周一和周日依次递减,节假日较平时用水量减少 7%左右,且受温度影响明显。因此,选取时间序列法自回归模型(AR 模型)、移动算术平均预测模型、指数平滑预测模型、BP 神经网络预测模型,通过寻找模型最佳参数,对比各个模型预测效果,找到适合于日用水量的模型及对应的参数。从预测结果来看,最终采用时间序列法自回归模型。用水量的预测通过日用水量预测与时变化系数相结合的方法预测小时用水量。

通过对用水量预测方法的分析,当自回归周期为 6 d 时,$\varphi_1 \sim \varphi_6$ 分别取 0.3497,−0.3525,−0.0208,−0.3263,−0.1253,−0.0944 时的时间序列法自回归模型,预测无锡市的用水量结果最准确,公式见式(9.1)。

$$
\begin{aligned}
\left(Q_t - \overline{Q}\right)T_i H_i = {} & 0.3497\left(Q_{t-1} - \overline{Q}\right)T_{i-1}H_{i-1} - 0.3525\left(Q_{t-2} - \overline{Q}\right)T_{i-2}H_{i-2} \\
& - 0.0208\left(Q_{t-3} - \overline{Q}\right)T_{i-3}H_{i-3} - 0.3263\left(Q_{t-4} - \overline{Q}\right)T_{i-4}H_{i-4} \\
& - 0.1253\left(Q_{t-5} - \overline{Q}\right)T_{i-5}H_{i-5} - 0.0944\left(Q_{t-6} - \overline{Q}\right)T_{i-6}H_{i-6}
\end{aligned} \tag{9.1}
$$

4. 清水通道优化调度管理平台开发

供水系统优化调度的一般步骤为:①确定决策变量。决策变量是优化调度系统建模的基础,一般为出厂流量、出厂压力等。②确定目标函数和约束条件。目标函数是指运行指标的数学表达式,如总成本费用的数学表达式。约束条件是指控制或制约系统运行的数学表达式,如管网水力平衡、水源供水能力、用户水量水压要求等的数学表达式。③约束条件范围内,通过计算机优化算法,寻找目标函数的最优解及对应的决策变量组合。

所谓全局优化调度是指从取水水源到管网用户全过程的优化调度。基于全局建立目标函数和约束条件,目标函数中每一项均涉及全局的各个环节,如成本项需包含各个环节的各种成本,约束条件则需包含各个环节对用水的不同需求。有关优化调度体系实施流程见图 9.31。

通过遗传算法,根据不同用水量寻找最佳调度方案,计算结果如表 9.4 所示。得出不同的时用水量条件下,最优的水厂供水量和供水压力方案。将最优方案与历史数据比较,得出节能比例。本例中优化算法求解 100 次迭代,运行费用最小值变动如图 9.32 所示。

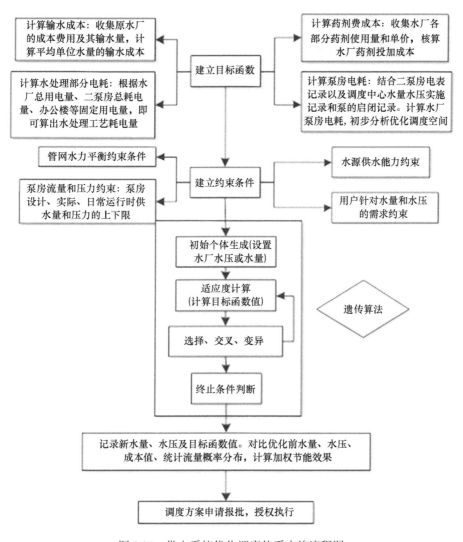

图 9.31　供水系统优化调度体系实施流程图

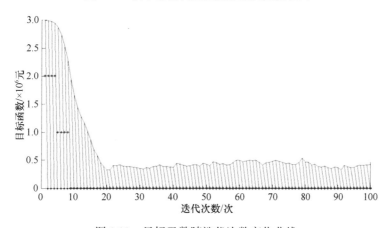

图 9.32　目标函数随迭代次数变化曲线

表 9.4　优化调度方案表

用水量/ (m³/h)	锡澄水厂		雪浪水厂		锡东水厂		中桥水厂		优化后 成本/ (元/h)	优化前 成本/ (元/h)	节能 比例/ %
	流量/ (m³/h)	压力/ m	流量/ (m³/h)	压力/ m	流量/ (m³/h)	压力/ m	流量/ (m³/h)	压力/ m			
82800	32505.43	34.90	6716.70	27.69	29679.46	31.89	13583.87	29.92	16407.74	17631.35	7.46
79200	31096.16	33.40	6548.69	27.82	28732.25	31.90	12817.27	29.85	15649.34	16800.32	7.35
75600	29754.31	33.40	5415.86	27.68	29081.48	31.90	12313.94	29.84	14887.38	15987.99	7.39
72000	28403.52	33.40	5178.45	27.58	26616.27	31.90	11801.69	29.83	14126.92	15169.53	7.38
68400	26865.12	33.40	6336.52	28.29	24134.12	31.80	11047.22	29.86	13409.52	14482.63	8.00
64800	25603.06	33.40	4505.26	27.84	26504.95	31.99	10546.64	29.90	12629.85	13623.84	7.87
61200	23597.67	33.40	5365.93	28.40	21127.92	31.89	11027.62	30.40	11905.10	12727.66	6.91
57600	21845.47	33.40	3538.92	28.09	20991.92	32.25	10547.45	30.47	11066.80	11352.18	2.58
54000	21457.27	33.40	2119.57	27.52	20709.26	31.90	9718.21	30.03	10342.78	11269.05	8.96
50400	20143.54	33.40	1563.40	27.55	19611.20	31.89	9081.86	29.95	9585.01	10210.41	6.52
46800	18386.53	33.40	3298.97	28.17	17149.03	31.90	7966.38	29.96	8846.94	9487.96	7.25
43200	17188.21	33.40	1677.58	27.91	16685.67	31.91	7545.73	29.93	8073.66	8671.83	7.41
39600	15666.33	33.40	1812.25	28.09	15063.03	31.91	7024.66	29.96	7323.38	8566.63	16.98
36000	14270.45	33.40	2460.65	28.31	13482.70	31.90	5776.89	29.84	6573.90	6977.84	6.14
32400	12771.54	33.40	1892.22	28.33	12061.18	31.90	5674.59	29.94	5819.92	6114.07	5.05
28800	11389.20	33.40	1479.70	28.45	11106.99	31.90	4630.03	29.87	5065.45	5422.47	7.05
25200	9755.97	33.40	1942.44	28.55	8869.54	31.90	4632.25	30.00	4317.63	4508.14	4.41
21600	7866.67	33.40	1706.80	28.65	6384.13	31.90	5643.04	30.30	3584.28	3877.14	8.17
18000	6657.24	33.40	1464.38	28.65	5502.24	31.90	4390.40	30.13	2821.09	3169.34	12.34

　　优化调度界面由两部分组成：标题栏和主视图窗口。主视图窗口包括无锡市给水优化调度和无锡市需水量预测两部分（图9.33和图9.34）。

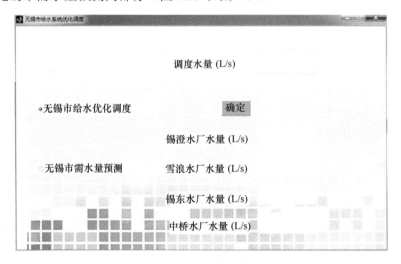

图 9.33　给水优化调度界面

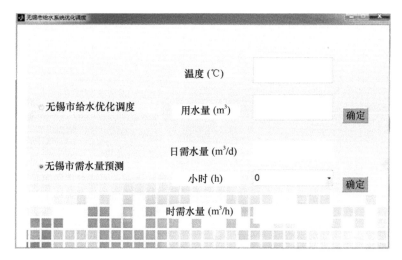

图 9.34　需水量预测界面

　　在给水优化调度界面中输入需要调度的总水量，点击确定，得到四座水厂的最优水量。

　　在需水量预测的界面中输入需要预测日的温度以及前一天的用水量，点击确定，得到预测日的日需水量，在小时选项栏中选择需要预测的小时，点击确定，得到该小时的时需水量。

第四篇

城乡统筹区域供水安全保障及供水系统全流程监管关键技术

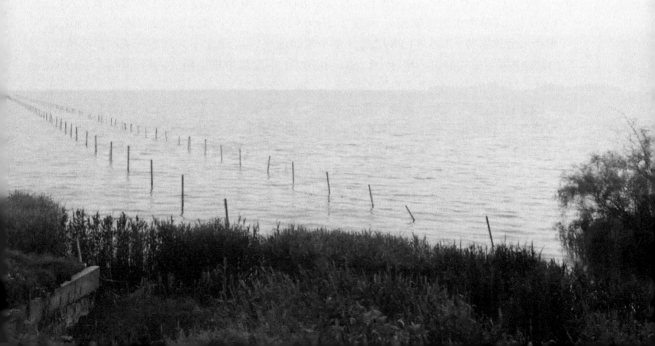

第 10 章　城乡统筹区域供水规划与优化运行关键技术

10.1　水源优化布局、供水设施集约共享的城乡统筹区域供水规划技术

10.1.1　问题背景

由于在城乡统筹供水区域采用双（多）水源供水，如何在保障供水水质条件下合理选择水源和设置水厂，是实现最优经济效益下安全供水的重要方面。将基于水源水质与制水工艺、管网输配水投资成本的相关关系，分析城乡统筹供水的成本效益，建立水厂项目费用效益综合评价指标体系，并结合江苏省城乡统筹区域供水规划、沿海城镇安全供水设施规划的实施情况，以及相关任务的研究成果，建立多水源与水厂优化配置数学模型，解决水源和水厂的合理设置问题。

10.1.2　技术原理与工艺

水源与设施布局优化模型技术路线图如图 10.1 所示。根据单个水源地服务面积、单个水源地服务人口和单个水源地规模作为分类指标，采用聚类分析法对江苏省区域供水规划模式进行分类，将江苏省城乡统筹供水规划模式划分为适度、中度和高度集中供水三类模式，三者比例分别为 69%、21%和 10%。采用 Fisher 判别分析方法，建立规划区域的城乡统筹供水规划模式判别函数。

函数 1：$F_1=0.835Z_{score}$（单个水源地服务面积）$+0.592Z_{score}$（单个水源地服务人口）$-1.007Z_{score}$（单个水源地规模）；函数 2：$F_2=0.923Z_{score}$（单个水源地服务面积）$+0.100Z_{score}$（单个水源地服务人口）$+1.289Z_{score}$（单个水源地规模）。确定不同规划模式的组心坐标，适度集中规划模式的组心坐标（0.262，-0.709）；中度集中规划模式的组心坐标（-2.208，1.214）；高度集中规划模式的组心坐标（2.969，2.437）。

采用优水优用策略，选取长江水、淮河水等为原水，基于层次分析法构建了水源地及水厂选址评价指标体系，选择适宜的水源地和水厂厂址。将区域供水系统划分为取水、输水、净水和配水四个子系统，建立基于规模经济和设施区位理论的区域供水水源与设施优化配置模型，在模型中首次引入输配水设施建设运营尤其是加压泵站等影响因素，以保障供水水质为前提，以工程建设费用及运行管理费用之和最低为目标函数，在供水水源能力约束、供需平衡约束、非负约束等约束条件下，利用建模求解软件进行计算，求解最优解，获得水源与供水设施的优化配置方案。在水价和利润率一定的条件下，得出了用水量和经济供水半径的关系。当水价为 2.0 元/m³、利润率为 3%时，其经济供水

半径与用水量的关系为 $r = \dfrac{56174.95Q - 479098.32Q^{0.128}}{19.60 + 5.289Q^{0.6462}}$。

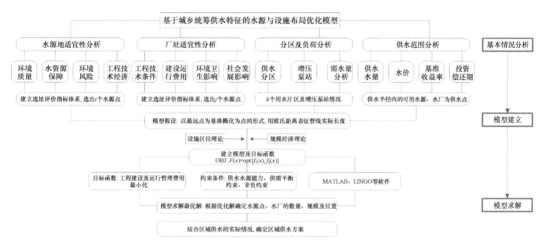

图 10.1 水源与设施布局优化模型技术路线图

10.1.3 示范应用案例与成效

1. 金坛供水现状

金坛用水主要依靠金坛第三水厂及常金、金武区域供水，一旦常州、武进水源或水厂发生故障，对金坛的用水将造成较大影响，由于第三水厂无扩建能力，从水量和供水安全方面均无法满足金坛社会、经济的快速发展。

2. 金坛水源与设施优化布局

1）水源地与水厂适宜性分析

依据国家及省政府相关规定，基于层次分析法构建了水源地及水厂选址评价指标体系，提出金坛可用水源分别为长江、钱资荡、长荡湖、新孟河，新建水厂与第三水厂联合供水。

2）供水分区及水量预测

金坛以自然地形划分为七个小供水片区。

3）模型描述

由区域供水现状及水源和水厂选址研究可知，在整个金坛区域范围内，备选水源点有 4 个，其中两个为原有水源点，分别为水源点 1（钱资荡）、水源点 2（常金供水和金武供水），两个为新规划水源点，分别为水源点 3（长荡湖）、水源点 4（新孟河）；水厂有 3 个，其中水厂 1 金坛第三水厂为原有水厂（现以水源点 1 和水源点

2 为水源），水厂 2（长荡湖水厂）、水厂 3（新孟河水厂）为规划新水厂；用水区为 7 个，包括中心城区及 6 个镇（街道）（表 10.1）。假设供水距离超过 10 km 时设置加压泵站。

表 10.1　用水分区及用水量预测一览表

用水区序号	名称	分项	片区总用水量/（万 m³/d）
用水区 1	中心城区	金城镇老镇区及滨湖片区	19.24
用水区 2	尧塘街道	尧塘北片 尧塘南片	25.34
用水区 3	儒林镇	儒林镇区 楼下工业园区	1.94
用水区 4	指前镇	指前镇区 港园工业园区	1.92
用水区 5	朱林镇	朱林镇区 金西工业园区	3.64
用水区 6	直溪镇	直溪镇区 直溪工业园区	2.74
用水区 7	薛埠镇	含茅麓、罗村、西阳、花山	2.66
合计			57.48

故问题可以描述为：在候选的 4 个水源点、3 个水厂中进行选择，使水厂供水可以满足 7 个用水区的用水量，水源点可以保证水厂的供水量，确定水源点及水厂的选择、供水量及供水范围，在保证供水安全的前提下使得整个供水系统费用最小。

4）模型建立与求解

工程建设费用最优目标函数：

$$\min f_1(x) = \min C = C_{11} + C_{21} + C_{31} + C_{41} + W_{bz} \tag{10.1}$$

式中，C 表示总工程投资费用，万元；C_{11} 表示取水工程总建设费用，万元；C_{21} 表示输水工程原水输水管线总建设费用，万元；C_{31} 表示水厂总建设费用，万元；C_{41} 表示配水工程清水输水管线总建设费用，万元；W_{bz} 表示加压泵站建设费用，万元。

$$C_{11} = 0 \times Q_1^{0.7148} + 160.5361 \times Q_2^{0.7148} + 160.5361 \times Q_3^{0.7148} + 160.5361 \times Q_4^{0.7148} \tag{10.2}$$

$$\begin{aligned} C_{21} = &141.0964 \times \left(Q_1^1\right)^{0.7206} \times 12 + 141.0964 \times \left(Q_2^1\right)^{0.7206} \times 11.4 + 141.0964 \times \left(Q_3^1\right)^{0.7206} \times 4.3 \\ &+ 141.0964 \times \left(Q_1^2\right)^{0.7206} \times 2.24 + 141.0964 \times \left(Q_2^2\right)^{0.7206} \times 3.94 + 141.0964 \times \left(Q_3^2\right)^{0.7206} \times 13.1 \\ &+ 141.0964 \times \left(Q_1^3\right)^{0.7206} \times 7.3 + 141.0964 \times \left(Q_2^3\right)^{0.7206} \times 2.35 + 141.0964 \times \left(Q_3^3\right)^{0.7206} \times 12.2 \\ &+ 141.0964 \times \left(Q_1^4\right)^{0.7206} \times 14.65 + 141.0964 \times \left(Q_2^4\right)^{0.7206} \times 11.3 + 141.0964 \times \left(Q_3^4\right)^{0.7206} \times 1.3 \end{aligned} \tag{10.3}$$

$$C_{31} = 685.8062 \times \left(1.05q_1\right)^{0.8439} + 1065.68 \times \left(1.05q_2\right)^{0.7910} + 1065.68 \times \left(1.05q_3\right)^{0.7910} \quad （10.4）$$

$$\begin{aligned}
C_{41} &= 126.4664 \times \left(q_1^1\right)^{0.7075} \times 12.8 + 126.4664 \times \left(q_2^1\right)^{0.7075} \times 16.1 + 126.4664 \times \left(q_3^1\right)^{0.7075} \times 16.6 \\
&+ 126.4664 \times \left(q_4^1\right)^{0.7075} \times 20.2 + 126.4664 \times \left(q_5^1\right)^{0.7075} \times 17.65 + 126.4664 \times \left(q_6^1\right)^{0.7075} \times 20.2 \\
&+ 126.4664 \times \left(q_7^1\right)^{0.7075} \times 26.3 + 126.4664 \times \left(q_1^2\right)^{0.7075} \times 18.53 + 126.4664 \times \left(q_2^2\right)^{0.7075} \times 14.4 \\
&+ 126.4664 \times \left(q_3^2\right)^{0.7075} \times 13.4 + 126.4664 \times \left(q_4^2\right)^{0.7075} \times 19.8 + 126.4664 \times \left(q_5^2\right)^{0.7075} \times 20.2 + 126.4664 \\
&\times \left(q_6^2\right)^{0.7075} \times 24.53 + 126.4664 \times \left(q_7^2\right)^{0.7075} \times 30.9 + 126.4664 \times \left(q_1^3\right)^{0.7075} \times 22.76 + 126.4664 \\
&\times \left(q_2^3\right)^{0.7075} \times 13.6 + 126.4664 \times \left(q_3^3\right)^{0.7075} \times 19.6 + 126.4664 \times \left(q_4^3\right)^{0.7075} \times 30.65 + 126.4664 \\
&\times \left(q_5^3\right)^{0.7075} \times 30.35 + 126.4664 \times \left(q_6^3\right)^{0.7075} \times 33.1 + 126.4664 \times \left(q_7^3\right)^{0.7075} \times 39.53
\end{aligned}$$

$$（10.5）$$

$$\begin{aligned}
W_{bz} &= 408.68\left(q_7^1\right)^{0.128} + 408.68\left(q_7^2\right)^{0.128} + 408.68\left(q_4^3\right)^{0.128} \\
&+ 408.68\left(q_5^3\right)^{0.128} + 408.68\left(q_6^3\right)^{0.128} + 408.68\left(q_7^3\right)^{0.128}
\end{aligned} \quad （10.6）$$

运行管理费用最优目标函数：

$$\min f_2(x) = M = M_1 + M_2 + E \quad （10.7）$$

$$M_1 = 0.028C_{41} \quad （10.8）$$

$$\begin{aligned}
M_2 &= 88.46q_7^1 + 88.46q_7^2 + 88.46q_4^3 + 88.46q_5^3 + 88.46q_6^3 \\
&+ 88.46q_7^3 + 0.028\left(C_{41} + W_{bz}\right) + 60
\end{aligned} \quad （10.9）$$

$$E = \sum_{i=1}^{9} E_i = E_1 + E_2 + E_3 + E_4 + E_5 + E_6 + E_7 + E_8 + E_9 \quad （10.10）$$

$$E_1 = 73\left(Q_2 + Q_3 + Q_4\right) + 730Q_1 \quad （10.11）$$

$$E_2 = 25.71\left(Q_1 + Q_2 + Q_3 + Q_4\right) + 25.71\left(q_1 + q_2 + q_3\right) \quad （10.12）$$

$$E_3 = 36.5Q_1 + 255.5Q_2 + 109.5Q_3 + 109.5Q_4 \quad （10.13）$$

$$E_4 = 30q_1 + 15\left(q_2 + q_3\right) \quad （10.14）$$

$$E_5 = 0.05\left(C_{11} + C_{31}\right) \quad （10.15）$$

$$E_6 = 0.02\left(C_{11} + C_{31}\right) \quad （10.16）$$

$$E_7 = 0.003\left(C_{11} + C_{31}\right) \quad （10.17）$$

$$E_8 = 0.005\left(C_{11} + C_{31}\right) \quad （10.18）$$

$$E_9 = \left(E_1 + E_2 + E_3 + E_4 + E_5 + E_6 + E_7 + E_8\right) \times 15\% \quad （10.19）$$

式中，M_1、M_2 表示输、配水管网年运行管理费用，元；E 表示水厂总成本费用，万元/a；

E_1 表示水资源费或原水费，万元/a；E_2 表示动力费，万元/a；E_3 表示药剂费，万元/a；E_4 表示工资福利费，万元/a；E_5 表示固定资产基本折旧费，万元/a；E_6 表示大修理费，万元/a；E_7 表示无形资产和递延资产摊销费，万元/a；E_8 表示日常检修维护费，万元/a；E_9 表示管理费用、销售费用和其他费用，万元/a。

5）约束条件

取水与需水能力约束：

$$0 \leq Q_1 \leq 15$$
$$0 \leq Q_2 \leq 1000/365$$
$$0 \leq Q_3 \leq 30$$
$$0 \leq Q_4 \leq 50$$

水源与水厂间水量供需平衡约束：

$$Q_1 = Q_1^1 + Q_2^1 + Q_3^1$$
$$Q_2 = Q_1^2 + Q_2^2 + Q_3^2$$
$$Q_3 = Q_1^3 + Q_2^3 + Q_3^3$$
$$Q_4 = Q_1^4 + Q_2^4 + Q_3^4$$
$$Q_1^1 + Q_1^2 + Q_1^3 + Q_1^4 = 1.05q_1$$
$$Q_2^1 + Q_2^2 + Q_2^3 + Q_2^4 = 1.05q_2$$
$$Q_3^1 + Q_3^2 + Q_3^3 + Q_3^4 = 1.05q_3$$

水厂与各用水片区间水量供需平衡约束：

$$q_1 = q_1^1 + q_2^1 + q_3^1 + q_4^1 + q_5^1 + q_6^1 + q_7^1$$
$$q_2 = q_1^2 + q_2^2 + q_3^2 + q_4^2 + q_5^2 + q_6^2 + q_7^2$$
$$q_3 = q_1^3 + q_2^3 + q_3^3 + q_4^3 + q_5^3 + q_6^3 + q_7^3$$
$$q_1^1 + q_1^2 + q_1^3 = 19.24$$
$$q_2^1 + q_2^2 + q_2^3 = 25.34$$
$$q_3^1 + q_3^2 + q_3^3 = 1.94$$
$$q_4^1 + q_4^2 + q_4^3 = 1.92$$
$$q_5^1 + q_5^2 + q_5^3 = 3.64$$
$$q_6^1 + q_6^2 + q_6^3 = 2.74$$
$$q_7^1 + q_7^2 + q_7^3 = 2.66$$

非负约束：

$$Q_1 \geq 0 \quad Q_2 \geq 0 \quad Q_3 \geq 0 \quad Q_4 \geq 0$$

$$Q_1^1 \geqslant 0 \qquad Q_2^1 \geqslant 0 \qquad Q_3^1 \geqslant 0$$

$$Q_1^2 \geqslant 0 \qquad Q_2^2 \geqslant 0 \qquad Q_3^2 \geqslant 0$$

$$Q_1^3 \geqslant 0 \qquad Q_2^3 \geqslant 0 \qquad Q_3^3 \geqslant 0$$

$$Q_1^4 \geqslant 0 \qquad Q_2^4 \geqslant 0 \qquad Q_3^4 \geqslant 0$$

$$q_1 \geqslant 0 \qquad q_2 \geqslant 0 \qquad q_3 \geqslant 0$$

$$q_1^1 \geqslant 0 \qquad q_1^2 \geqslant 0 \qquad q_1^3 \geqslant 0$$

$$q_2^1 \geqslant 0 \qquad q_2^2 \geqslant 0 \qquad q_2^3 \geqslant 0$$

$$q_3^1 \geqslant 0 \qquad q_3^2 \geqslant 0 \qquad q_3^3 \geqslant 0$$

$$q_4^1 \geqslant 0 \qquad q_4^2 \geqslant 0 \qquad q_4^3 \geqslant 0$$

$$q_5^1 \geqslant 0 \qquad q_5^2 \geqslant 0 \qquad q_5^3 \geqslant 0$$

$$q_6^1 \geqslant 0 \qquad q_6^2 \geqslant 0 \qquad q_6^3 \geqslant 0$$

$$q_7^1 \geqslant 0 \qquad q_7^2 \geqslant 0 \qquad q_7^3 \geqslant 0$$

6）求解结果

LINGO 是求解数学模型的常规软件，使用 LINGO 求解多目标优化时，需将原多目标函数优化模型等价转换成为单目标优化求解模型。由于各用水片区的需水量按照远期规划计算，故水厂运行周期为 20 年，将工程建设费用及 20 年的运行管理费用相加进行优化求解，迭代 1285784 次至收敛得到最优解（表 10.2）。

表 10.2　最优解求供水量　　　　　　　　　　　　（单位：万 m³/d）

	水厂 1	水厂 2	水厂 3	用水区 1	用水区 2	用水区 3	用水区 4	用水区 5	用水区 6	用水区 7	供水量
水厂 1											
水厂 2						1.940	1.920	3.640	2.740	2.660	12.900
水厂 3				19.240	25.340						44.580
水源点 1											
水源点 2											
水源点 3		13.545									13.545
水源点 4			46.809								46.809
需水量		13.545	46.809	19.240	25.340	1.940	1.920	3.640	2.740	2.660	

7）水源与设施优化配置方案

钱资荡水源地暂时不取水，新建长荡湖取水口，近期规模为 30 万 m³/d；远期新建新孟河取水口，规划规模 45 万 m³/d；长荡湖取水口和新孟河取水口互为应急，满足金坛远期用水需求。充分利用原有管网，以节约输配水管网建设成本。

10.2 基于管网末端水质安全保障的城乡统筹供水系统运行优化技术

10.2.1 问题背景

从城乡统筹供水系统末端饮用水水质达标情况来看，末端用户龙头水不达标排名前三的水质指标为余氯、浊度与细菌总数。2014 年 11 月至 2015 年 1 月，中华社会救助基金会中国水安全公益基金对全国 29 个大中城市的居民饮用水水质进行取样检测，发现有 80%的样品余氯指标不达标，有 4 个城市水样浊度超标一倍。2013 年，依托水专项研究，对研究城市城乡一体供水管网水质达标情况进行了 50 个采样点的随机调查。结果发现，管网末端龙头水余氯指标不达标率最为严重，达到 8%～16%，其次是浊度和细菌总数，不达标率均为 4%～8%。由此可见，余氯、浊度与细菌总数不达标是城乡统筹供水系统末端水质达标保障的突出问题，本研究提出针对性的方案和技术，拟解决城乡统筹供水系统末端水质余氯、浊度与细菌总数不达标的问题。

10.2.2 技术原理与工艺

针对管网末端余氯、浊度与细菌总数不达标的情况，在保障出厂水水质达标的基础上，重点围绕管网系统运行提出针对性的优化运行方案和技术。主要提出了三方面的技术优化方案：一是通过二次加氯装置提高管网末端的消毒剂浓度，降低细菌总数；二是通过管网末端自控主动排水技术，降低浊度和细菌总数；三是通过管网改扩建，通过对供水管道管材选择和管径优化来提高管网末端余氯浓度，降低浊度和细菌总数。

1. 基于末端反馈和厂网调控的优化消毒技术

通过末端水质监测反馈，联合在线管网水力水质模型预测，实现了管网消毒剂的梯次精准投加。水力模型主要是采用数据监控采集系统（SCADA）和地理信息系统（GIS）收集整理实际管网相关数据，并结合现场勘察和人工检测数据建立供水管网拓扑结构，通过远传水表的实时用水量分析，对未来各管段流速情况进行预测，确定各管段的水龄情况。水质模型主要通过安放在管网各监测点的水质监测仪对供水管网余氯实验数据和已有研究成果分析，初步确定管网中不同环境条件下的各组管段的管壁余氯衰减系数和整个管网的主体水余氯衰减系数，建立管网余氯衰减模型。图 10.2 是厂网二次加氯联调联控系统示意图，调度中心通过水力、水质模型预测与在线监测数据综合分析，向二次加氯点下达加氯量指令。

2. 基于管网末端水质安全的缓滞区自控排水技术

针对管网末端滞缓水质超标的行业难点痛点，结合在线水质多参数监测，研制了首个基于 ORP 等多参数监测的管网末端自控排水系统（图 10.3）。

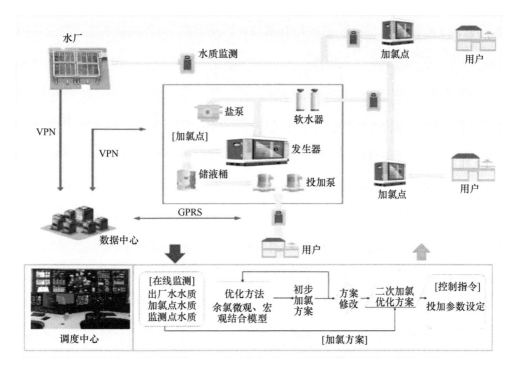

图 10.2　厂网二次加氯联调联控系统

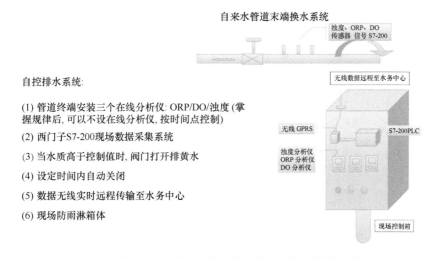

图 10.3　基于 ORP 等多参数监测的管网末端自控排水系统

　　根据实验参数阈值（图 10.4），指导末端管道自控阀门自动放水，降低末端用户管网黄水事件发生频率，提高龙头水水质达标率。

　　该系统通过监测 ORP 的值来代表水中铁释放指标，在以往的实验研究中，水中的总铁浓度与 ORP 呈相关性（图 10.5），所以可以通过 ORP 的值来代表总铁浓度值。以往研究结果显示，当管道流速达到 0.002 m/s 时，便可以保证管道末端铁释放量达标。图 10.6 为自动放水前后的实际效果差异图，滞留 12 h 的管网水十分浑浊，自动放水后的水质明显改善了很多。所以，通过控制末端管道流动性，可以提升末端管道细菌指标、Fe 指标及浊度指标的达标率。

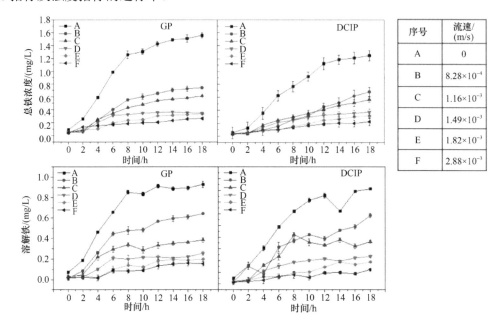

序号	流速/(m/s)
A	0
B	8.28×10^{-4}
C	1.16×10^{-3}
D	1.49×10^{-3}
E	1.82×10^{-3}
F	2.88×10^{-3}

图 10.4　末端自控排水流速阈值

GP 代表镀锌钢管；DCIP 代表球墨铸铁管；流速阈值 0.002m/s；小流速工况下的铁释放指标变化

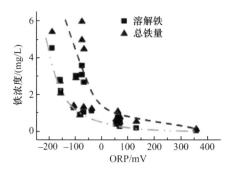

图 10.5　管网水铁释放浓度与 ORP 指标关系

3. 城乡统筹供水系统改造优化技术

考虑了余氯、浊度、细菌总数指标作为水质目标函数的考虑对象，考虑了滞流、小流速对水质指标的作用影响，研发了多目标管网优化设计技术——基于 Pareto 最优性理论的多目标管网设计优化，所得解集如图 10.7 所示。

$$\min W = \left[\frac{p}{100} + \frac{i(1+t)^t}{(1+t)^t - 1} \right] \sum \left(a + b D_{ij}^{\alpha} \right) l_{ij} + 0.01 \times 8.76 \beta E \rho g \frac{Q\left(H_0 + \sum h_{ij} \right)}{\eta} \quad (10.20)$$

$$\max I_n = \frac{C_j \sum Q_j \left(H_j - H_j^l\right)}{\left(\sum Q_k H_k + \sum P_i / \gamma\right) - \sum Q_j H_j^l} \tag{10.21}$$

$$\text{if } H_j < H_j^l \quad C_j \sum Q_j \left(H_j - H_j^l\right) = 0 \tag{10.22}$$

$$\max \ Q_u = \frac{k_1 \times Q_{ci} + k_2 \times Q_{tui} + k_1 \times Q_{bai}}{n} \tag{10.23}$$

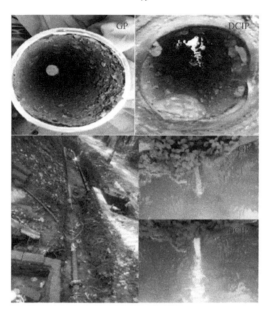

图 10.6　自控排水前后差异图

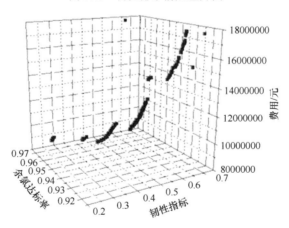

图 10.7　所得 Pareto 解集

图 10.8 为改扩建优化方案，通过改扩建优化，可以通过管材的选择，降低余氯衰减速率、降低铁释放水平；通过对管径的优化，减少末端用户管道小流速工况。通过管网改扩建设计优化，为管网水质达标提供针对性解决方案。研究成果支持了南湖区乡镇（农村）供水管网改造工程项目、秀洲区乡镇（农村）供水管网改造工程项目。

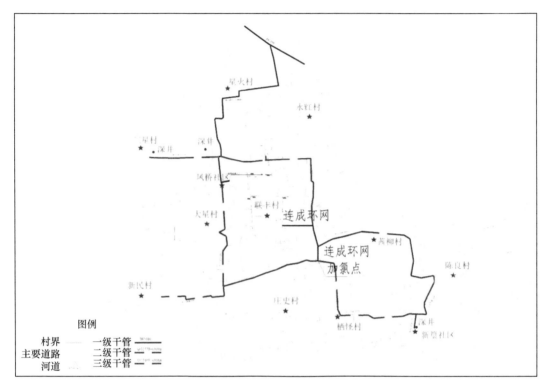

图 10.8　改扩建优化方案

10.2.3　示范应用案例与成效

1. 示范工程概况

以嘉兴市城乡一体化供水管网系统作为示范应用项目，示范区面积 968 km²，覆盖两个区、10 个乡镇，示范人口规模 120 万人。技术示范应用前，管网水质达标情况见图 10.9。

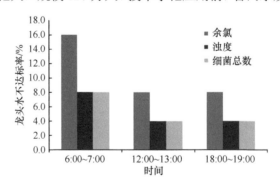

图 10.9　示范工程技术应用前管网采样监测点水质不达标率

2. 示范工程成效

（1）管网监测点共 30 个（其中自检 13 个点、第三方委托检测 17 个点）。每月检测两次，检测项目为嗅和味、耗氧量、浊度、细菌总数、氯气（游离氯）、色度、总大肠菌群。

（2）在三个监测点开展管网水 106 项指标的检测，结果如表 10.3 所示。

表 10.3 示范工程实施前后指标达标情况

示范工程实施前后	常规指标达标率/%	106 项指标达标情况
示范工程实施前	83.30	1 个监测点存在不达标（3 个监测点）
示范工程实施后	96.57	全部达标（3 个监测点）

城乡一体化供水管网乡镇末梢浊度、余氯等关键水质指标达标率在技术实施前后，从 60%提高到 95%以上。已经应用在嘉兴城乡一体化运行管理过程中，并取得显著的效果。

10.3 梯级加压泵站与压力管理设备联调联控优化调度技术

10.3.1 问题背景

城市供水管网深埋地下，结构复杂，运行管理困难，造成管网运行效率较低、漏损严重、供水能耗偏高。供水系统节能调度已成为供水企业信息化建设发展的必然趋势。住房和城乡建设部要求城市供水管网系统要保障居民龙头水的水质、水量和水压，供水企业通过传统的管理手段已经无法满足居民日益提高的供水要求，必须通过现代化的管理手段从根本上提高供水管网的管理技术和水平。本研究通过优化二次加压泵站位置和水厂泵站与中途加压泵站的联合调度技术，解决城市供水管网漏损严重、供水能耗偏高等问题。

10.3.2 技术原理与工艺

技术路线如图 10.10 所示。

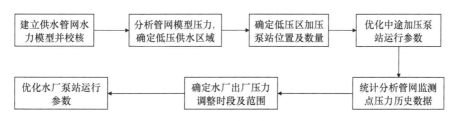

图 10.10 本研究技术路线图

首先，需要根据供水管网基础数据（管网拓扑结构、管径、管长等）建立供水管网水力模型，并根据供水管网历史运行数据（需水量、监测点压力等）对管网模型参数（管道阻力系数和节点需水量）进行校核，使水力模型模拟精度满足应用要求；然后，运行管网水力模型，分析管网模型的压力分布，确定管网中的低压供水区域及低压区加压泵站的位置和数量，并根据控制点压力优化确定加压泵站的运行参数；最后，对供水管网压力监测点的历史观测数据进行统计分析，判断水厂泵站出口压力是否有下降空间，尤其是夜间最小用水量时段，并确定相应的水厂泵站出厂压力调控方案。

目前，我国大多数供水泵站的调度方案都是基于人工经验的调整。这种管理模式一般都能满足城市供水的需求，但是单凭经验的调度明显缺乏预见性和科学性。在实际工作中，限于调度人员的技术水平，传统的调度模式下水泵都在超出实际用水需求的情况下运转，长期如此，不仅造成了能源的浪费，而且给管网的安全运行埋下隐患。本研究根据并联泵站出口压力和出口流量，利用每个泵站的运行曲线数据计算出该工况下能耗最低的水泵运行组合方式，为泵站工作人员提供水泵调度指导方案。

水泵相关参数如水泵特性曲线、流量–功率曲线、流量–效率曲线需要查阅水泵生产厂家的技术手册及水泵说明书。

对于定速泵，水泵特性曲线方程可以写为

$$H = H_0 + S_0 Q^2 \tag{10.24}$$

式中，H 表示压力，m；Q 表示流量，m^3/h；H_0 表示水泵虚扬程，m；S_0 表示系数。

流量–功率曲线方程可以写为

$$P = a_0 + a_1 Q + a_2 Q^2 \tag{10.25}$$

式中，P 表示功率，kW；a_0、a_1、a_2 表示系数。

流量–效率曲线方程可以写为

$$E = b_0 + b_1 Q + b_2 Q^2 \tag{10.26}$$

式中，E 表示效率；b_0、b_1、b_2 表示系数。

以上三个方程的系数需使用相应水泵的测试工况点数据通过曲线拟合得出，本研究使用 MATLAB 拟合工具箱 cftool 工具进行拟合，具体拟合方式请查阅相关技术资料。对于调速泵，上述三式改写为

$$H = H_0 S^2 + S_0 Q^2 \tag{10.27}$$

$$P = a_0 S^3 + a_1 S^2 Q + a_2 S Q^2 \tag{10.28}$$

$$E = b_0 + \frac{b_1}{SQ} + \frac{b^2}{S^2 Q^2} \tag{10.29}$$

式中，S 为调速泵调速比。

基于上述三个方程并结合泵站出口压力、流量范围、水泵高效段，以及调速泵调速比变化范围建立数学模型，以满足供水需求条件下功率最小为目标函数，见下式：

$$\min P = \sum_{i=1}^{m} w_i \left(a_{0i} + a_{1i} Q_i + a_{2i} Q_i^2 \right) + \sum_{i=m+1}^{n} w_i \left(a_{0i} S_i^3 + a_{1i} S_i^2 Q_i + a_{2i} S_i Q_i^2 \right) \tag{10.30}$$

约束条件：

$$Q = \sum_{i=1}^{m+n} Q_i \tag{10.31}$$

$$H = H_{0i} + S_{0i} Q_i^2 \tag{10.32}$$

$$E_{\min} \leqslant E_i \leqslant E_{\max} \tag{10.33}$$

式中，w_i 表示 $0\sim1$ 决策变量，取 0 表示水泵关闭，取 1 表示水泵运行；m、n 表示定速泵、调速泵台数；S_i 表示调速泵 i 调速比，范围为[0.5, 1]；Q、H 表示水泵并联总流量、压力；E_{min}、E_{max} 表示水泵最低效率、最高效率。

所建的模型属于约束混合离散变量非线性规划求解问题，采用遗传算法在复杂空间进行全局优化搜索，得出最优解，即当前工况下最节能的水泵运行组合。在该工况下，水泵均运行于高效段内，总能耗最低，且能够满足泵站供水要求。

此外，可以对泵站下一时间段的运行工况做出预测，并据此给出最优的水泵调度方案。首先，要根据历史水量数据建立分时段水量预测模型，用于预测泵站水量；其次，使用预测水量和管网中压力监测点数据来预测泵站压力。该功能的实现依赖于泵站大量的历史运行数据和该市历史水量水压数据，使用 BP 神经网络建立管网宏观模型，导入历史数据进行驯化。驯化完成后的模型需要获取泵站实时水量水压数据来预测下一时段的水量水压，预测的效果取决于历史数据量和数据精确度。最后，利用预测得到的水量水压给出最佳水泵运行组合方案。

10.3.3　示范应用案例与成效

本研究以嘉兴市城乡一体化供水管网作为示范工程，嘉兴市已建成 DN100 以上供水管道约 1304 km，其中 DN300 以上供水管道为 489 km，供水区域达到 968 km²，覆盖嘉兴市区及南湖、秀洲两区的 10 个乡镇，服务人口约 120 万人。嘉兴市供水管网系统有 2 个水厂，分别为石臼漾水厂和贯泾港水厂。其中石臼漾水厂又分为石臼漾老厂和石臼漾扩容厂两部分。石臼漾水厂设计供水能力为 25 万 m³/d，贯泾港水厂设计供水能力为 30 万 m³/d。

针对嘉兴市供水管网漏损严重、供水能耗偏高等问题，应用本研究提出的梯级加压泵站与压力管理设备联调联控优化调度技术，从根本上解决高漏损、高能耗的问题，从而提高供水管网的管理技术和水平。

1. 中途加压泵站位置优化

首先，建立嘉兴市供水管网水力模型，并根据历史管网运行数据对管网模型参数进行校正，满足模型应用精度要求；然后，通过分析管网模型压力分布，确定低压供水区域，并在低压供水区域内增设二次加压泵站。以嘉兴市供水管网为例，供水管网压力分布如图 10.11 所示。

从图 10.11 中看出，嘉兴市供水管网低压区主要位于管网末梢，因此，考虑在低压区布置加压泵站，经现场勘查，最终确定布置 6 个二次加压泵站，如图 10.12 所示。

2. 中途加压泵站压力优化调控

6 个二次加压泵站压力调控及水泵组合方案计算结果如表 10.4 所示。

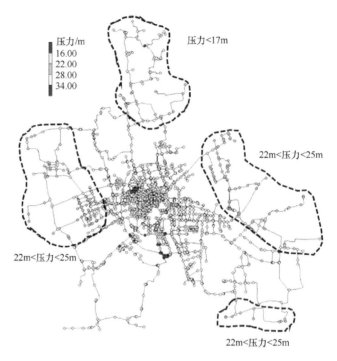

图 10.11　嘉兴市供水管网压力分布

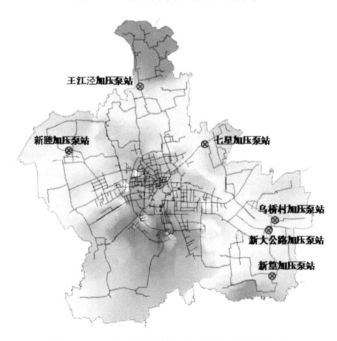

图 10.12　嘉兴市供水管网二次加压泵站位置

3. 管网监测点压力历史数据统计分析

基于用水量驱动的供水系统优化调度方法主要是基于管网监测点的历史观测数据，

对数据进行统计分析，判断水厂泵站出口压力是否有下降空间，尤其是夜间最小用水量时段，并提出相应的水厂泵站出厂压力调控方案。

表 10.4　二次加压泵站压力调控及水泵组合方案

加压泵站名称	压力调控方案	水泵组合方案
王江泾	早晚高峰，出口压力 25 m	2 台运行，PID 控制
	其余时段，出口压力 24 m	1 台运行，PID 控制
七星	早晚高峰，出口压力 25 m	2 台运行，PID 控制
	其余时段，出口压力 23 m	1 台运行，PID 控制
乌桥村	24 小时，出口压力 25 m	1 台运行，PID 控制
新大公路	24 小时，出口压力 25 m	1 台运行，PID 控制
新篁	5：00～22：00，出口压力 26 m	3 台运行，PID 控制
	22：00～5：00，出口压力 23 m	2 台运行，PID 控制
新塍	早晚高峰，出口压力 26 m	3 台运行，PID 控制
	其余时段，出口压力 22 m	2 台运行，PID 控制

首先选取嘉兴市供水管网具有代表性的 9 个压力监测点，并对历史观测数据进行分析，选用的压力监测点如图 10.13 所示。

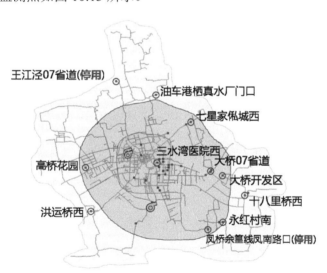

图 10.13　嘉兴市供水管网代表性的 9 个压力监测点位置

分析选用的 9 个压力监测点工作日和周末的压力变化曲线如图 10.14、图 10.15 所示，发现压力监测点 0:00～5:00 压力整体高于 8:00～21:00，存在降压空间。

考虑到需水量的变化，选取 2018 年 11 月 1～15 日的压力监测点数据进行分析，如图 10.16 所示，黑色实线为平均值，监测点在 0:00～5:00 波动范围很小。

选取监测点 2018 年 11 月 1～15 日的压力监测点数据的平均值进行分析，如图 10.17 所示，发现 0:00～5:00 压力整体比白天时段高 3 m，说明 0:00～5:00 时段，水泵组合不合理，出厂压力存在下调 3 m 的空间。

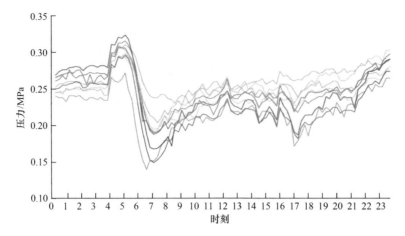

图 10.14　9 个压力监测点工作日（周一至周五）压力随时间变化曲线

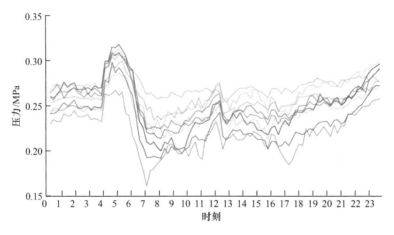

图 10.15　9 个压力监测点周末（周六至周日）压力随时间变化曲线

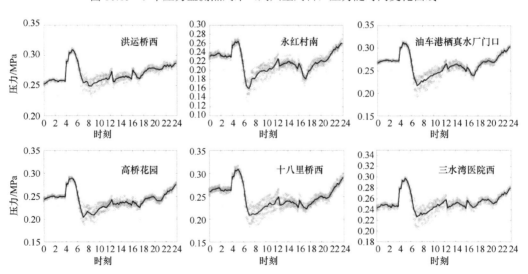

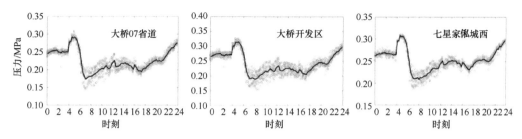

图 10.16 2018 年 11 月 1～15 日监测点压力波动曲线

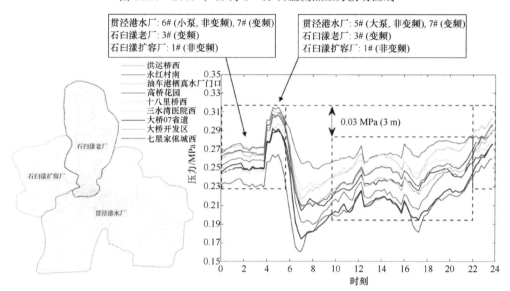

图 10.17 监测点平均压力随时间变化曲线

4. 水厂泵站运行参数优化

嘉兴市供水水厂水泵参数如表 10.15 所示。各水厂 2018 年 11 月 1～15 日的供水量如图 10.18 所示。

应用本研究提出的泵站参数优化计算方法，得出在 0:00～5:00 时段，石臼漾老厂开一台（3#）变频泵、石臼漾扩容厂开一台（2#）变频泵、贯泾港水厂开两台泵（6#非变频、7#变频），可以满足供水量要求（图 10.18）。即针对 0:00～5:00 低峰用水时段，通过调节三个水厂水泵参数，将出厂整体压力降低 3 m，仍然可以满足供水所需的压力和流量要求。实际操作过程中，以分阶段实施，每阶段降低 1 m，直到有客户投诉为止，然后分析投诉客户所在的区域，对区域采取局部增压措施。

5. 示范工程实施成效

嘉兴市自来水有限公司根据计算方案进行压力调控，在 0:00～5:00 低峰用水时段，出厂压力整体降低 2 m，没有用户投诉。三个水厂低峰用水时段水厂出厂压力调整前后变化曲线如图 10.19 所示。

表 10.5　嘉兴市供水水厂水泵参数

水泵编号	型号	额定流量/（m³/h）	额定扬程/m	电机功率/kW	是否变频
石臼漾老厂					
1#	OMEGA300-435B	1500	39	186.7	否
2#	RDL500-640A	3384	40.5	366.6	否
3#	RDL500-640A	3384	40.5	366.6	是
4#	RDL500-640A1	3000	39	357	否
5#	RDL500-640A1	3000	39	357	是
石臼漾扩容厂					
1#	RDL400-620A	2000	40	252.6	否
2#	RDL400-540A	1500	40	197	是
3#	RDL400-540A	1500	40	197	否
4#	RDL400-540A	1500	40	197	是
贯泾港水厂					
1#	RDL600-620A	4320	38	710	否
2#	RDL600-540A2	3900~4950	41~34	710	否
3#	RDL400-540A2	3900~4950	41~34	710	否
4#	RDL600-540A2	3900~4950	41~34	710	是
5#	RDL600-540A2	3900~4950	41~34	710	否
6#	APS500-35	1900~2500	41~34	274	否
7#	RDL700-820A	5000	41	638.4	是

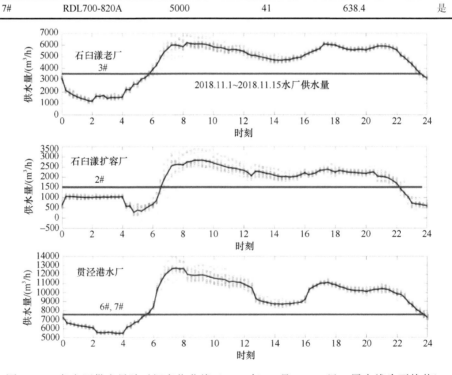

图 10.18　各水厂供水量随时间变化曲线（2018 年 11 月 1～15 日，黑实线为平均值）

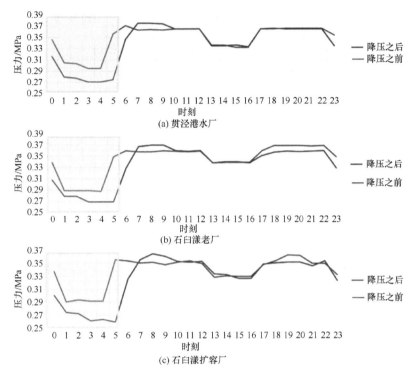

图 10.19　低峰用水时段水厂出厂压力调整前后变化曲线

自从 2019 年 1 月低峰用水时段压力调控实施以来，效果十分显著。2018 年嘉兴市供水管网漏损率修正值为 9.96%，千吨水供水能耗为 263 kW·h；2019 年嘉兴市管网漏损率修正值为 8.24%，千吨水供水能耗为 254 kW·h。与 2018 年相比，管网漏损率下降 1.72 个百分点，千吨水供水能耗下降 3.4%（图 10.20），相当于减少漏损量约 240 万 t，挽回经济损失约 638 万元，提前一年达到"水十条"制定的 2020 年全国公共供水管网漏损率控制在 10% 以内的目标。

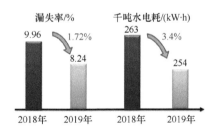

图 10.20　2018 年、2019 年漏损率与供水能耗效果对比

10.4　城乡统筹区域供水乡镇管网末梢水质保障技术

10.4.1　问题背景

该技术主要针对管网水流速度慢、水力停留时间长、管网水质发生明显变化、达标

不够稳定的管网区域，利用水力调度和管段冲洗等技术手段改善管网水质。

10.4.2 技术原理与工艺

1. 技术原理

通过合理的水力调度优化水在管网中的供水路径，最小化水在管网中的停留时间，减小管网节点水龄；对水力调度无法有效改善水质的区域进行管网清洗，降低管网水的浊度。两种方法结合，使管网中余氯分布更均匀，改善管网末梢水质，从而保障管网水质。

1）水力调度

（1）为了更好地评判每个工况下管网的水质情况，采用综合水龄指数作为优化算法的目标函数。综合水龄指数是指某工况下，经过水质模拟后，所有监测点的水龄相对于监测节点流量的加权平均值。目标函数如下：

$$\sum_{m=1}^{3} \lambda_m \left(\frac{\sum_{i \in S_{mj}} T_i q_i}{\sum_{i \in S_{mj}} q_i} \right) \tag{10.34}$$

式中，q_i 表示监测节点 i 的流量；T_i 表示监测节点 i 的水龄；λ_m 表示系数，λ_1、λ_2、λ_3 分别表示近水源、管网中段、管网末梢的系数；S_{mj} 表示属于所在管段区间的监测节点的集合，S_{1j}、S_{2j}、S_{3j} 分别表示近水源区域、管网中段区域、管网末梢区域。

若综合水龄指数降低，说明经过水力调度之后，管网的综合水质得到改善；反之，水力调度对于水龄的改善效果有限。

（2）以监测点的余氯和浊度作为指标反映水龄均匀度情况。若某一区域节点余氯和浊度接近则表明水龄均匀。

2）管网冲洗

在冲洗的过程中，会把管壁上的一些附着物冲到管网水中，故在冲洗过程中管网的浊度有一段上升趋势，随着冲洗的持续进行，水的浊度下降，水质明显得到改善。

2. 技术流程

1）建立水力水质模型

（1）建立水力模型：能反映管网的实际情况，且能满足以余氯和水龄为水质指标的水质模型的要求。

（2）建立以余氯为水质指标的管网水质模型：对管网余氯、浊度等指标进行监测分析，结合管网水力模型，建立以余氯为水质指标的水质模型。根据余氯衰减模型的模拟，找到管网中余氯含量低、水质差的区域，能更有针对性地改善管网水质。

（3）建立以水龄为水质指标的管网水质模型：结合管网水力模型，根据水质监测点的水质监测结果，建立以水龄为水质指标的水质模型，对水龄进行模拟，获取水龄与余氯和浊度的关系。

2）水力调度优化

通过水力水质模型分析，识别管网水质高风险的管道，并根据影响管道的主要因素提出相应的管道更新改造方案。

a. 目标函数与约束条件

采用遗传算法对管网进行水力调度优化以减小管网节点水龄，得到管网节点水龄最小的水质最佳的工况。基于减小管网节点水龄的目标，该优化问题的目标函数为

$$\min \sum_{m=1}^{3} \lambda_m \left(\frac{\sum_{i \in S_{mj}} T_i q_i}{\sum_{i \in S_{mj}} q_i} \right) \tag{10.35}$$

水力调度优化同时，应满足该系统运行所需满足的水压、水量等技术要求，即

（1）各水源水厂的日供水能力的约束条件：

$$Q_i \leqslant Q_{i\max} \tag{10.36}$$

$$H_i \leqslant H_{i\max} \tag{10.37}$$

式中，Q_i 表示接水点 i 的供水量；$Q_{i\max}$ 表示接水点 i 的最大供水量；H_i 表示接水点 i 的供水压力；$H_{i\max}$ 表示接水点 i 的最大供水压力。

（2）供需水量平衡：各接水点供水量之和等于各节点用水量之和，即

$$\sum_{i \in Q_j} Q_i = \sum_{n=1}^{N} q_n \tag{10.38}$$

式中，Q_i 表示接水点 i 的供水量；Q_j 表示所有接水点所在的集合；q_n 表示节点 n 的用水量；N 表示节点个数。

b. 权重系数

在每个区域内，用节点流量对于节点水龄的加权平均值反映每个区域内的水龄情况；在不同区域之间，用权重系数加以限制，保证不同区域内，尤其是管网末梢区域的水质。利用 EPANET 2 计算工具箱对管网进行水龄模拟，找到该管网水龄最大的节点，并且以该节点的水龄 $T_{\max}$ 为基础对该管网的节点进行分类。

$$\text{节点}i = \begin{cases} \dfrac{T_{\max}}{3} \geqslant T_i > 0 \, (\text{近水源节点}) \\[2mm] \dfrac{2T_{\max}}{3} \geqslant T_i > \dfrac{T_{\max}}{3} \, (\text{管网中段节点}) \\[2mm] T_{\max} \geqslant T_i > \dfrac{2T_{\max}}{3} \, (\text{管网末梢节点}) \end{cases} \tag{10.39}$$

式中，T_i 表示监测节点 i 的水龄；T_{max} 表示某工况下，该管网的最大水龄值。

权重系数 λ_m 的确定跟每个部分的节点水量有关，每个区域的权重系数表达式为

$$\lambda_m = \begin{cases} \dfrac{1 \Big/ \sum\limits_{i \in S_{mj}} q_i}{1 \Big/ \sum\limits_{i \in S_{1j}} q_i + 1 \Big/ \sum\limits_{i \in S_{2j}} q_i + 1 \Big/ \sum\limits_{i \in S_{3j}} q_i}, & m=1\,(\text{近水源区域权重系数}) \\[4ex] \dfrac{1 \Big/ \sum\limits_{i \in S_{mj}} q_i}{1 \Big/ \sum\limits_{i \in S_{1j}} q_i + 1 \Big/ \sum\limits_{i \in S_{2j}} q_i + 1 \Big/ \sum\limits_{i \in S_{3j}} q_i}, & m=2\,(\text{管网中段区域权重系数}) \\[4ex] \dfrac{1 \Big/ \sum\limits_{i \in S_{mj}} q_i}{1 \Big/ \sum\limits_{i \in S_{1j}} q_i + 1 \Big/ \sum\limits_{i \in S_{2j}} q_i + 1 \Big/ \sum\limits_{i \in S_{3j}} q_i}, & m=3\,(\text{管网末梢区域权重系数}) \end{cases} \quad (10.40)$$

式中，λ_m 为系数，λ_1、λ_2、λ_3 分别表示近水源区域、管网中段区域、管网末梢区域的系数；q_i 为监测节点 i 的流量；S_{mj} 为属于所在管段区间的监测节点的集合，S_{1j}、S_{2j}、S_{3j} 分别表示近水源区域、管网中段区域、管网末梢区域。

遗传算法经过 n 次迭代选择之后，可以得到满足约束条件的最佳工况及在最佳工况下监测点的水龄值。

10.4.3 示范应用案例与成效

1. 示范应用案例概况

城乡统筹区域供水乡镇管网末梢水质保障技术工程示范区为苏州市木渎镇供水区域，区域水力模型覆盖面积 58 km²，乡镇二级管网更新 30 km。

2. 建立供水管网水力模型

建立木渎镇的拓扑结构（图 10.21 和图 10.22），在管道相交处或者转弯处设置节点，共 477 个节点，管网总管段长度 147911.1 m，总需水量约为 57300 m³/d，平均流量为 663.194 L/s，比流量为 0.00448 L/（s·m），由张思桥、谢村路、金山路、藏书日辉浜桥 4 个点提供，将一天 24 h 内的需水量平均值作为每个节点的基本需水量，将总水量按比流量均分至各节点，作为每个节点的基本需水量。

管长、管径、地面标高均根据实际情况设定，其中管长从 CAD 中测量得到，管径范围 DN100～DN500，地面标高从地形图中得到；节点埋深根据实际情况计算设定，管段粗糙系数全部设置为 130。

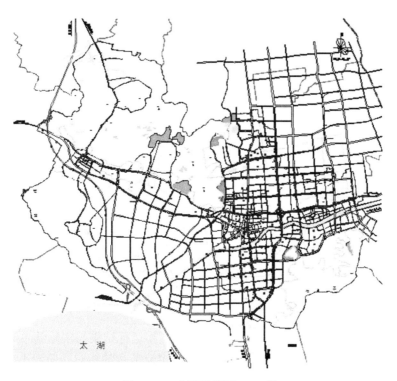

图 10.21 木渎镇管网 CAD 图

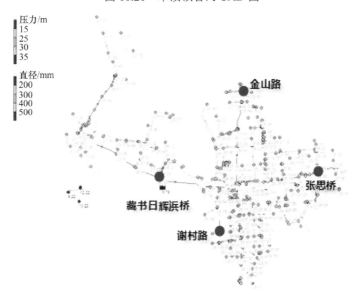

图 10.22 木渎镇管网拓扑结构图

模式共五种，一种压力模式和四种流量模式，分别为藏书日辉浜桥压力模式、张思桥流量模式、谢村路流量模式、金山路流量模式、总流量模式，见图 10.23。

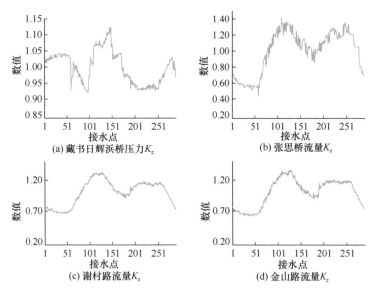

图 10.23　木渎镇接水点流量模式

　　根据所选取的参数以及模式，建立水力模型，将运行结果与实际结果进行比较，计算得到的木渎镇供水管网水力模型的定压节点与定流节点的相对误差较小，模型与实际情况基本相符。因此，所建立的木渎镇水力模型基本上能够反映该地区管网的实际情况，能满足后面两个水质模型的要求。

3. 建立供水管网水质模型

1）建立供水管网余氯衰减水质模型

a. 基础数据分析

　　根据木渎镇管网水力模型，设计管网水质采样点方案，并根据采样点的监测数据对管网进行水质分析。在木渎镇共设置 12 个水质监测点，具体位置分布如图 10.24 所示。

　　由采样数据分析发现，木渎镇供水管网末梢区域和水浊度高的区域余氯浓度低，水质较差，后续优化中应加以重视。

b. 初步估计管网余氯衰减系数

　　确定模型中余氯按一级反应衰减，主流反应速率系数 k_b 在 $-1.0\sim-0.01$，模型中所有管段的 k_b 先定为 -1.0，根据海曾-威廉公式，管壁反应速率系数 $k_w=F/C$（F 为管道粗糙系数，C 为海曾-威廉系数）。管道为旧铸铁，故 F 取 0.014，C 取 100，求得 $k_w=0.00014$，因为是衰减，所以所有管段的 k_w 先确定为 -0.00014。

c. 余氯衰减模型校核研究

　　建立木渎镇供水管网一级余氯衰减模型，将初步模拟结果与实测数据对比后，对于模拟结果与实际差异较大的水质监测点，调查原因，并对模型进行修正，在根据实测数据校正节点需水量并根据管道材料和年代调整 k_w 之后，检测余氯与模型余氯数据比较接近，模型基本可以反映实测的结果。最终余氯模拟结果见图 10.25。

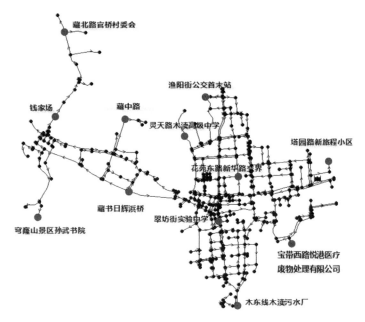

图 10.24 水质监测点分布图

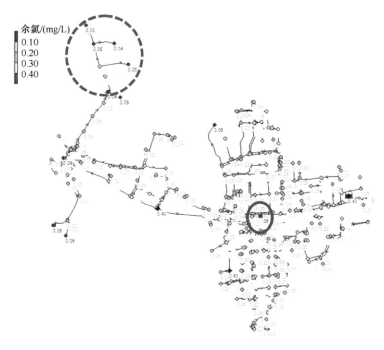

图 10.25 余氯模拟结果

对于木渎镇供水管网，管网末梢的余氯含量普遍较低（图 10.25 中红色虚线圆处），容易引起较严重的水质问题；但是，一些非管网末梢区域，余氯含量也较低（图 10.25 中红色实线圆处），可能由管材老旧或者存在死水区域造成，在后续水质优化的过程中，应着重关注这些区域。

2）建立基于水龄分析的供水管网水质模型

结合管网水力模型，建立以水龄为水质指标的木渎镇管网水质模型，得到木渎镇水质监测点的水质监测结果及水龄模拟结果，有 3 个监测点检测到的余氯数据和模型模拟余氯数据相差较大，原因有待查找。将其余 9 个监测点的余氯对比数据绘制成散点图，如图 10.26、图 10.27 所示，可知随着水在管网中停留时间的增加，管网中水浊度增加，余氯浓度随之降低，水质逐渐下降，尤其是管网末梢节点，节点水龄过长，水中余氯浓度衰减严重。

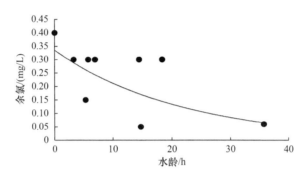

图 10.26　余氯与水龄的关系图

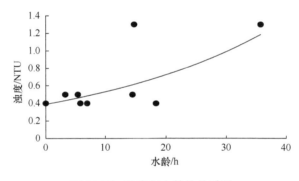

图 10.27　浊度与水龄的关系图

图 10.28 为木渎镇管网在初始工况下各节点的水龄分布图，该管网末端及个别非末端区域的水龄很长。

通过对管网中四个接水点的阀门调度，优化水在管网中的供水路径，最小化水在管网中的停留时间，减小管网节点水龄，改善管网水质。

4. 制定管网水力调度方案

在对木渎镇管网进行水力水质模型分析的基础上，进行管网水质高风险管道的识别，并根据影响管道的主要因素提出相应的管道更新改造方案。

本示范应用案例采用遗传算法，对管网进行水力调度优化，得到管网节点水龄最小的工况，即为水质最佳的工况。以最小化综合水龄指数为目标函数，对木渎镇供水管网进行水力调度优化，经过 100 次迭代选择之后，得出满足约束条件的最佳工况以及该工况下的 12 个监测点的水龄值。

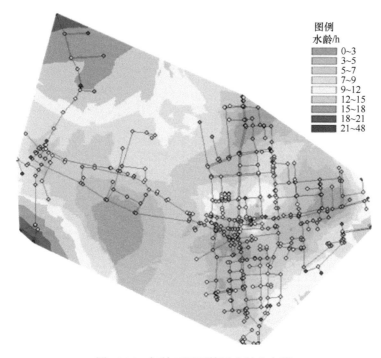

图 10.28　初始工况下管网水龄分布图

5. 制定管道定向冲洗策略

对于一些特殊区域的节点，单靠水力调度，无法使节点的水龄下降，对水质的改善情况有限。因此，在管网末梢可以考虑运用管网冲洗方法进行改善。

由于余氯逐渐消失等原因，水质在输配水系统末端和近末端恶化明显，管网末梢是管网冲洗的主要区域。此外，某些节点虽然不是位于管网的末端，但可能由于管材或者水量较小等原因，水质恶化明显，这些节点也是管网冲洗选择的区域。

图 10.29 和图 10.30 分别是管网水龄分布图和余氯分布图。木渎镇的管网中存在几处余氯较低、水质较差的管段，比如图中用红色虚线圆标明处，其水龄较长，余氯较低，并且该管段处于管网的末端，是一个典型的水质差的管段点，根据水力调度的优化结果可知，水力调度对于管网末梢（尤其是用水量很小的节点）水质的改善是有限的，且随着水龄的增大，浊度增大，余氯减少，这对于水质是很大的影响。余氯减少的主要原因一是水质中存在能和氯反应的物质对氯的消耗，二是长时间的输水之后，管壁上存在的附着物对氯的消耗。在供水水质相对良好时，第二种方式将成为主导，因此可以采取对管网冲洗的方法来减少管网管壁上的附着物，从而达到保持余氯的效果。有效管网冲洗耗时长，需投入较大量资金，因此，一般对大型输配水系统的冲洗只能有重点地进行。

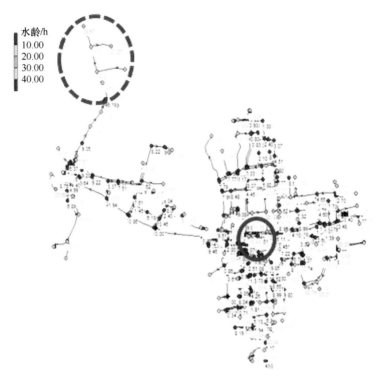

图 10.29　木渎镇管网水龄分布图

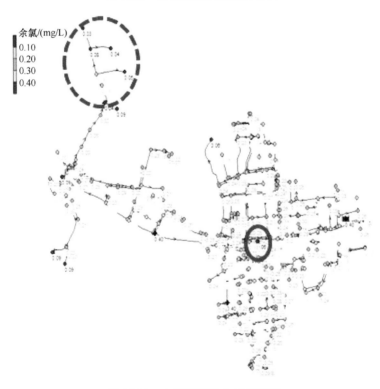

图 10.30　木渎镇管网余氯分布图

图 10.31 和图 10.32 为木渎镇管网水质较差区域管段局部放大图。分析可知，图 10.31 中用红色实线圆标明处水质较差，该处节点附近管段的材质为自应力水泥管，也有 PVC 管，敷设年代较长，这可能也是该处水质差的原因之一，此外，也有可能在该处存在死水区域，影响管网中的水质；但是，该处为木渎镇的中心区域，采用管段冲洗影响较大，同时该片区域的管段已经经过更新改造，水质已有所改善。图中用红色虚线圆标明处水质差是该处管段处于管网末梢，水龄长，用户用水量小造成的。

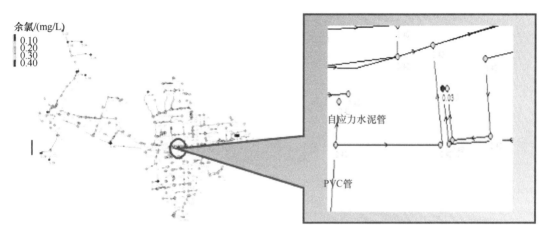

图 10.31 木渎镇管网翠坊南街区域管段局部放大图

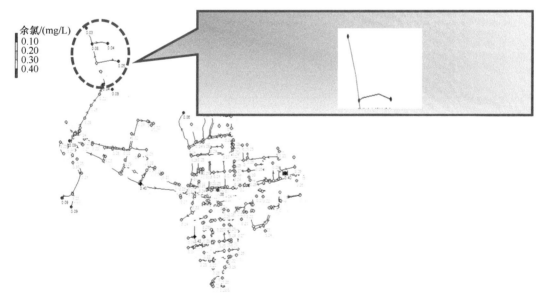

图 10.32 木渎镇管网藏北路区域管段局部放大图

1）冲洗路段

综合经济和管段冲洗的条件，选择藏北路区域管段作为本次冲洗的区域。

2）冲洗方案

a. 冲洗路段

藏北路冲洗路段（图10.33）：冲洗长度430 m，管径DN200。

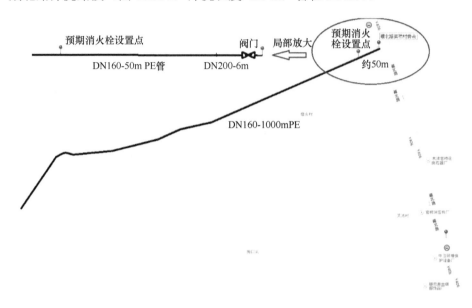

图10.33　藏北路冲洗管段

b. 冲洗方案

单向冲洗的具体冲洗方案如表10.6所示。

表10.6　木渎镇区域管段冲洗方案

序号	流量/（m³/h）	时间/h	长度/m	压力/bar	浊度//NTU
1	0	0	0	2.37	88.419
2	21.333	3	26.9294	0.42	180.742
3	16.514	6	57.29628	0.288	101.688
4	15.201	9	82.47837	0.261	147.413
5	14.503	12	106.0494	0.253	161.804
6	15.132	15	130.0163	0.258	153.148
7	14.463	18	153.5232	0.294	165.598
8	14.953	21	176.9027	0.288	187.992
9	14.451	24	200.5947	0.281	277.098
10	14.297	27	223.3403	0.257	381.675
11	14.024	30	237.0011	0.244	368.843
12	14.057	33	246.97	0.28	238.71
13	13.8	36	256.7938	0.277	91.941
14	13.939	39	266.6182	0.244	46.663

续表

序号	流量/（m³/h）	时间/h	长度/m	压力/bar	浊度//NTU
15	13.705	42	276.337	0.251	33.776
16	13.509	45	286.0157	0.305	24.694
17	13.623	48	295.619	0.302	24.672
18	13.61	51	305.2309	0.266	18.959
19	13.738	54	314.8449	0.231	15.122
20	13.469	57	324.4664	0.24	13.476
21	13.634	60	334.0295	0.236	11.491
22	13.483	63	343.6336	0.238	8.896
23	13.724	66	353.2265	0.28	9.496
24	13.665	69	362.8909	0.237	8.896
25	13.317	72	372.4477	0.237	8.231
26	13.272	75	381.8885	0.286	7.632
27	13.674	78	391.5285	0.227	6.901
28	13.791	81	401.2065	0.239	7.217
29	13.526	84	410.8776	0.249	6.204
30	13.763	87	420.5248	0.275	6.389
31	13.582	90	430.1617	0.329	6.661
32	0	91	430.6551	0.093	6.389

6. 示范应用案例成效分析

1）水力调度优化结果

木渎镇管网经过三次水力调度优化之后，得到的最佳工况和相应工况下监测点的水龄值如表 10.7 所示。

表 10.7　水力调度优化后接水点的基本需水量以及监测点的水龄值

	工况	初始工况	优化工况一	优化工况二	优化工况三
	综合水龄指数/h	31.6513	26.3004	26.3882	26.4056
接水点流量/（L/s）	藏书日辉浜桥	−131.148	−184.3261	−216.736	−219.0512
	谢村路	−150.562	−273.3492	−235.6548	−271.0984
	张思桥	−229.024	−33.127	−78.5136	−53.7953
	金山路	−152.466	−172.3976	−132.2957	−119.2551
监测点水龄/h	藏北路官桥村委会	14.7384	14.6819	14.5170	14.4961
	钱家场	6.9815	6.6399	6.5455	6.4937
	穹窿山景区孙武书院	35.7607	35.6421	35.8873	35.8077
	藏书日辉浜桥	0.0000	0.0000	0.0000	0.0000
	藏中路	6.2946	6.0955	5.9629	5.8760

续表

工况	初始工况	优化工况一	优化工况二	优化工况三
渔阳街公交首末站	1.0553	0.9155	1.3645	1.2599
灵天路木渎高级中学	5.3833	6.4381	10.6099	9.7589
花苑东路新华路交界	14.4625	6.8760	6.7519	5.3126
翠坊街实验小学	3.2788	1.6973	1.6559	1.6633
木东线木渎污水厂	5.8194	3.6956	4.0279	3.6753
宝带西路悦港医疗废物处理有限公司	18.3680	22.3569	24.4013	22.5976
塔园路新旅程小区	29.7838	36.4549	37.1707	38.1986

监测点水龄/h 为该表左侧合并单元格标题。

从表 10.7 中可知，经过水力调度优化之后，管网的综合水龄指数从 31.65 h 降为 26.35 h 左右，降低程度较大，这说明经过水力调度之后，管网的综合水质得以改善。图 10.34 和图 10.35 分别为初始工况和优化工况一的水龄分布图。

对比两张水龄分布图可以发现，优化后的管网中，管网末梢水龄特别大的区域明显减少，说明通过水力调度优化，对于管网水质能够起到改善的作用。

2）冲洗结果

图 10.36 为木渎镇管段冲洗结果。从冲洗结果分析，单向冲洗适用于木渎镇藏北路末梢的供水管段，经过 90 min 的冲洗，管网水中浊度从最初的 100 FNU/NTU 降为 6.3 FNU/NTU，管网水质明显得到改善。在冲洗过程中，会把管壁上的一些附着物冲到管

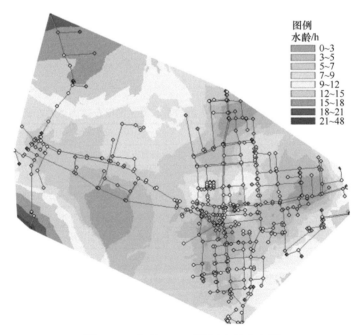

图 10.34　初始工况下管网水龄分布图

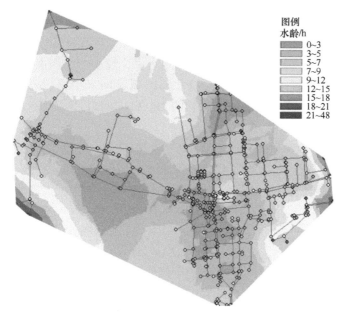

图 10.35　优化工况一下管网水龄分布图

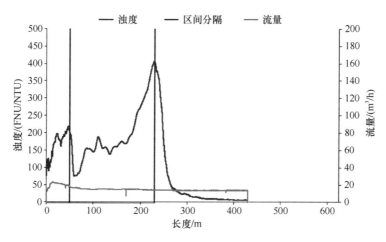

图 10.36　木渎镇管段冲洗结果

网水中，造成水中的浊度增大到 400 FNU/NTU 左右，随着冲洗的持续进行，水的浊度下降，水质明显得到改善。

7. 应用成效

该技术利用建立的余氯衰减水质模型和基于水龄分析的水质模型，分析木渎镇供水管网中各区域的水质情况，结合实际管道的铺设情况分析，更好地定位管网中水质风险较高的管段，为乡镇管网管材的更新提供选择依据。此外，该技术提出了结合水力调度和管段冲洗两种方式来减小管网水龄，水质改善效果更佳，利用建立的水龄模型，对管网进行水力调度优化，改善了大部分监测点的水龄值，管网的综合水龄指数由 31.65 h

降为 26.35 h 左右，尤其是用水量大的监测点的水质改善情况比较明显，比如花苑东路新华路交界（用水量为 2.88 L/s），经过水力调度优化之后，该节点的水龄由原来的 14.46 h 降为 5.31 h，下降了 63.3%。对于管网末端用水量比较小的监测点，则考虑在管段末梢运用管网冲洗方法进行改善，比如对藏北路区域管网末梢管段进行单项冲洗，经过 90 min 的冲洗过后，管网水中浊度从最初的 100 FNU/NTU 降为 6.3 FNU/NTU，管网中水质明显得到改善。

该技术目前在木渎镇供水管网中取得了很好的成效，起到很好的示范作用，可以保证管网末梢的水质，进一步完善了供水管网末端水质保障技术，提高人民的生活和健康水平，促进了经济和社会的发展，具有长远的经济和社会效益。

第11章 供水系统全流程监管关键技术

11.1 从源头到龙头安全供水综合管理体系优化及系统平台构建技术

11.1.1 问题背景

"水十条"明确提出"从水源到水龙头全过程监管饮用水安全"的具体要求。全过程监督保障饮用水安全及提高漏损率控制不仅仅是现有先进技术的简单叠加,而是源头到龙头全过程各单元环节技术的集成优化问题,同时也是落实技术体系和管理体系的优化组织问题。如何实现先进技术的集成优化以及在优化基础上的制度规范和管理规范,是城乡一体化安全供水城市实现提标、降耗、增效的最紧要任务。这个紧要任务实现,不仅是技术体系的集成优化和管理体系的构建实施,还是面对日益复杂的外部水源环境条件和城乡一体化及快速城市化后的复杂工况大供水系统,基于技术体系和管理体系的智能一体化供水综合管理平台的构建需求强烈。

11.1.2 技术原理与工艺

如图 11.1～图 11.3 所示。

(1)以多源数据为基础,研发数据预处理算法,打造决策分析模型,建立线上线下联动管控一体化平台,最终实现面向实际的业务辅助决策及总体调度。

(2)多终端应用:大屏端的智慧供水调度指挥中心建设,业务操作屏端的智慧供水管理平台,移动端的智慧供水应用精细化管理。

(3)基于自主研发的水力模型和大规模数据同化核心技术,集水质信息监测、运行管理控制、调度优化、信息综合、预警应急决策支持于一体,以更加"智慧"的方式辅助管理和运维,从而保证可靠供水,降低产销差,提升运营管控能力,实现经济效益和社会效益的增长。

(4)依托数据全面掌握,业务信息实时感知、模型辅助分析,实现数据+人员+设备+业务统一调度管理。

(5)数据质量管理:通过数据预处理算法,对海量数据进行自动处理并识别潜在异常值,剔除和替换无效数据,实现数据质量控制。建立数据质量评定标准,明确数据定义;将质量评估、质量检核、质量整改、质量报告工作环节进行流程整合,形成完整的数据质量管理闭环。在数据转化流程中设立多个性能监控点对流程不断进行改善和优化责任落实到人。

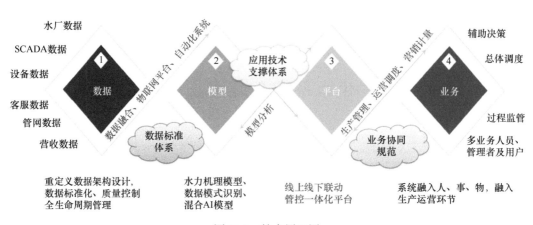

图 11.1　技术原理图

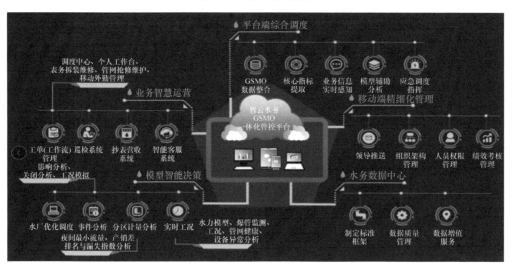

图 11.2　平台架构图

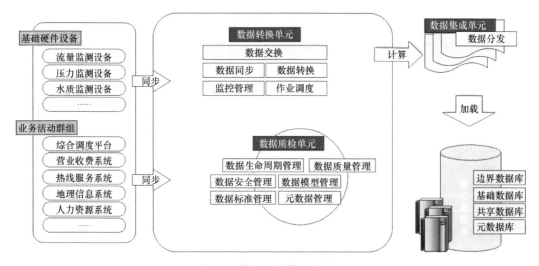

图 11.3　数据质量管理流程图

（6）通过信息局部化关联实现这些联系密切的因素的统一分析。①通过时间维度，分析该时间内发生的不同业务分类整合，如 SCADA 数据异常与热线工单的关联。②通过空间维度，即从地理位置分析出发，可关联区域内的静态数据，如管网及附属设施、营收用户；区域动态 SCADA、水力模型信息；区域内业务信息，巡检、抄表、抢修人员，区域工单，车辆等，实现数据的统计分析。③通过业务相关性维度，实现同一业务内部关联分析，如通过客户与用水地址、用水地址与表具关联构造；实现一户多址、一址多表、一表多价；实现多业务关联分析，如对热线客服信息的来电量、来电类型、来电位置以及与巡检、SCADA、营收等多业务系统结合，判断是否存在局部爆管、停水通知发放未到位、欠费停水等情况。④数据整合一键搜索，依托数据关键信息属性整合和局部关联性分析，建立关键词的一键搜索，与该关键词关联相对应的业务统一展示。

11.1.3　示范应用案例与成效

1. 平台示范应用

1）嘉兴大屏端：智慧供水调度智慧平台

依托于调度中心大屏的硬件，构建了智慧供水调度指挥中心（图 11.4），集合了五大功能模块，从水厂生产、管网管控、现场工单到用户营收等水务全要素数据交互。

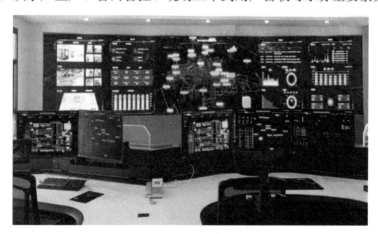

图 11.4　智慧供水调度指挥中心

实现了数据+人员+设备+业务水务全要素的一体化管控，多业务部门实时反应、协调运作，以更精细和动态的方式管控供水系统的整个生产、管理和服务流程。通过供水调度指挥，可以为自来水公司（以下简称水司）管理及技术人员清晰展现从水厂–管网到用户相关的实时状态与指标监控，总体掌握供水现状和保障供水安全。

2）嘉兴操作屏端：智慧供水综合管理平台

（1）在线水力模型动态监测：自主研发的在线水力模型，实现最快每 5 min 一次节点流量自动校正；实现突发事件实时监测分析，在线优化调度决策支持，监测点优化布置，以及管网改扩建、检修关阀、消防用水、维护冲洗等特殊业务工况的实时水力模拟（图 11.5）。

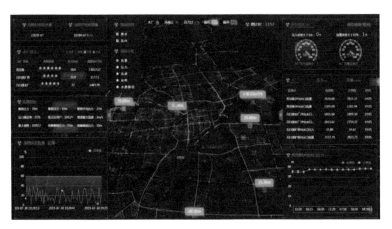

图 11.5　在线水力模型动态监测示意图

（2）供水优化调度节能降耗：通过自动水泵特征曲线识别提取，结合最不利点压力变化模式分析和用户需水量动态预测，实现小时段（2～4 h）水泵优化调度方案的决策支持；提供精细化的一、二级调度优化方案，达到节能降耗，保障安全的目的（图 11.6）。

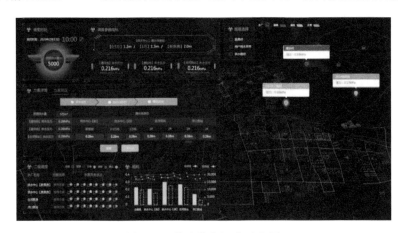

图 11.6　供水优化调度示意图

（3）移动互联工单全程跟踪：解决日常工单调度中信息掌握不全面，实时场景动态跟踪难，缺少智能辅助决策等痛点问题；建立多渠道工单接入、业务自动触发流转、人员调度安排、移动端事件处理、过程实时监控的一体化闭环工单，线上线下多部门协作，实现快速优质高效服务（图 11.7）。

3）嘉兴 SCADA 数据标准化存储及管理

建立 SCADA 数据标准化管理，站点的静态属性、动态数据，以及配置信息关联，

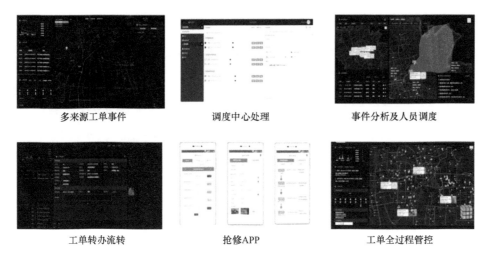

| 多来源工单事件 | 调度中心处理 | 事件分析及人员调度 |

| 工单转办流转 | 抢修APP | 工单全过程管控 |

图 11.7　移动互联工单全程跟踪功能示意图

实现多站点、多传感器、多日期不同维度的对比分析展示；通过算法自动对所有监测点设置阈值，分为设备故障和系统工况异常两大告警，降低误报率；实现监控异常与工单打通，主动发现系统问题并派单（图 11.8）。

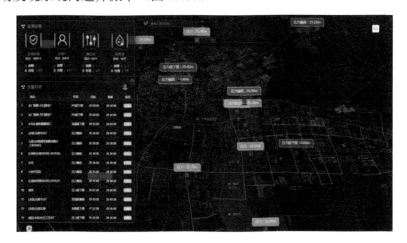

图 11.8　SCADA 数据标准化存储及管理示意图

4）嘉兴大屏局部信息分析

地图上可以直接关联到其方圆 1 km 的所有相关信息数据，即管网、阀门、消防栓、监测点和模型模拟点的压力流量变化等，可以查看周围的工单和人员、车辆模型压力分布等信息，对事件作出准确的分析与处理（图 11.9）。

5）爆管预警：模型关阀分析—关阀模拟—停水用户及降压范围

（1）管网压力、流量、水质异常时，系统会即时以醒目的方式发出报警信息提示告警（图 11.10）。

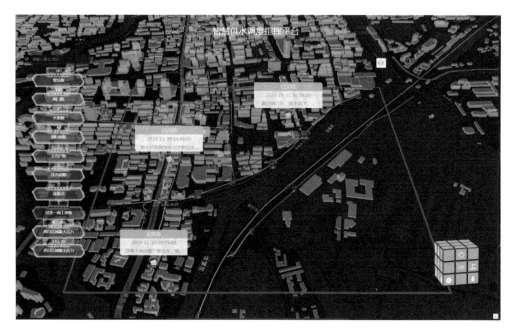

图 11.9　嘉兴大屏局部信息分析示意图

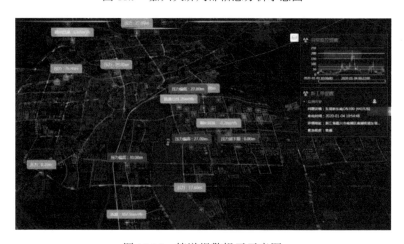

图 11.10　管道报警提示示意图

（2）针对一个位置的突发异常可通过位置生成关阀最小隔离子区，提供建议关阀方案（图 11.11）。

（3）爆管发生时进行爆管定位、爆管影响范围分析并提供关阀分析、影响范围分析（图 11.12）。

6）分区管理、分区信息统计、分区用水量异常提醒

（1）支持分区绘制并统计分区内管线、用户数据（图 11.13）。

（2）提供边界流量自主配置功能，包括计量类型等；开放分区告警配置入口，并支持模型阈值告警（图 11.14）。

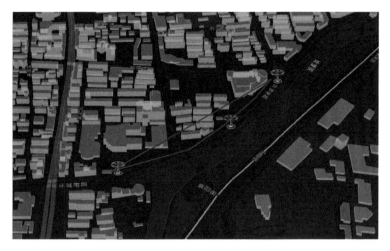

图 11.11 建议关阀方案示意图

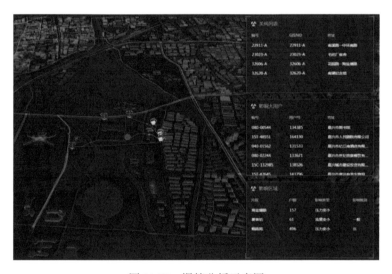

图 11.12 爆管分析示意图

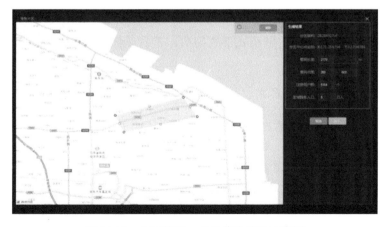

图 11.13 分区管理、分区信息统计示意图

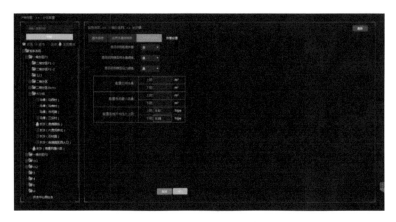

图 11.14   分区用水量异常提醒

2. 关键技术应用

1）实时水力模型在线流量校正技术

管网水力模型在线校正是支持管网改造、优化调度应用的关键，供水系统雅可比矩阵解析是在线校正的关键技术。供水系统雅可比矩阵的计算是利用梯度迭代法，实现供水系统参数校核的关键。目前"扰动法"或称"有限差分法"是最广泛用于计算供水系统的雅可比矩阵，但该方法计算量大而且精度低。针对该问题，我们建立监测点优化布置模型的基础是供水管网的灵敏度矩阵，灵敏度矩阵包含了监测点采集到的向量对系统中压力、流量等参数的一阶梯度信息，包括管网节点压力和管道流量对节点流量的灵敏度矩阵、节点压力及管道流量对管道粗糙系数的灵敏度矩阵等，如何高效计算相关矩阵是难题，我们通过研究矩阵分析法的灵敏度矩阵解析式，推导出监测流量关于节点流量变化的灵敏度矩阵：

$$\Delta q = -CB^{T}A^{-1}\Delta d \tag{11.1}$$

以及监测压力关于节点流量变化的灵敏度矩阵：

$$\Delta h = \left(-B\tilde{C}B^{T}\right)^{-1}\Delta d \tag{11.2}$$

与已有方法相比，推导的解析式形式简洁、容易理解，可精确计算雅可比矩阵，实现在线模型校正。

2）突发事件的在线识别和定位技术

分析了突发爆管引起的管网压力监测数值变化的灵敏度关系，确定特定监测点布局方案对爆管识别的覆盖率，对现有管网的爆管识别的定位有指导意义；针对管网已有监测点布置方案给出面向爆管智能决策的监测点优化布置升级模型；从 SCADA 数据偏差、边界、概率分布变化等多维度分析爆管发生时间和历史数据比较的变化规律，建立机器学习方法的时序数据解析框架；在识别爆管发生后，建立监测点群方法动态虚拟分区，分析爆管发生的具体位置。最终实现"实时感知—智能决策—快速定位"

的整体思路。

a. 面向爆管智能决策的监测点布置优化模型

感知层是实现智慧水务的基础，目前大部分水司都部署了 SCADA，安装了大量的压力与流量监测设备。然而对于如何部署 SCADA 监测点，在哪些位置安装能最全面地反映系统状态，部署多少监测点能达到怎样的精度，是否应针对不同的监测目的使用不同的优化方案等问题，尚未形成完善的理论和统一的技术标准。监测点的位置直接影响到爆管识别和定位的精度。

b. 基于局部区域的爆管定位技术

爆管监测由识别和定位两个步骤组成，在确定系统出现爆管等异常情况后，下一步是对爆管发生的位置进行快速定位。对在线采集的压力、流量等数据进行数据清理后进行模式识别是数据驱动的爆管监测的基础，首先对底层数据进行预处理，包括牛顿插值法对缺失值进行处理，通过历史数据采用无监督分类方法过滤设备本身引起的异常值等；然后对多监测点数据进行小波变换、卡尔曼滤波处理，研究在爆管状态下所采集数据的变换规律；最后，分析从历史数据中得到的一般状态下数据规律与异常状态下数据的特征差异，考虑偏差、峰值、统计分布变化几个方面，分析爆管数据模型，同时通过数据分布变化研究爆管对局部管网的影响机制，建立多维数据的爆管识别框架。

3）基于在线水力模型的优化调度技术研究

结合 SCADA 数据、营收数据、天气数据、节假日数据等多维度历史信息，应用模糊聚类、神经网络等算法，构建城市日供水量预测模型、时供水量预测模型。分析测压点 SCADA 数据及用户用水规律，确定管网压力控制点最低服务水头。应用已构建的供水管网在线水力模型，建立水厂出口压力和流量与测压点压力间映射关系模型。应用管网水力模型与智能寻优算法，在满足水厂现有供水能力的约束下，计算一级调度方案最优出口压力和出口流量，建立一级优化调度模型。根据 SCADA 数据，校正水泵扬程-流量、功率-流量、效率-能量特性曲线，构建水厂能耗计算模型。应用智能寻优算法，在满足一级调度方案的约束和水泵运行启闭次数、高效运行区间、供水能力等约束条件下，计算出高效率、低能耗最优水泵组合方案，构建二级优化调度模型。

4）量化 KPI 考核指标，提升管理效能

以 KPI 中构建的数据为基础，从空间维度、业务视角展示水务各系统的数据，并在此基础上进行综合展示、分析和报表。

建立领导决策支持中心，项目将对历史数据进行分组统计分析、周期分析和趋势分析，找出企业主要利润点及主要利润点的变化情况和变化趋势，为企业领导管理决策提供数据理论支持。在数据中心基础上搭建的综合查询分析平台不仅能实现单业务项目的简单查询，还能实现多个业务系统中所不能实现的查询分析功能。

量化考核指标，挖掘数据价值，实现考核评估全覆盖，精细化管理。从系统协同、

业务协同两大着力点，在统一规划的基础上建立生产运行、管网监测、业务运营、管理考核等贯穿各个业务部门的综合管理平台。以效益考核为核心，建立标准化的评估体系，规划可以量化的考核指标，并进行分级绩效管理；提高整个企业的管理工作效率，强化企业内部管控，为企业的各类绩效考核和经营决策提供强有力的数据支持。通过对目标、过程、执行及结果等管理的统一把控，使业务人员的管理更加高效、共享和协同，实现精细化管理。

11.2   饮用水动态实时监管与水质预警技术及平台构建

11.2.1   问题背景

该技术主要针对部分地区城市供水预警和应急机制不完善、安全基础薄弱等问题，综合应用网络技术、数据库技术和 Web 技术，利用 SOA/Web Service 开发框架，建立全省城市供水水质监测、水质分析、水质预警及联动平台。该技术是在利用供水企业在取水口建立的水质自动检测设备和取水口的视频监控系统的基础上进行建设。

11.2.2   技术原理与工艺

1. 技术路线

1）采用 SQL Server 2008 数据库提供数据存储

采用 Microsoft SQL Server 2008 提供系统的数据存储管理功能，能够以比较低的成本满足系统数据存储管理和运行维护的要求。

2）采用 J2EE 技术构建

J2EE 规范通过提供一种编程模型，来提高开发效率，标准化企业应用程序的平台，并且凭借丰富的测试套件确保已开发应用程序的可移植性，J2EE 体系结构支持基于组件的多层企业应用程序开发。其应用程序系统通常包括下列各层：

（1）客户机层。在客户机层，Web 组件[例如 Servlet 和 Java Server 页面（JSP）或独立 Java 应用程序]提供到中间层的动态接口。

（2）中间层。在服务器层或中间层，企业 bean 和 Web Service 封装应用程序的可再利用的、可分配的业务逻辑。这些服务器层组件包含在 J2EE 应用程序服务器上，它为这些组件提供执行操作和存储数据的平台。

（3）企业数据层。在企业数据层，通常将企业的数据存储并保留在关系数据库中。

J2EE 应用程序由组件、容器和服务组成。组件是应用程序级的组件。Web 组件（例如 Servlet 和 JSP）对来自 Web 页面的请求提供动态响应；EJB 组件包含企业应用程序的服务器端的业务逻辑。Web 组件和 EJB 组件容器主管支持 Web 和 EJB 模块的服务。J2EE 架构如图 11.15 所示。

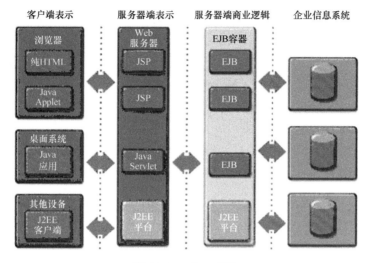

图 11.15　J2EE 架构

3）采用 Spring 作为 J2EE 开发框架

Java 应用是一种典型的依赖型应用，由一些互相适当地协作的对象构成，这些对象间存在依赖关系。Java 语言和 Java 平台在架构应用与建立应用方面，提供着丰富的功能。

Spring 的 IoC 控件主要专注于如何利用类、对象和服务组成一个企业级应用，通过规范的方式，将各种不同的控件整合成一个完整的应用。Spring 使用了很多被实践证明的最佳实践和正规的设计模式，并且进行了编码实现。

Spring 框架的诸多特性被封装在如图 11.16 所示的 Spring 框架结构中的六个组件中。

4）采用 Struts 作为 Web MVC 实现

模型–视图–控制器（model-view-controller，MVC）这种软件设计模式现被广泛使用。它把应用程序的输入、处理、输出分开，三个核心模块 MVC 分别承担不同的任务。

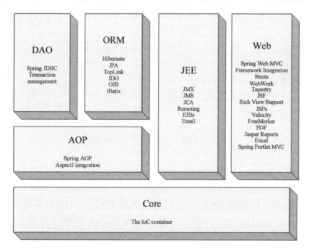

图 11.16　系统部署

（1）模型（model）：应用程序的主体部分，表示业务数据和业务逻辑。一个模型可以为多个视图提供数据，提高了应用的可重用性。

（2）视图（view）：应用程序中用户界面相关的部分，向用户显示数据，并能接收用户的输入数据，但它并不进行任何实际的业务处理。

（3）控制器（controller）：根据用户请求，调用相应的模型组件处理请求，然后调用相应的视图显示模型返回的数据。

针对 J2EE 的 Web 开发 MVC 设计模式具体应用的是 Sun 公司制定 JSP Model2 规范（图 11.17）。Struts 就是在 JSP Model2 的基础实现了 MVC 设计模式的 Web 开发框架。

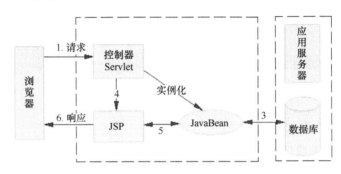

图 11.17　JSP MVC Model2

Struts 由一组相互协作的类、Servlet，以及丰富的标记库和独立于该框架工作的实用程序类组成。

Struts 有自己的控制器，同时整合了其他技术去实现模型层和视图层。在模型层，Struts 可以很容易与数据访问技术相结合，包括 EJB、JDBC 和 Object Relation Bridge。在视图层，Struts 能够与 JSP、Velocity Templates，XSL 等表示层组件相结合。Struts 的工作原理如图 11.18 所示。

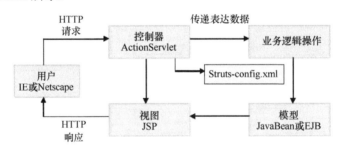

图 11.18　Struts 工作原理

5）采用 Hibernate 作为 ORM 实现

ORM（object-relation mapping），即对象–关系映射。面向对象的开发方法是当今企业级应用开发环境中的主流开发方法，关系数据库是企业级应用环境中永久存放数据的主流数据存储系统。对象和关系数据是业务实体的两种表现形式，业务实体在内存中表现为对象，在数据库中表现为关系数据。内存中的对象之间存在关联和继承关系，而在数据库中，关系数据无法直接表达多对多关联和继承关系。因此，对象–关系映射系统一般以中间件的形式存在，主要实现程序对象到关系数据库数据的映射。

Hibernate 是一个开放源代码的对象–关系映射框架，它对 JDBC 进行了轻量级的对象封装，使 Java 程序员可以使用对象编程思维来操纵数据库。它提供了从 Java 类到数据表之间的映射和数据查询及恢复机制。相对于使用 JDBC 和 SQL 来手工操作数据库，Hibernate 可以大大减少操作数据库的工作量。另外 Hibernate 可以利用代理模式来简化载入类的过程，大大减少利用 Hibernate QL 从数据库提取数据的代码的编写量，从而节约开发时间和开发成本。Hibernate 可以和多种 Web 服务器或者应用服务器良好集成，如今已经支持几乎所有的流行的数据库服务器。

Hibernate 技术本质上是一个提供数据库服务的中间件。图 11.19 显示了 Hibernate 的工作原理，它是利用数据库及其他配置文件如 Hibernate Properties、XML Mapping 等来为应用程序提供数据持久化服务。

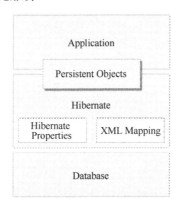

图 11.19　Hibernate 架构

Hibernate 具有很大的灵活性，提供了好几种不同的运行方式。在轻型体系中，应用程序提供 JDBC 连接，并且自行管理事务，这种方式使用了 Hibernate 的一个最小子集；在全面解决体系中，对于应用程序来说，所有底层的 JDBC/JTA API 都被抽象了，Hibernate 会照管所有的细节。

6）采用 xFire 作为 Web Service 框架

xFire 是 codeHaus 组织提供的一个开源框架，它构建了 POJO 和 SOA 之间的桥梁，主要特性就是支持将 POJO 通过非常简单的方式发布成 Web 服务，这种处理方式充分发挥了 POJO 的作用，简化了 Java 应用转化为 Web 服务的步骤和过程，直接降低了 SOA 的实现难度，为企业转向 SOA 架构提供了一种简单可行的方式。

7）采用 Acegi 安全体系

Acegi 是 Spring Framework 下最成熟的安全系统，它提供了强大灵活的企业级安全服务。它能够为基于 Spring 的应用系统提供描述性安全保护的安全框架。它提供了一组可以在 Spring 应用上下文中配置的 Bean，充分利用了 Spring 对依赖注入和面向切面编程的支持。

当保护 Web 应用系统时，Acegi 使用 Servlet 过滤器来拦截 Servlet 请求，以实施身份认证并强制安全性。并且，Acegi 采取了一种独特的机制来声明 Servlet 过滤器，使系统可以使用 Spring IoC 注入它所依赖的其他对象。

Acegi 也能够通过保护方法调用，在更底层的级别上强制安全性（图 11.20）。使用 Spring AOP、Acegi 代理对象，将“切面”应用于对象，以确保用户只有在拥有恰当授权时才能调用受保护的方法。

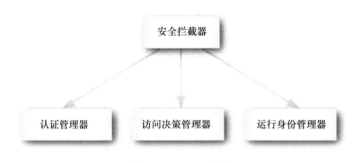

图 11.20　Acegi 框架

2. 系统实现

1）数据报送

a. 今日预警

如图 11.21 所示，对当天上报的数据中有超过国家水质标准的进行预警，显示出水厂、超标项、时间，方便管理人员及时掌握超标水质情况。

水样	时间	预警信息	所属企业	查看
日报(水源水)	2011-08-24	粪大肠菌群	常熟市第二水厂	详情
日报(水源水)	2011-08-24	耗氧量;溶解氧	扬州市江都区第二水厂	详情
日报(水源水)	2011-08-24	耗氧量;溶解氧	盐城市城西水厂	详情
日报(水源水)	2011-08-24	耗氧量;溶解氧	盐城市城东水厂	详情
日报(水源水)	2011-08-23	耗氧量	金坛市第三水厂	详情
日报(水源水)	2011-08-23	溶解氧	盐城市城东水厂	详情
日报(水源水)	2011-08-23	耗氧量;溶解氧	盐城市城西水厂	详情
日报(水源水)	2011-08-23	溶解氧	苏州市白洋湾水厂	详情
日报(水源水)	2011-08-22	耗氧量;溶解氧	扬州市江都区第二水厂	详情
日报(水源水)	2011-08-22	溶解氧	盐城市城西水厂	详情
日报(水源水)	2011-08-22	溶解氧	盐城市城东水厂	详情
日报(水源水)	2011-08-21	溶解氧	扬州市江都区第二水厂	详情
日报(水源水)	2011-08-21	溶解氧	盐城市城东水厂	详情
日报(水源水)	2011-08-21	耗氧量;溶解氧	盐城市城西水厂	详情
日报(水源水)	2011-08-20	溶解氧	淮安市北京路水厂	详情

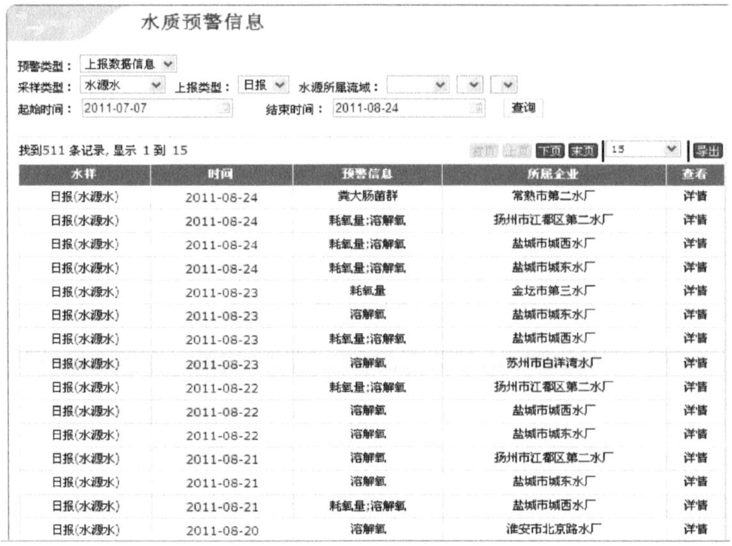

图 11.21　水质预警信息

b. 紧急事件查询

如图 11.22 所示，各水厂、水司在突发状况下，通过此功能向上级管理部门报告突发事件的状况，可及时向上级管理部门反映情况，方便上级管理部门作出对应处理。

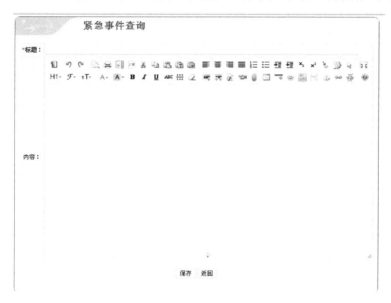

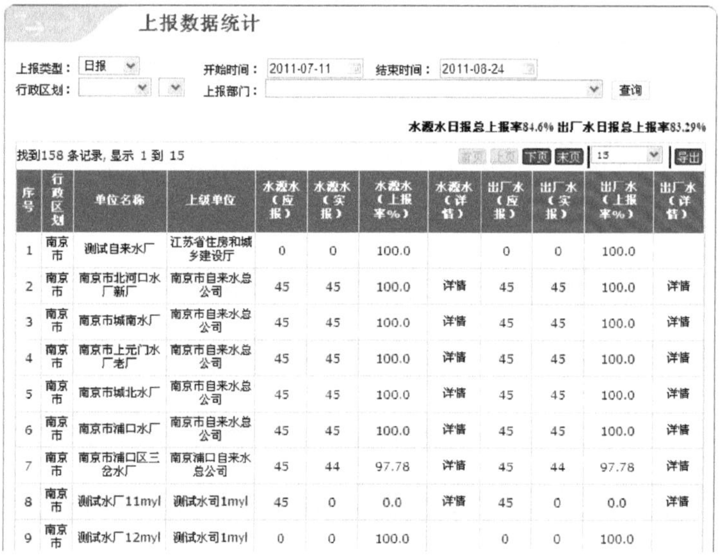

图 11.22　紧急事件查询

c. 上报数据统计

统计水厂数据上报量和上报率。如图 11.23 所示，通过选择上报类型、日期区间、行政区划和上报部门，统计满足这些组合条件的水厂的上报量和上报率。本系统上报部门和行政区划关联，可以通过行政区划的选择，来查看本行政区划内所有水厂的上报量和上报率。

序号	行政区划	单位名称	上级单位	水源水（应报）	水源水（实报）	水源水（上报率%）	水源水（详情）	出厂水（应报）	出厂水（实报）	出厂水（上报率%）	出厂水（详情）
1	南京市	测试自来水厂	江苏省住房和城乡建设厅	0	0	100.0		0	0	100.0	
2	南京市	南京市北河口水厂新厂	南京市自来水总公司	45	45	100.0	详情	45	45	100.0	详情
3	南京市	南京市城南水厂	南京市自来水总公司	45	45	100.0	详情	45	45	100.0	详情
4	南京市	南京市上元门水厂老厂	南京市自来水总公司	45	45	100.0	详情	45	45	100.0	详情
5	南京市	南京市城北水厂	南京市自来水总公司	45	45	100.0	详情	45	45	100.0	详情
6	南京市	南京市浦口水厂	南京市自来水总公司	45	45	100.0	详情	45	45	100.0	详情
7	南京市	南京市浦口区三岔水厂	南京浦口自来水总公司	45	44	97.78	详情	45	44	97.78	详情
8	南京市	测试水厂11myl	测试水司1myl	45	0	0.0	详情	45	0	0.0	详情
9	南京市	测试水厂12myl	测试水司1myl	0	0	100.0		0	0	100.0	

图 11.23　上报数据统计

2）查询分析

a. 水质预警信息查询

如图 11.24 所示，根据上报数据和国家标准数据的比较，对各供水企业的水质检测数据进行分析。对于超过国家标准的数据重点标识，高于国家标准的检测数据使用红色醒目标注。

水样	时间	预警信息	所属企业	查看
日报(水源水)	2011-08-25	溶解氧	苏州市白洋湾水厂	详情
日报(水源水)	2011-08-25	耗氧量;溶解氧	扬州市江都区第二水厂	详情
日报(水源水)	2011-08-25	耗氧量	金坛市第三水厂	详情
日报(水源水)	2011-08-25	耗氧量;溶解氧	盐城市城西水厂	详情
日报(水源水)	2011-08-25	溶解氧	盐城市城东水厂	详情
日报(水源水)	2011-08-24	耗氧量;溶解氧	盐城市城东水厂	详情
日报(水源水)	2011-08-24	耗氧量;溶解氧	盐城市城西水厂	详情
日报(水源水)	2011-08-24	粪大肠菌群	常熟市第二水厂	详情
日报(水源水)	2011-08-24	耗氧量;溶解氧	扬州市江都区第二水厂	详情
日报(水源水)	2011-08-23	溶解氧	苏州市白洋湾水厂	详情
日报(水源水)	2011-08-23	耗氧量;溶解氧	盐城市城西水厂	详情
日报(水源水)	2011-08-23	溶解氧	盐城市城东水厂	详情
日报(水源水)	2011-08-23	耗氧量	金坛市第三水厂	详情
日报(水源水)	2011-08-22	溶解氧	盐城市城东水厂	详情

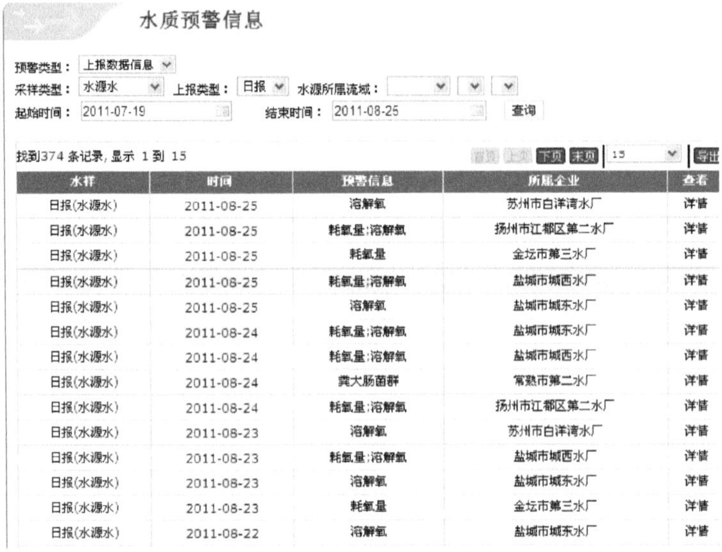

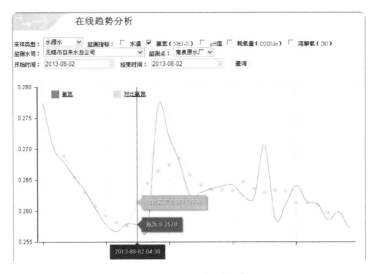

图 11.24　水质预警信息查询

b. 在线趋势分析

如图 11.25 所示，分析单一水厂的单一上报类型的各检测项的变化趋势，使用图表直观反映检测项在一段时间内的变化曲线，为水厂、水司和管理部门决策提供依据。

图 11.25　在线趋势分析

c. 水质空间查询

如图 11.26 所示，使用电子地图，标示各水厂、水司和水源地的位置。可以在地图上直接选取标识点查看标识点的内容。选择水厂时可以查看水厂的厂名、供水量、所在流域、水质上报情况、上报的水质检测详细内容和检测超标项的详细信息；选择水司时可以查看水司的详细情况；选择水源地时可以查看水源地所在流域等详细情况。

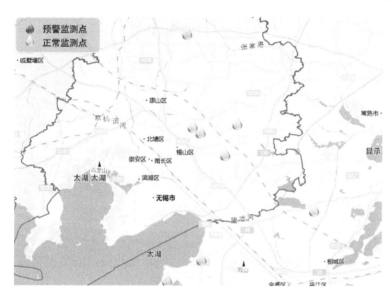

图 11.26　水质空间查询

d. 太湖水质统计

如图 11.27 所示，查询单一上报类型、单一采样类型的历史上报数据，超标项用红色标识，提醒管理人员注意。在展现历史数据的同时，给出国家水质标准中的限值。

找到12 条记录，显示 1 到 12

城市	水厂	上报日期	浑浊度(NTU)	色度	臭和味	溶解氧(mg/L)	耗氧量(mg/L)	氨氮(mg/L)	总磷(mg/L)
	GB3838-2002II类					≥6.00	≤4.00	≤0.50	≤0.025
	GB3838-2002III类					≥5.00	≤6.00	≤1.00	≤0.05
无锡	无锡市锡东水厂	2013-08-02	78.5	16	有 2	6.30	5.28	0.13	0.031
无锡	无锡市南泉原水厂	2013-08-02	84	13	有 2	5.0	3.91	0.10	0.006
苏州市区	苏州市白洋湾水厂	2013-08-02	4.1	10	有 1级泥腥	5.30	3.78	0.02	0.02
苏州市区	苏州市相城水厂	2013-08-02	2.9	10	有 1级泥腥	6.54	3.45	0.04	0.02
苏州市区	苏州市晋江水厂	2013-08-02	31	12	有 1级泥腥	6.00	3.10	0.20	0.02
新区	苏州市新宁一水厂	2013-08-02	48.8	5	无	6.83	3.28	0.05	0.04
新区	苏州市新宁二水厂	2013-08-02	21.8	5	无	6.97	4.69	0.18	0.05
吴中	苏州市吴中区红庄水厂	2013-08-02	3.46	5	无	10.77	3.96	0.09	0.02
吴中	苏州市吴中区新水厂	2013-08-02	3.46	5	无	10.77	3.96	0.02	0.02
吴江	吴江第二水厂	2013-08-02	2.28	6	无	6.12	4.6	0.25	0.024

找到12 条记录，显示 1 到 12

图 11.27　太湖水质统计

e. 紧急事件查询

如图 11.28 所示，查看各水厂、水司上报的紧急事件。水厂可对自己上报的紧急事件做编辑和修改。

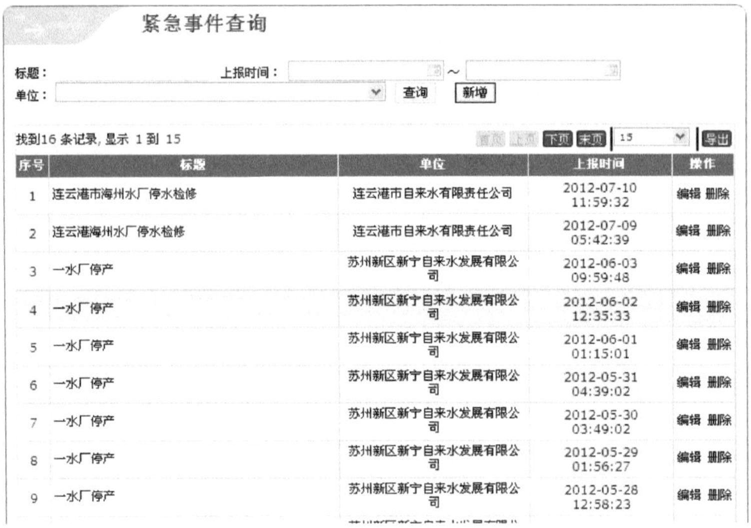

图 11.28 紧急事件查询

3）数据上传

a. 自动数据上传

通过自动数据上传，将水质检测数据组合为符合上传接口的数据格式，并通过访问 Web Service 接口，将数据上传到住房和城乡建设部。

自动数据上传中根据上报时间类型分为日报和月报两部分。日报包括水源水日报和出厂水日报；月报包括水源水月报、管网水半月报、出厂水月报、管网末梢水月报和出厂水半年报。日报是在每个月固定日期，将水厂上一个月的检测数据进行汇总，求得每个检测项的平均值和最大值，组织成符合接口定义的 XML 文件，进行上报。月报是在有新的上报数据进入到系统后，根据上报数据组织成符合接口定义的 XML 文件，进行上报。

自动数据上传是由程序自动判断日期和上报的新数据，自动进行上传。系统提供了控制自动上传程序的功能，系统管理人员可以控制是否启动或停止和设置运行间隔时间。

b. 上传信息查询

如图 11.29 所示，显示上传过程中出现的错误，方便管理人员查看并作出处理。对一些出现问题的数据可选择不再上传。

4）系统管理

a. 部门用户管理

单位管理采用树形结构，便于看出单位之间的隶属关系。单位类型分为管理部门、水司和水厂三类，对应不同类型的单位。如图 11.30 所示，部门管理包括单位基本情况和联系人信息；水司信息包括水司基本情况、联系人和生产能力信息；水厂

上报类型	上报时间	单位名称	上传时间	错误信息
管网末梢水月报	2011.6	苏州市胥江水厂	2011-06-29	索引和长度必须引用该字符串内的位置。参数名: le
管网末梢水月报	2011.5	苏州市胥江水厂	2011-06-29	索引和长度必须引用该字符串内的位置。参数名: le
管网末梢水月报	2011.2	泰兴市宝塔水厂	2011-06-29	此编号水质数据已经存在!
管网水半月报	2011.6 下半月	苏州市胥江水厂	2011-06-29	索引和长度必须引用该字符串内的位置。参数名: le
管网水半月报	2011.6 上半月	苏州市胥江水厂	2011-06-29	索引和长度必须引用该字符串内的位置。参数名: le
管网水半月报	2011.5 下半月	苏州市胥江水厂	2011-06-29	索引和长度必须引用该字符串内的位置。参数名: le
出厂水半年报(非常规项)	2011 上半年	苏州市胥江水厂	2011-06-29	索引和长度必须引用该字符串内的位置。参数名: le
出厂水半年报(常规项)	2011 上半年	苏州市胥江水厂	2011-06-29	索引和长度必须引用该字符串内的位置。参数名: le
出厂水月报	2011.6	苏州市胥江水厂	2011-06-29	索引和长度必须引用该字符串内的位置。参数名: le
出厂水月报	2011.5	苏州市胥江水厂	2011-06-29	索引和长度必须引用该字符串内的位置。参数名: le
水源水月报	2011.5	东海县水厂	2011-06-29	此编号水质数据已经存在!
水源水月报	2011.6	苏州市胥江水厂	2011-06-29	索引和长度必须引用该字符串内的位置。参数名: le
水源水月报	2011.5	苏州市胥江水厂	2011-06-29	索引和长度必须引用该字符串内的位置。参数名: le
管网水半月报	2011.2 下半月	射阳县水厂	2011-04-18	此编号水质数据已经存在!
出厂水半年报(非常规项)	2010 下半年	泗阳县深水水务公司第一水厂	2011-04-18	此编号水质数据已经存在!

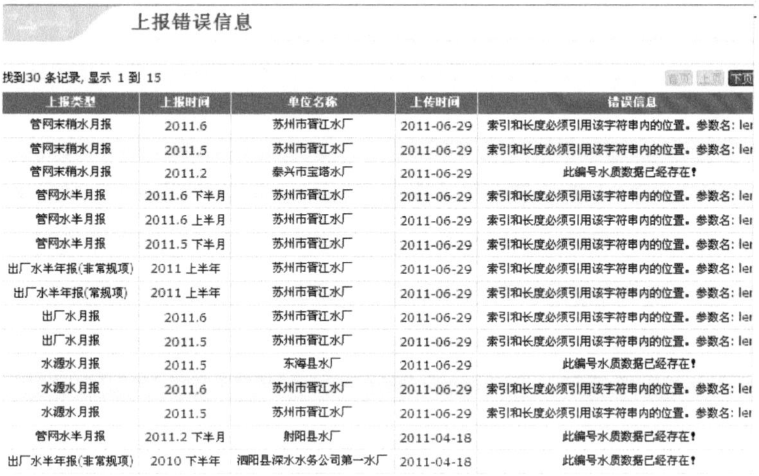

图 11.29　上传信息查询

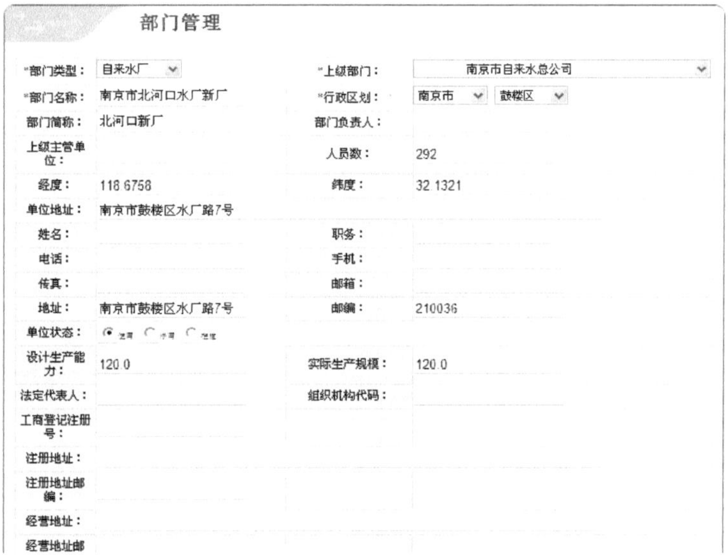

图 11.30　部门管理

信息包括水厂基本情况、生产能力、水源类型、联系人信息、填报数据时的一些固定内容设置等。

如图 11.31 所示，用户管理是对系统用户进行管理，主要包括用户名、所属单位、登录名等，可以通过用户管理添加、编辑用户，也可以在用户忘记密码的情况下重置密码为默认密码。

b. 水源地管理

如图 11.32 所示，对于水源地进行管理，由于存在几个水厂共用一个水源地的情况，不把水源地开放给水司填写，而是通过水源地进行集中管理维护，水厂选择水源地的这种模式。水源地信息包括名称、所属区域、所在河流、水体等级等。

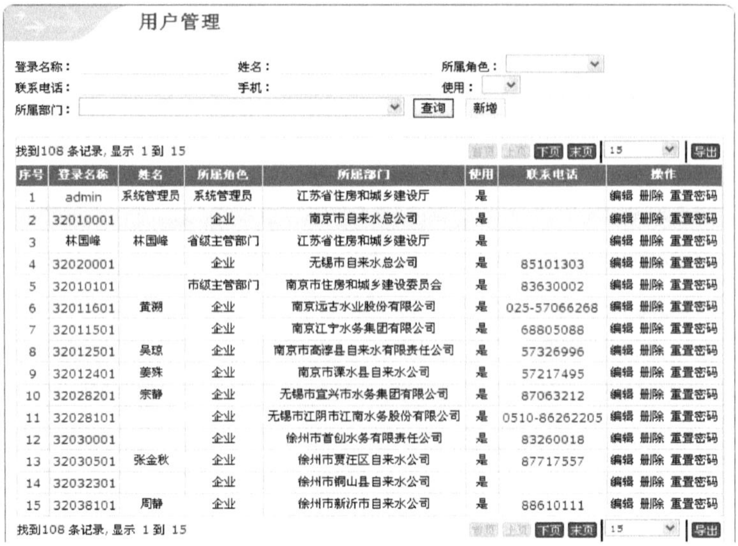

图 11.31　用户管理

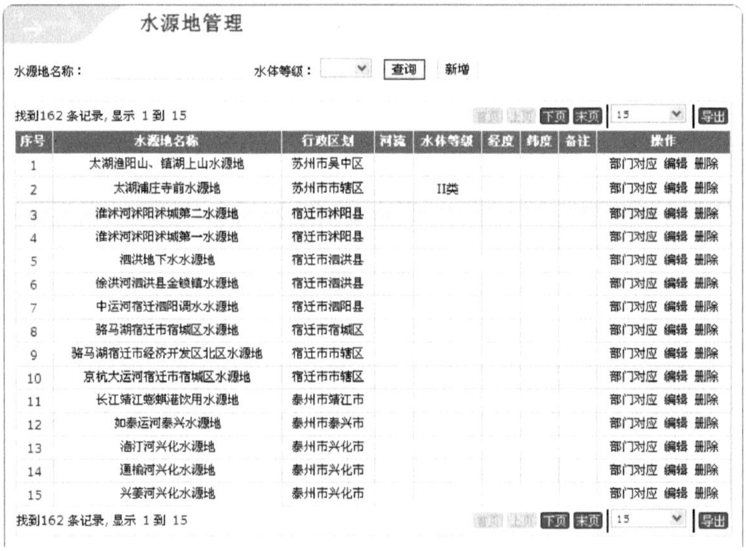

图 11.32　水源地管理

c. 化验部门管理

如图 11.33 所示，集中管理所有水质化验部门。水质化验部门隶属不同的单位，可能是水厂、水司或行政管理部门。化验部门是由行政管理部门、水司、水厂填写，行政管理部门集中管理维护。

d. 取水口管理

如图 11.34 所示，取水口也存在几个水厂共用一个取水口的情况，所以也是集中管理维护，各水厂从取水口中选择各自对应的取水口。保证取水口信息完整而不重复。

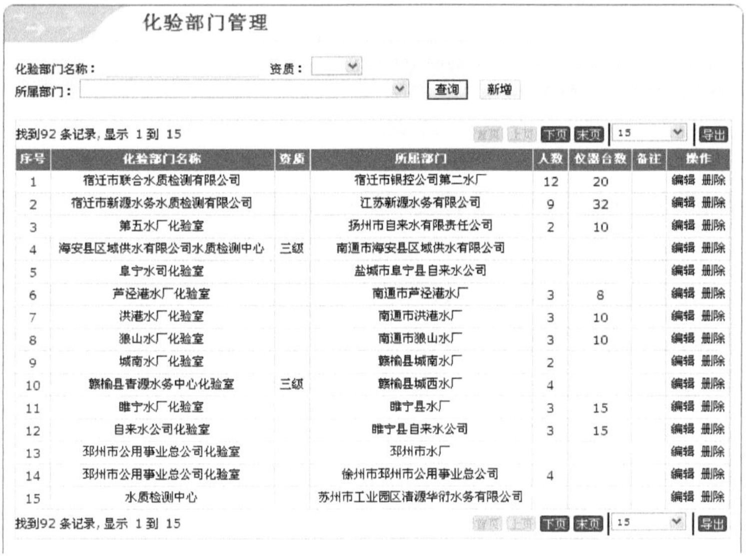

化验部门管理

化验部门名称：　　资质：

所属部门：　　查询　新增

找到92 条记录，显示 1 到 15　　首页 上页 下页 末页 15 导出

序号	化验部门名称	资质	所属部门	人数	仪器台数	备注	操作
1	宿迁市联合水质检测有限公司		宿迁市银控公司第二水厂	12	20		编辑 删除
2	宿迁市新源水务水质检测有限公司		江苏新源水务有限公司	9	32		编辑 删除
3	第五水厂化验室		扬州市自来水有限责任公司	2	10		编辑 删除
4	海安县区域供水有限公司水质检测中心	三级	南通市海安县区域供水有限公司				编辑 删除
5	阜宁水司化验室		盐城市阜宁县自来水公司				编辑 删除
6	芦泾港水厂化验室		南通市芦泾港水厂	3	8		编辑 删除
7	洪港水厂化验室		南通市洪港水厂	3	10		编辑 删除
8	狼山水厂化验室		南通市狼山水厂	3	10		编辑 删除
9	城南水厂化验室		赣榆县城南水厂	2			编辑 删除
10	赣榆县青源水务中心化验室	三级	赣榆县城西水厂	4			编辑 删除
11	睢宁水厂化验室		睢宁县水厂	3	15		编辑 删除
12	自来水公司化验室		睢宁县自来水公司	3	15		编辑 删除
13	邳州市公用事业总公司化验室		邳州市水厂				编辑 删除
14	邳州市公用事业总公司化验室		徐州市邳州市公用事业总公司	4			编辑 删除
15	水质检测中心		苏州市工业园区清源华衍水务有限公司				编辑 删除

找到92 条记录，显示 1 到 15　　首页 上页 下页 末页 15 导出

图 11.33　化验部门管理

取水口管理

取水口名称　　查询　新增

找到82 条记录，显示 1 到 15　　首页 上页 下页 末页 15 导出

序号	取水口名称	经度	纬度	备注	是否使用	操作
1	苏州新区新宁自来水发展有限公司取水口				是	部门对应 编辑 删除
2	锡东水厂取水口	31.478598	120.34561		是	部门对应 编辑 删除
3	南泉贡湖取水口	31.433388	120.263855		是	部门对应 编辑 删除
4	镇江丹阳黄岗取水口				是	部门对应 编辑 删除
5	苏州昆山市第三水厂取水口				是	部门对应 编辑 删除
6	庙泾河水源厂取水口				是	部门对应 编辑 删除
7	常熟中法水务长江取水口	120.91319	31.7576		是	部门对应 编辑 删除
8	尚湖取水口	120.71703	31.63255		是	部门对应 编辑 删除
9	南京市北河口水厂老厂取水口				是	部门对应 编辑 删除
10	南京市北河口水厂新厂取水口				是	部门对应 编辑 删除
11	汇津水务新洋港河取水口			已实现双水源互通	是	部门对应 编辑 删除
12	泗阳县自来水公司取水口	118.46667	33.5		是	部门对应 编辑 删除
13	如皋市自来水厂供水中心取水口	120.33	32.23		是	部门对应 编辑 删除
14	上元门水厂老厂取水口				是	部门对应 编辑 删除
15	上元门水厂新厂取水口				是	部门对应 编辑 删除

找到82 条记录，显示 1 到 15　　首页 上页 下页 末页 15 导出

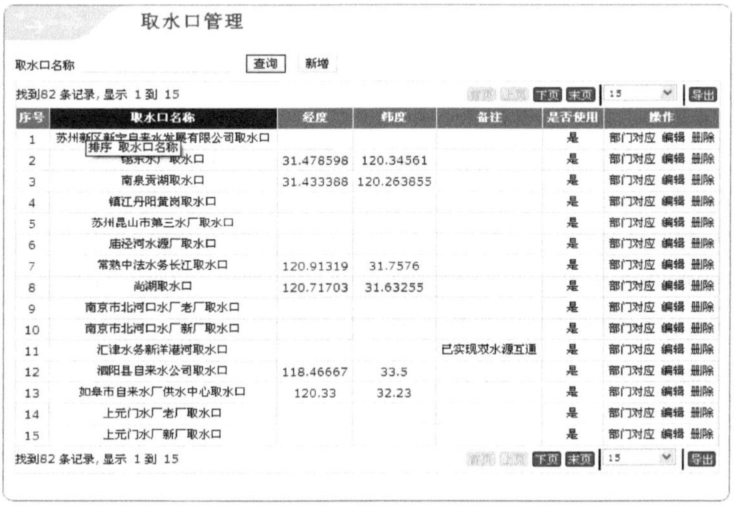

图 11.34　取水口管理

e. 系统参数设置

设置系统中使用的参数，参数根据要求进行变化。如图 11.35 所示，由系统管理员根据实际要求进行填写。并可以设置参数是否启用，一旦启用，必须在规定时间前将检测数据上报，超过规定时间后，将不能上报，视为少报。

3. 数据标准编制

由于系统需要整合省级主管部门和供水企业 SCADA、LIMS、视频监控等已有硬件、网络和系统资源，为解决全省城市供水企业异构系统之间数据采集和交换问题，研究编

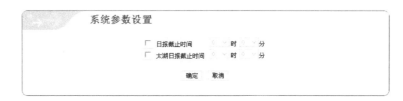

图 11.35　系统参数设置

制《江苏省城市供水基础数据与水质数据信息规范》，包括供水企业、水源地、取水口、供水基础设施、处理工艺、安全保障等基础数据和实验室水质检测数据、在线水质检测数据信息规范，供水企业、水质指标编码规则，数据交换接口规范等，为建立水质数据共享平台奠定基础。

4. 数据模型应用

在对实际水质检测数据分析过程中，发现存在工艺操作、设备故障、脉冲噪声等较多误报现象，为实现快速准确预警，需进一步完善水质异常检测及预警方法。本系统采用基于信息处理的数据分析方法，包括滑动平均算法和自回归滑动平均模型。

$$f_n = \frac{\sum\limits_{i=n-m}^{n-1} f_i}{m} \tag{11.3}$$

$$r_h(l) = E(r_k | r_h, r_{h-1}, \cdots) = \phi_0 + \sum_{i=1}^{p} \phi_i r_h(l-i) - \sum_{i=1}^{q} \theta_i a_h(l-i) \tag{11.4}$$

结合 GIS、Flex（Web 应用框架）等技术，对水质监控信息进行多维动态分析，分析研究水质在不同时间序列的数据中所隐含的变化规律，初筛并处理可疑数据，实现对复杂多变的水环境进行较为准确的异常检测和预报预警。

5. 数据采集、传输与网络安全保障

供水企业中控系统部署在内部局域网，涉及生产、调度、应急等重要信息系统，为实现从企业中控系统中采集在线水质检测数据，同时确保数据采集过程中企业内网的安全，在供水企业部署前置系统，通过前置服务器、物理隔离设备、防火墙，将企业内网与互联网物理隔离，在前置服务器与省级服务器之间通过 VPN 设备建立虚拟专网，实现数据专网加密传输。

11.2.3　示范应用案例与成效

1. 技术成果

编制完成《江苏省太湖流域城市供水安全动态监控系统设计方案》《江苏省城市供水基础数据与水质数据信息规范》《江苏省太湖流域城市供水安全动态监控系统工作报告》《江苏省太湖流域城市供水安全动态监控系统操作手册》等，完成系统开发、部署、调试和现场培训，实现了全省城市供水水质数据的采集、传输、汇总、展示和分析，通过了科技查新和江苏省软件产品检测，获得了软件著作权证书。

（1）构建全省城市供水安全监控体系。从流域层面建立了集水源地信息、实验室水质数据、在线水质检测数据、视频、图片等多媒体数据于一体的部、省、市（县）一体化城市供水安全动态监控系统，并与国家城市供水信息平台无缝对接；制定《江苏省城市供水安全保障评价标准》，构建部、省、市（县）供水水质联动监管体系，为提高城市供水安全预警能力和应急处理能力提供技术支撑。

（2）编制一套标准规范。编制完成省级城市供水水质数据交换标准，包括实验室检测数据、在线检测数据、供水单位、水源地、取水口、供水管网、处理工艺等基础数据规范，水司、水厂、水质指标编码规则，数据交换接口标准等，为建立全省城市供水水质共享平台提供基础。

（3）初步建立水质分析模型。将自回归和滑动平均算法应用于城市供水水质分析，初步建立水质分析模型，应用 GIS、Flex 等技术，对供水水质进行多维动态分析，校验实验室数据和在线水质数据的准确性，判断水质异常产生原因，并采用趋势分析方法，对水质变化做出预测预判。

2．应用成效

系统投入正式运行以来，应用面已覆盖全省 13 个市级主管部门、80 家水司、148 座水厂，其中实验室水质检测数据监控已实现全覆盖，在线水质检测数据监控已实现太湖流域全覆盖。实现了全省城市供水企业水源水日报 11 项指标、出厂水日报 11 项指标、管网水半月报 6 项指标、水源水月报 29 项指标、出厂水月报 42 项指标、管网末梢水月报 42 项指标、出厂水半年报 106 项指标等实验室水质检测数据的在线交换；实现了太湖流域 6 家水司和 15 家水厂包括水源水、出厂水、管网末梢水在内的 11 项在线水质检测指标的实时采集和交换，对全省城市供水进行有效监控。2013 年，全省供水企业实验室水质检测数据中的水源水日报和出厂水日报年均上报率达 99.78% 和 98.33%（图 11.36），其中太湖流域实验室水质数据上报率和在线水质数据监控率均达到 100%。截至 2015 年底，系统已形成包括 60 多万条实验室水质检测数据、360

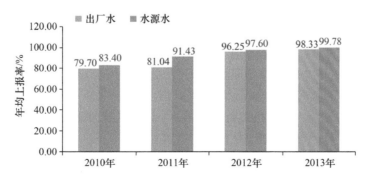

图 11.36　全省供水企业实验室水质检测数据水源水日报和出厂水日报年均上报率

多万条在线水质检测数据的水质数据库，为江苏省城市供水年度发展报告、太湖水质报告的编制和城市供水安全预警预报、水质模型分析、科学决策提供了强有力的数据支撑。

11.3 超大城市高品质饮用水建设集成技术

11.3.1 问题背景

2018 年 1 月，上海市政府正式发布《上海市城市总体规划（2017—2035 年）》，规划明确提出，上海 2035 年目标愿景为迈向卓越的全球城市，要求"加大二次供水设施改造，减少老旧供水管网二次污染，提高入户水质。至 2035 年，全市供水水质达到国际先进标准，满足直饮需求"。《上海市供水规划（2017—2035 年）》也提出，按照卓越的全球城市发展定位和城市精细化管理的总体要求，至 2035 年，建成"节水优先、安全优质、智慧低碳、服务高效"的供水系统，供水水质对标世界发达国家同期水平。因此，开展高品质饮用水建设，提高饮用水生产技术水平和供水设施建设标准，实现饮用水品质的不断提升，是实现上海城市总体规划目标的重要任务，是满足人民群众日益增长的美好生活需要的重要部分。

作为超大城市，上海供水具有 2400 万受水人口、1254 万 m^3/d 供水量的庞大体系，要实现全市的供水水质满足直饮需求的高品质目标，对现有市政供水设施进行全面提升和改造的财政投入、工程建设量巨大，并不可行。结合上海供水系统特点和城市发展需求，通过形成一条具有上海特色的、适合超大城市的高品质饮用水技术路线，拟解决供水系统具有水源相对较差、供水管网体系庞大、二次供水设施和种类数量巨大等问题。

11.3.2 技术原理与工艺

1. 理念创先，提出适合超大城市的上海高品质饮用水的发展模式

上海提出"饮用水是第一食品"的核心理念，通过饮用水普惠性、上海供水系统特点、建设运维可行性等方面的科学研判，提出上海在高品质饮用水建设上应采取整体提升城市公共供水水质的"市政集中供水"发展模式。

提出从龙头到源头的水质提升倒逼机制，顶层设计"水源高标准、水厂高能效、管网高保鲜、龙头高品质、运维高智慧、法规高保障"的技术思路，即在现有供水基础上，不断加强水源保护，提升制水工艺，强化管网生物安全控制，优化二次供水模式与管理，构建高品质饮用水技术与运维标准体系，提升出厂水质、稳定输配水质、保障龙头水质，形成一条具有上海特色、适合超大城市的高品质饮用水建设路线，最终实现居民龙头水可直饮的高品质目标，支撑 2035 总体规划供水水质目标的实现。

2. 技术突破，形成"源头到龙头"的上海高品质饮用水技术路线

为支撑上海市高品质饮用水建设，结合国家"十三五"水专项等项目攻关，研究和

探索了源头到龙头的超大城市高品质饮用水关键技术与技术路线。

1）规划先行、标准引领，推动可直饮高品质目标

编制颁布了我国第一部地方性生活饮用水水质标准即《生活饮用水水质标准》（DB31/T 1091—2018，2018 年 10 月 1 日实施），该标准参考了世界卫生组织、欧盟、美国 EPA 等先进国际标准，针对上海原水水质特征，关注末端水质稳定和健康指标，如总有机碳、亚硝酸盐、N-二甲基亚硝胺等，在饮用水国标基础上，新增指标 5 项，修订常规指标 17 项、非常规指标 23 项，附录 A 水质参考指标增加 3 项，对供水水质提出了更高的要求。

研究编制了《制水厂运行规程》《供水管网加氯技术指南》《居民住宅二次供水管理和设施运行维护相关办法》《居民室内给水设施改造及使用建议》等标准，形成从源头到龙头的先进性、前瞻性的高品质饮用水标准体系，通过标准化推动控制精准化、运维精细化、管理规范化，支撑上海饮用水可直饮高品质目标的实现。

2）持续完善水源净化措施，提升原水水质

持续加强水源地建设，寻求区域好水。上海处于流域下游，水源水质相对较差，为保障饮用水水质，上海不断寻求相对好水，2011 年 6 月长江江心青草沙水库建成通水，使得上海水源水质得到极大改善；同时，为改善黄浦江上游水源水质，将松浦大桥取水口上移至太浦河，2016 年 12 月建成太浦河金泽水库，取水来自东太湖，水质得到明显改善。

完善水源水库生态调控和预处理，提升出库水水质。上海水源皆采用水库形式，为不断提升出库原水水质，在库内建设曝气系统、水生态净化等水质改善和维持辅助措施，结合库区地形流态优化、生物调控等措施，充分发挥水库生态净化效果。针对上海水源藻类、嗅味等关键问题，建设加氯预氧化除藻、加粉炭吸附除嗅的原水预处理工程措施，有效去除原水藻类和嗅味，保障进厂原水水质。

进一步完善"两江并举、多源联动"水源地格局。为确保水源安全，研究和建设长江青草沙原水系统、陈行原水系统、黄浦江上游金泽原水系统的多水源联动调度系统，实现多水源互为备用的原水环网供应，提高水源地风险应对能力与安全能级，提高应对突发事件的处置能力。进一步开展上海饮用水水源地的新战略思考研究，提出拓展长江原水供应能力和可靠性，建设青草沙水库与陈行水库的库间过江输水隧道，实现由青草沙水库向陈行原水系统补水，增加陈行原水系统供应能力，解决上海北部地区原水供求矛盾，进一步提高上海陆域长江原水供应的可靠性和安全性。

加强饮用水水源监测和管理。建设水源地水质监测与预警预报业务化平台，集成在线监测、移动预警、实验室检测，以及生物预警方式，构建了跨区域、跨部门水质监测与预警多级网络，做好应对水污染等突发事件防范。

3）推动水厂深度处理改造与工艺优化，提升出厂水水质

上海供水水质满足国家生活饮用水卫生标准，为进一步提升出厂水水质，达到上海

市《生活饮用水水质标准》和高品质要求，上海持续加强水厂深度处理工艺改造和管理。

对于长江水源，全面推进水厂深度处理工程改造，2018 年启动全市水厂深度处理改造行动，在常规处理工艺基础上，增加臭氧–生物活性炭处理工艺，争取用两个"五年计划"全面完成，至 2020 年，全市水厂深度处理率力争达到 60%，2025 年水厂深度处理率力争达到 100%以上，进一步提升水厂处理工艺水平，解决长江湖库型原水藻类、嗅味、铝超标、溶解性小分子有机物等问题，提高出厂水水质。

对于黄浦江水源，水厂均已实施深度处理，重点针对有机物、锑、化学性复合嗅味、藻类等水质问题，系统优化提高臭氧–生物活性炭工艺的去除效率，深入优化水厂深度处理工艺运行与管理。

同时，在臭氧活性炭深度处理基础上，进一步应用"臭氧–生物活性炭＋超滤膜""常规处理＋纳滤膜"组合工艺，提高出厂水水质。

4）形成管网评估与分级改造技术，提升输配水质稳定性

进行供水管网检测评估和分级改造，保障管网安全运行。结合管网水质模型模拟，对不同管材、不同流速、不同管龄的供水管道开展内壁腐蚀和漏点定位检测，加强管道日常巡护检查，制定针对性的修复方案，对于轻度腐蚀结垢或有生物膜的管道，通过气水两相等冲洗方式解决水质隐患；对于腐蚀结垢严重或有漏点的管道，通过非开挖修复等方式进行管道修复；针对部分超期服役、内壁重度腐蚀或破损严重的不易修复管道，则是进行管道更新改造。通过上述评估与分级管理手段，保障管网的安全运行和输配过程的水质稳定。

加强供水管网微生物和水质综合调控。保障微生物安全是高品质饮用水的基本要求，上海在该方面加强供水管网生物膜检测，通过检测确定存在的可能致病菌、无脊椎动物及虫卵，分析其沿供水管网的变化，进而提出控制管网微生物生长的水质条件和余氯水平。同时，开展供水管网水质综合评价与调控技术研究，确定表征管网水质、运行安全关键指标、综合指标，并确定补充消毒、管道冲洗、修复等调控措施的启动条件。

实施供水管网分级加氯，维持水质生物稳定性。上海出厂水到管网末梢水主要变化水质指标有三氯甲烷、浊度、余氯，余氯平均降低 45%，这些指标变化主要涉及出厂水和管网水水质的稳定性控制。为保障末端余氯，解决供水管网面临的生物安全风险，上海实行水厂出厂、中途加压泵站的多级加氯方式，通过建立基于管网微生物指标的余氯衰减模型，优化管网二次加氯点和加氯量，保持管网余氯均匀分布，同时构建供水管网综合监管指标体系，使管网水质生物稳定性得到有效控制。

5）优化二次供水管理模式，提升用户入户水质

提高二次供水设施改造标准，实施二次供水设施改造。上海二次供水量大、类型多，主要有屋顶水箱、水池+水箱、水池+变频水泵，约有 14 万个屋顶水箱、2.4 万个地下水池，在二次供水改造过程中，水泵阀门等配件采用不锈钢材质，水箱（池）内壁喷涂环保环氧树脂内衬或安装不锈钢内胆，加强水箱（池）密封管理，透气孔安装不锈钢网罩，

防止水质的二次污染。对室内内管，采用环保型管材替换原镀锌钢管，或用环保环氧树脂喷涂原镀锌钢管内壁。

优化二次供水管理模式，减少水力停留时间。为了控制水箱（池）的水力停留时间，保证入户水质，在居民小区水箱（池）安装水质、水量在线监测系统，分析不同二次供水模式的微生物指标、水质的季节性、周期性变化规律，分析居民小区的用户数量、水量消费峰谷规律等用水特征参数，优化和自动调节二次供水水箱（池）在不同时段的实际进水量、水位，达到严格控制水力停留时间的目的。同时，在满足城市供水调蓄能力的条件下，研究通过水厂、泵站压力合理提升，减少部分二次供水设施的可能性和可行性方案，大型住宅尽可能减少二次供水设施，采取集中式供水方式；部分区域居住小区规模较小的情况，计划设置区域性集中泵站统一供水，降低整体水力停留时间。

实施二次供水设施接管，加强二次供水规范管理。为加强二次供水的规范化管理，上海在二次供水改造的同时逐步开展设施接管工作，2000 年以前房屋由供水企业同步改造、同步接管，接管后供水企业实施日常维护，目前已接管约 1.2 亿 m^2，材料和人力费用采用挂账形式，以水价解决。对于 4 亿 m^2 的 2000 年后商品房，考虑以政府发文的形式，供水企业无条件接管，该项工作还需在水价机制切实发挥作用、解决供水企业运行成本之后才能有效推动。

构建二次供水监管信息化平台，加强水质在线监测。在居民小区应用二次供水水质监控技术，建立供水水质在线监测点，对余氯、浊度等水质、泵房运行状态进行实时监测，监测数据将接入二次供水监管信息化平台，掌握用户端水质情况。

11.3.3 示范应用案例与成效

"十三五"水专项发挥先进技术的示范引领作用，率先开展上海闵行高品质饮用水试验示范区建设。示范区位于上海闵行区北竹港以西、昆阳路以东、铁路河以北、俞塘河以南的区域，面积约 4 km^2，涉及马桥大居、飞碟苑、夏朵园、夏朵小城等 14 个居民小区，25387 户，规划导入人口约 10 万人。示范区高品质水要求同时达到国标（GB 5749—2006）和上海市《生活饮用水水质标准》（DB31/T 1091—2018），并且，浊度不高于 0.2 NTU，锑不高于 3 μg/L，铝不高于 0.05 mg/L，2-MIB、土臭素不高于 5 ng/L。

示范建设中，开展了闵行水厂（四期）2 万 t/d 的臭氧活性炭+超滤膜和 1 万 t/d 的常规+纳滤膜的高品质饮用水示范水厂建设，提升出厂水水质。开展示范区管网 Sahara 检测评估，对管网进行冲洗消毒，对老旧输水管道及街坊管道进行更新改造，改造输水管道 13 km、街坊管道 2.6 km；建立管网余氯衰减模型和水龄模型，综合优化水厂加氯和管网多级加氯。结合示范区典型二次供水模式，开展水池+变频供水模式优化改造；安装水质、水量在线监测系统，根据小区用水特征，优化二次供水水池水位，降低二次供水停留时间，有效改善了余氯衰减，HPC 数量显著降低，入户水质明显提升；在水箱溢流管、通气孔、人孔等处增设密闭装置，控制水质二次污染发生的可能性。

在闵行高品质饮用水示范建设经验基础上，进一步有计划地推进上海高品质饮用水试验示范区的推广建设，目前已开展黄浦高品质饮用水示范区、中国（上海）自由贸易试验区临港新片区高品质饮用水示范区建设，通过不断论证与完善，形成可复制、可推广的上海超大城市高品质饮用水建设方案、管理体系、运维办法，为上海及全国开展高品质饮用水建设提供技术思路和示范案例。

参 考 文 献

楚文海, 杨旭, 周子翀, 等. 2021. 形成针对太湖流域三类水源的综合解决方案实现典型和新型污染物的协同控制[J]. 净水技术, (40): 6-11.

高乃云, 马艳, 楚文海, 等. 2013. 高藻和高有机物湖泊型原水处理技术集成与示范[J]. 给水排水, 49(3): 13-16.

郭庆园, 王春苗, 于建伟, 等. 2020. 饮用水中典型嗅味问题及其研究进展[J]. 中国给水排水, 36(22): 82-88.

何艳梅. 2022. 长三角示范区饮用水水源水质安全与实体性制度协同立法[J]. 环境污染与防治, 44(2): 278-284.

侯立安, 赵海洋, 高鑫. 2016. 创新驱动下饮用水安全保障的绿色发展[J]. 工程研究, (8): 351-357.

林明利, 秦建明, 张全斌. 2019. "从源头到龙头"的饮用水安全保障技术体系及其应用[J]. 环境工程技术学报, 9(4): 362-367.

曲久辉. 2011. 对未来中国饮用水水质主要问题的思考[J]. 给水排水, 47(4): 1-3.

邵益生. 2014. 关于我国城市水安全问题的战略思考[J]. 给水排水, 50(9): 1-3.

杨舒, 吴梦怡, 王慕, 等. 2021. 太湖某饮用水厂嗅味物质迁移特征解析[J]. 中国给水排水, 37(1): 57-63.

于建伟, 李宗来, 曹楠, 等. 2007. 无锡市饮用水嗅味突发事件致嗅原因及潜在问题分析[J]. 环境科学学报, (11): 1771-1777.

赵婉婷, 黄智峰, 郭雪萍, 等. 2020. 太湖周边饮用水处理厂中抗生素抗性基因污染分布特征[J]. 环境化学, 39(12): 3271-3278.

Ding S K, Deng Y, Li H W, et al. 2019. Coagulation of iodide-containing resorcinol solution or natural waters with ferric chloride can produce iodinated coagulation by products[J]. Environmental Science & Technology, (53): 12407-12415.

Fu Q, Zheng B H, Zhao X R, et al. 2012. Ammonia pollution characteristics of centralized drinking water sources in China[J]. Journal of Environmental Sciences, 24(10): 1739-1743.

Ike I A, Karanfil T, Cho J, et al. 2019. Oxidation byproducts from the degradation of dissolved organic matter by advanced oxidation processes—A critical review[J]. Water Research, (164): 114929.

Sun S N, Chen Y N, Lin Y J, et al. 2018. Occurrence, spatial distribution, and seasonal variation of emerging trace organic pollutants in source water for Shanghai, China[J]. Science of the Total Environment, 639: 1-7.

Zhang R H, Wang F F, Fang C, et al. 2021. Occurrence of CX3R-Type disinfection byproducts in drinking water treatment plants using DON-rich source water[J]. ACS ES&T Water, 1(3): 553-561.

附录 1 水专项太湖流域饮用水安全保障项目（课题）信息一览表

三个五年	项目名称与负责人	课题名称	课题编号	课题（技术）负责人
"十一五"	长江下游地区饮用水安全保障技术集成与综合示范项目 2008ZX07421；项目负责人：尹大强	区域饮用水源优化配置与水质改善技术集成与示范	2008ZX07421-001	郭宗楼
		高藻、高有机物湖泊型原水处理技术集成与示范	2008ZX07421-002	高乃云
		高氨氮和高有机物污染河网原水的组合处理技术集成与示范	2008ZX07421-003	张燕
		微污染江河原水高效净化关键技术与示范	2008ZX07421-004	张东
		饮用水区域安全输配技术与示范	2008ZX07421-005	孟明群
		饮用水安全区域联动应急技术研究与示范	2008ZX07421-006	董秉直
"十二五"	太湖流域地区饮用水安全保障技术集成与综合示范项目 2012ZX07403；项目负责人：尹大强	江苏太湖水源饮用水安全保障技术集成与综合示范	2012ZX07403-001	王守庆 于水利
		太湖流域上海饮用水安全保障技术集成与综合示范	2012ZX07403-002	顾金山
		浙江太湖河网地区饮用水安全保障技术集成与示范	2012ZX07403-003	张燕
		太湖流域地区饮用水安全保障管理技术与综合集成	2012ZX07403-004	尹大强
"十三五"（独立课题）	太湖流域饮用水安全保障技术集成与综合管理项目 2017ZX07201；项目负责人：尹大强	苏州市饮用水安全保障技术集成与综合应用示范（独立课题）	2017ZX07201001	陶涛
		常州市太湖流域水源饮用水安全保障技术与应用示范（独立课题）	2017ZX07201002	肖磊
		湖州南太湖水源供水区饮用水安全保障综合应用示范（独立课题）	2017ZX07201003	张仪萍
		嘉兴市城乡一体化安全供水保障技术集成与综合示范（独立课题）	2017ZX07201004	张燕
		太湖流域饮用水安全保障工程技术与综合管理技术集成研究（独立课题）	2017ZX07201005	楚文海
	太浦河金泽水源地水质安全保障综合示范项目 2017ZX07207；项目负责人：樊仁毅	金泽水源地雨水径流污染防控关键技术研究与示范	2017ZX07207001	俞士静
		金泽水源地养殖业抗生素和激素类新型污染物防控关键技术研究与示范	2017ZX07207002	沈根祥
		金泽水库水质调控与稳定关键技术研究与应用	2017ZX07207003	朱慧峰
		金泽水库原水水处理工艺优化与安全输配技术研究与应用	2017ZX07207004	高炜
		金泽水库供水水质保障技术集成与综合示范	2017ZX07207005	赵平伟

附录 2　中英文缩写对照

ATP：三磷酸腺苷

BAC：生物活性炭

CRCT：人工湿地生态根孔

DBPs：消毒副产物

DIAM：二碘乙酰胺

DMA：独立计量区

ECD：电子捕获检测器

EDCs：内分泌干扰物

EPA：美国环境保护局

EU：欧盟

GC：气相色谱

GIS：地理信息系统

HAAs：卤乙酸

HPC：异养菌

HS-SPME-GC-MS：顶空固相微萃取与气相色谱质谱联用技术

I-DBPs：碘代消毒副产物

I-N-DBPs：碘代含氮消毒副产物

IWA：国际水协

LSTM：长短期记忆神经网络算法

MS：质谱

N-DBPs：含氮消毒副产物

NDMA：N-二甲基亚硝胺

NF：纳滤

P&T-GC-MS：吹扫捕集高效浓缩与气相色谱质谱联用技术

PAC：粉末活性炭

PFR：推流式活性污泥曝气池

PPCPs：药品及个人护理品

SBR：序批式活性污泥曝气池

SCADA：数据监控采集系统

SMPs：溶解性微生物代谢产物

SPE-LC-MS/MS：固相萃取与液相色谱质谱联用技术

SUF：浸没式超滤

TCMP：2-氯-6-三氯甲基吡啶

THMs：三卤甲烷

TOC：总有机碳

TrOCs：有毒有害微量污染物

UV：紫外线

WHO：世界卫生组织